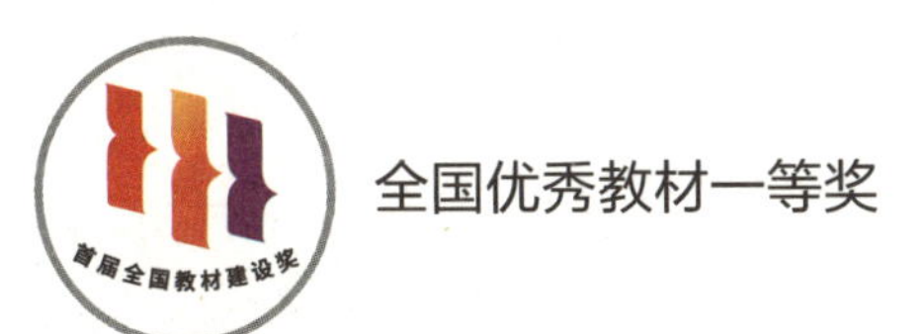


全国优秀教材一等奖

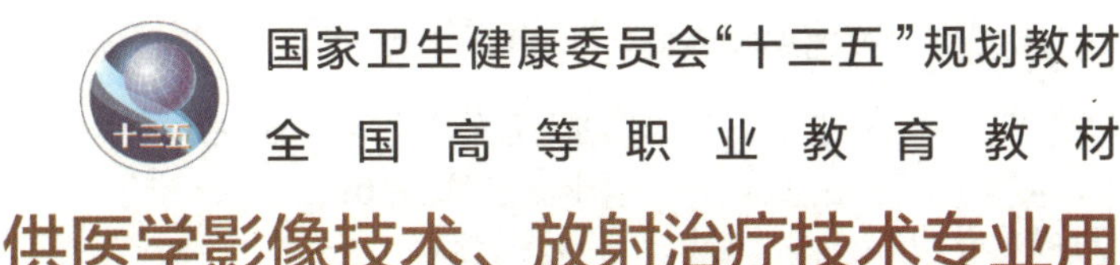


国家卫生健康委员会“十三五”规划教材

全国高等职业教育教材

供医学影像技术、放射治疗技术专业用

# 放射物理与防护

第4版


**主　编**　王鹏程　李迅茹

**副主编**　刘东华　徐志勇

**编　委**（以姓氏笔画为序）

王鹏程　山东第一医科大学
朱　健　山东省肿瘤防治研究院
刘东华　新乡医学院
李迅茹　北京卫生职业学院
李洪霞　山东医学高等专科学校
侯立霞　山东第一医科大学
徐志勇　上海市胸科医院（上海交通大学附属胸科医院）


人民卫生出版社

**图书在版编目（CIP）数据**

放射物理与防护/王鹏程，李迅茹主编. —4版. —北京：人民卫生出版社，2019
ISBN 978-7-117-29268-9

Ⅰ.①放… Ⅱ.①王…②李… Ⅲ.①放射医学-物理学-高等职业教育-教材②放射医学-辐射防护-高等职业教育-教材 Ⅳ.①R811.1②R14

中国版本图书馆CIP数据核字(2019)第251577号



**放射物理与防护**
第4版

**主　　编：**王鹏程　李迅茹
**出版发行：**人民卫生出版社（中继线 010-59780011）
**地　　址：**北京市朝阳区潘家园南里19号
**邮　　编：**100021
**E - mail：**pmph @ pmph.com
**购书热线：**010-59787592　010-59787584　010-65264830
**印　　刷：**人卫印务（北京）有限公司
**经　　销：**新华书店
**开　　本：**850×1168　1/16　**印张：**10　**插页：**8
**字　　数：**316千字
**版　　次：**2002年8月第1版　2019年12月第4版
2023年4月第4版第7次印刷(总第28次印刷)
**标准书号：**ISBN 978-7-117-29268-9
**定　　价：**39.00元
**打击盗版举报电话：010-59787491　E-mail：WQ @ pmph.com**
**质量问题联系电话：010-59787234　E-mail：zhiliang @ pmph.com**

# 修订说明

为深入贯彻十九大及全国教育大会精神，落实《国家职业教育改革实施方案》对高等卫生职业教育改革发展的新要求，服务新时期经济社会发展和“健康中国”战略的实施，人民卫生出版社经过充分的调研论证，组织成立了全国高等职业教育医学影像技术、放射治疗技术专业教育教材建设评审委员会，于 2018 年启动了医学影像技术、放射治疗技术专业规划教材第四轮修订。

全国高等职业教育医学影像技术专业规划教材第一轮共 8 种于 2002 年出版，第二轮共 10 种于 2010 年出版，第三轮共 11 种于 2014 年出版。本次修订结合《普通高等学校高等职业教育（专科）专业目录（2015 年）》新增放射治疗技术专业人才培养的迫切需要，在全国卫生行指委及相关专指委、分委会的全程指导和全面参与下，以最新版专业教学标准为依据，经过全国高等职业教育医学影像技术、放射治疗技术专业教育教材建设评审委员会广泛、深入、全面地分析与论证，确定了本轮修订的基本原则。

**1. 统筹两个专业**　根据医学影像技术、放射治疗技术专业人才培养需要，构建各自相对独立的教材体系。由于两个专业的关联性较强，部分教材设置为专业优选或共选教材，在教材适用专业中注明。

**2. 对接岗位需要**　对接两个专业岗位特点，全面贴近工作过程。本轮修订对课程体系作了较大调整，将《医学影像成像原理》《医学影像检查技术》调整为《X 线摄影检查技术》《CT 检查技术》《MRI 检查技术》，将《超声诊断学》《核医学》调整为《超声检查技术》《核医学检查技术》，并根据医学影像技术、放射治疗技术专业特点编写了相应的《临床医学概要》。

**3. 融合数字内容**　本轮修订充分对接两个专业工作过程与就业岗位需要，工作原理、设备结构、操作流程、图像采集处理及识读等岗位核心知识与技能，通过精心组织与设计的图片、动画、视频、微课等给予直观形象的展示，以随文二维码的形式融入教材，拓展了知识与技能培养的手段和方法。

本套教材共 18 种，为国家卫生健康委员会“十三五”规划教材，将于 2019 年秋陆续出版，供全国高等职业教育医学影像技术、放射治疗技术专业选用。

# 教材目录

| 序号 | 教材名称 | 版次 | 主编 | 适用专业 | 配套教材 |
|---|---|---|---|---|---|
| 1 | 影像电子学基础 | 第4版 | 鲁　雯　郭树怀 | 医学影像技术、放射治疗技术 | √ |
| 2 | 临床医学概要 | | 周建军　王改芹 | 医学影像技术、放射治疗技术 | |
| 3 | 医学影像解剖学 | 第2版 | 辛　春　陈地龙 | 医学影像技术、放射治疗技术 | √ |
| 4 | 医学影像设备学 | 第4版 | 黄祥国　李　燕 | 医学影像技术、放射治疗技术 | √ |
| 5 | X线摄影检查技术 | | 李　萌　张晓康 | 医学影像技术 | √ |
| 6 | CT检查技术 | | 张卫萍　樊先茂 | 医学影像技术 | √ |
| 7 | MRI检查技术 | | 周学军　孙建忠 | 医学影像技术 | √ |
| 8 | 超声检查技术 | | 周进祝　吕国荣 | 医学影像技术 | √ |
| 9 | 核医学检查技术 | | 王　辉 | 医学影像技术 | |
| 10 | 介入放射学基础 | 第3版 | 卢　川　潘小平 | 医学影像技术 | √ |
| 11 | 医学影像诊断学 | 第4版 | 夏瑞明　刘林祥 | 医学影像技术、放射治疗技术 | √ |
| 12 | 放射物理与防护 | 第4版 | 王鹏程　李迅茹 | 医学影像技术、放射治疗技术 | |
| 13 | 放射生物学 | | 姚　原 | 放射治疗技术 | |
| 14 | 放射治疗设备学 | | 石继飞 | 放射治疗技术 | √ |
| 15 | 医学影像技术 | | 雷子乔　郑艳芬 | 放射治疗技术 | √ |
| 16 | 临床肿瘤学 | | 李宝生 | 放射治疗技术 | |
| 17 | 放射治疗技术 | 第4版 | 张　涛 | 放射治疗技术、医学影像技术 | √ |
| 18 | 放射治疗计划学 | | 何　侠　尹　勇 | 放射治疗技术 | √ |

# 第二届全国高等职业教育医学影像技术、放射治疗技术专业教育教材建设评审委员会名单

**主 任 委 员**

舒德峰　周进祝

**副主任委员**

付海鸿　李宝生　王鹏程　余建明　吕国荣

**秘　书　长**

李　萌　窦天舒

**委　　　员**（以姓氏笔画为序）

韦中国　邓小武　田　野　刘媛媛　齐春华　李迅茹
李真林　辛　春　张卫萍　张晓康　张景云　陈　凝
陈　懿　罗天蔚　孟　祥　翁绳和　唐陶富　崔军胜
傅小龙　廖伟雄　樊先茂　濮宏积

**秘　　　书**

裴中惠

# 数字内容编者名单


**主　编**　王鹏程　李迅茹

**副主编**　刘东华　徐志勇

**编　委**（以姓氏笔画为序）

王鹏程　山东第一医科大学
朱　健　山东省肿瘤防治研究院
刘东华　新乡医学院
李迅茹　北京卫生职业学院
李洪霞　山东医学高等专科学校
侯立霞　山东第一医科大学
徐志勇　上海市胸科医院（上海交通大学附属胸科医院）

# 主编简介

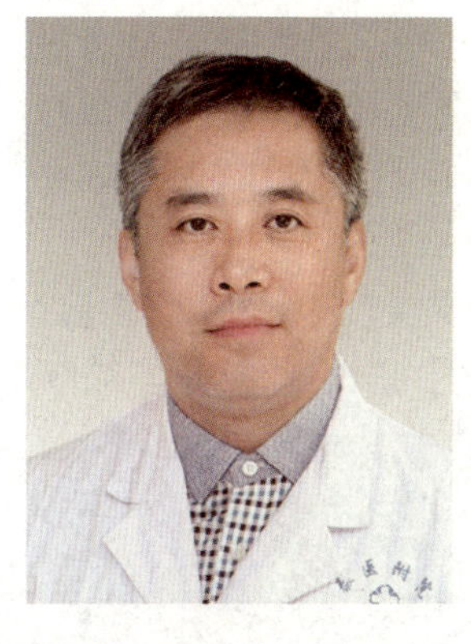

**王鹏程**，教授，硕士研究生导师，放射医学博士。现任山东第一医科大学（山东省医学科学院）副校长，教育部高校教学指导委员会医学技术类专业委员会委员、中华医学会影像技术分会教育学专委会主任委员、山东省高校教学指导委员会医学技术类专业主任委员，全国高等学校医学影像技术专业教材评审委员会副主任委员，山东省放射技术学会副主任委员，山东省教学名师。

从事医学影像技术教育 30 余年，主要教授医学放射物理与防护及放射治疗剂量学，主要研究方向为医疗照射辐射剂量学问题。主编教育部“十一五”国家级规划教材《放射治疗剂量学》《医学影像物理学实验》；教育部“十二五”国家级规划教材《放射物理与防护》（专科）、国家卫生和计划生育委员会“十三五”规划教材《放射物理与辐射防护》（本科）。2013 年主编教材《放射治疗剂量学》由台湾和记出版社在台湾地区出版。曾获山东省科技进步三等奖 1 项，山东省教学成果二等奖 1 项、三等奖 1 项，山东省高校科研成果三等奖 2 项，山东省医药卫生科技奖 3 等奖 1 项。

寄语：

“学海无涯苦作舟”，只要肯努力、多用心，每一分耕耘注定伴随着每一分收获。希望同学们珍惜宝贵的时光，努力学习，学会做人、做事、做学问，待人以诚、做事以敬、学习以恒、心怀感恩，做一名称职的医疗技术工作者。

# 主编简介

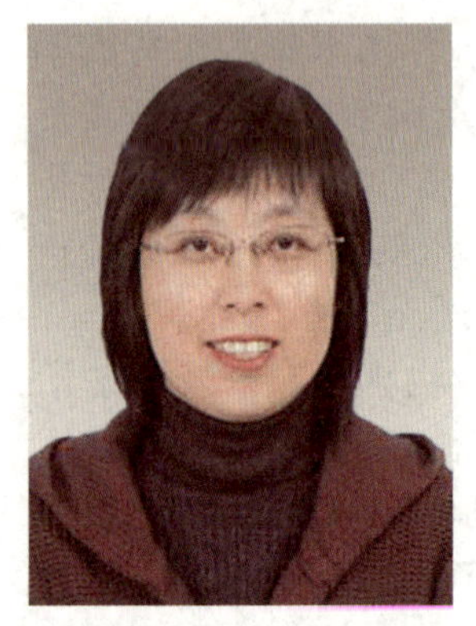

**李迅茹**，高级讲师，就职于北京卫生职业学院。兼任全国卫生职业教育教学指导委员会医学影像技术专业分委会委员、中国医学会影像技术分会影像技术高职教育专业委员会委员。从事医学影像技术专业教学与管理工作30余年，主要专业方向：医学影像物理学、放射防护学。

主编教材5部，参编教材近10部。近年来发表论文10余篇，多篇获奖。主持中国职业技术教育学会等多项课题并获奖，参与中华医学会等多项课题。全国高等职业学校医学影像技术专业、放射治疗技术专业教学标准制订专家组成员及教育教材建设评审委员会委员。曾获得北京市骨干教师等多种称号。

**寄语：**

本课程作为专业核心课程，起着为后续专业课和职业生涯打基础的作用。救死扶伤是你们的天职，用精准、先进的技术对病人实施治疗和影像采集是你们的本职。希望你们不负使命、努力钻研，做合格的医学技术人员。

# 前言

放射物理与防护是放射治疗技术专业和医学影像技术专业重要专业基础课之一，其教学任务是为后续专业课程及继续教育奠定必要的知识基础。教材内容涉及放射物理学基础、辐射剂量学基础以及放射防护基本法规和标准。

《放射物理与防护》自 2002 年出版以来，由于内容选取得当、深浅适度、体例编排适合教与学，在全国高职高专院校中得到广泛采用。该教材目前已经再版 3 次，被确定为教育部“十一五”“十二五”职业教育国家级规划教材，同时该教材可作为国家卫生健康委员会大型设备操作技能考核及职称晋升考试的重要参考书。

为适应放射治疗技术专业和医学影像技术专业职业教育的快速发展，特别是现代信息技术发展对教育教学及知识获取带来的重要变革，在充分调研及广泛征求国内院校教师对教材使用建议的基础上，编者对本教材进行了第四轮修订。

1. 根据现代信息网络技术发展所带来的教育资源获取的便利性，知识展示的多维性，学习、训练自主性，在上版教材增设网络增值服务基础上，尝试将纸质教材与数字教学资源以融合教材的形式提供给教育者和学习者。将过去不容易在纸质教材上展现的动画、视频、微课、图示等数字资源以插入二维码的形式在纸版教材中体现，阅读者通过扫描二维码就可以实现知识点多维显示并通过移动客户端实现交互式学习。

2. 根据近年来国家颁布的有关放射防护法规、标准以及国际相关机构发表的关于医疗照射的放射防护体系、概念，对教材的相关部分进行了更新。

3. 考虑到本教材需同时兼顾放射治疗技术和医学影像技术两个独立专业的教学需要，在部分章节根据教学大纲要求，对理论教学内容以及实验内容进行了调整、删除和补充。

本教材建议教学 54 学时，其中理论教学 44 学时，实验教学 10 学时。

在本轮教材修订过程中，虽然采纳了多数院校同行对各版次教材所提出的意见与建议，但是由于编者水平所限，书中难免仍存缺点与不足，恳请使用本教材的师生及阅读本书的同行给予宝贵意见以便下次修订、完善。

教学大纲
（参考）

王鹏程　李迅茹

2019 年 11 月

# 目　录

# 第一章 物质的结构

学习目标

1. 掌握:卢瑟福的 α 粒子散射实验的现象及重要意义;玻尔理论的基本假设;原子核结构。
2. 熟悉:核外电子结构。
3. 了解:核磁矩在外磁场中的进动;磁共振现象及核自旋弛豫;磁共振现象的医学应用。

## 第一节 原子结构

### 一、揭示原子结构的实验基础

在 20 世纪初,从实验事实已经知道电子是一切原子的组成部分。但物质通常是中性的,足见原子中还有带正电的部分。又从电子的荷质比($e/m$)的测量,知道电子的质量比整个原子的质量要小得多,当时已经知道一个电子的质量差不多是氢原子质量的 1/2 000。这些实验结果和当时的经典理论是考虑原子结构模型的基础。

#### (一)α 粒子的散射实验

α 粒子是放射性物体中发射出来的快速粒子,它具有氦原子那样的质量,是电子质量的 7 300 倍,它带 2 个单位的正电荷。后来证明它就是氦原子核。

汤姆逊在 1904 年提出过一个原子结构模型,为了验证这个模型,卢瑟福等人进行了 α 粒子的散射实验,在 1909 年观察到一个重要现象,就是 α 粒子受铂的薄膜散射时,绝大多数平均只有 2°~3°的偏转,但有 1/8 000 的 α 粒子偏转大于 90°,其中有的接近 180°。

文本:汤姆逊简介

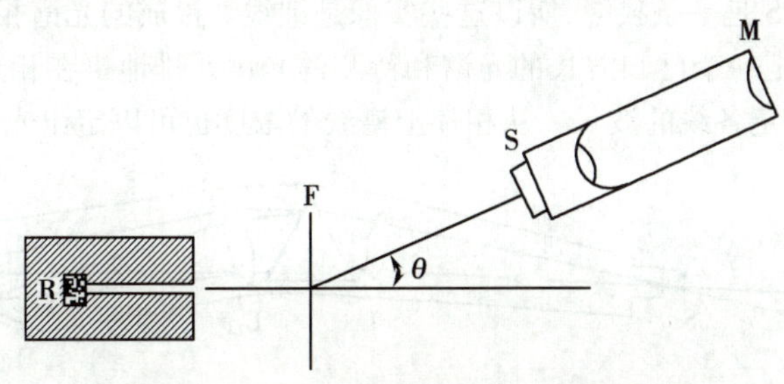


图 1-1 观测 α 粒子散射的仪器装置示意图

文本:卢瑟福简介

α 粒子散射实验所用仪器的布置大致如图 1-1 所示。R 为被一铅块包围的 α 粒子源,发射的 α 粒子经一细的通道后,形成一束射线,打在铂的薄膜 F 上。有一放大镜 M,带着一片荧光屏 S,可以转到不同的方向对散射的 α 粒子进行观察。荧光屏是玻璃片上涂荧光物硫化锌制成的,使用时把有硫化

锌一面向着散射物 F。当被散射的 α 粒子打在荧光屏上，就会发生微弱的闪光。通过放大镜观察闪光就可记下某一时间内在某个 $\theta$ 方向散射的 α 粒子数。为了避免 α 粒子与空气分子的碰撞，从 α 粒子源到荧光屏这段路程是在真空中的。

汤姆逊模型不能说明实验中大角散射的事实，卢瑟福在 1911 年提出另一个模型。他设想原子中带正电部分很小，电子在带正电部分的外边。这样，α 粒子接近原子时，它受电子的作用引起运动的改变不大，而它受正电体的作用就不同了，此时正电体很小，α 粒子进入了原子区域，但还在正电体之外，整个正电体对它起作用。因此受正电体的作用力为：

$$F=\frac{2Ze^2}{4\pi\varepsilon_0 r^2}$$

其中，$e$ 为电子的电量；$Z$ 为原子序数；$\varepsilon_0$ 为真空中的介电常数；$r$ 为 α 粒子与正电体的距离。

由于正电体很小，所以 $r$ 可以很小，因而所受的力可以很大，因此就能产生大角散射，如图 1-2 所示。卢瑟福还提出了可以由实验验证的理论。按他的理论，从实验观察到的散射角可以推算带正电体的大小为 $10^{-15}\sim10^{-14}$m，而原子半径是 $10^{-10}$m，所以称为原子核（atomic nucleus）。他提出的原子模型因而称核式模型。

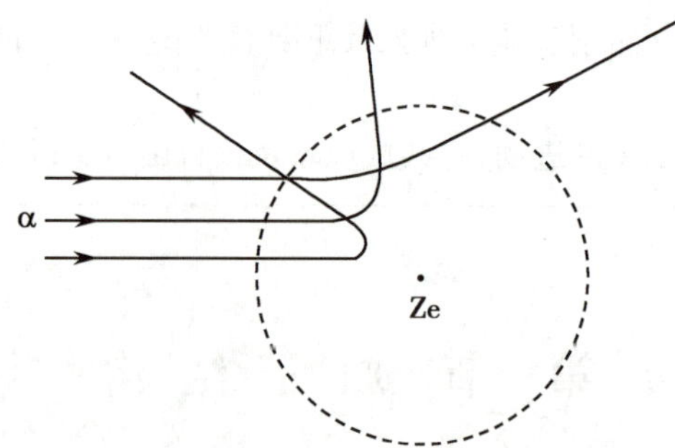


图 1-2　α 粒子在原子核式模型中的散射

## （二）氢原子光谱的实验规律

原子的核式模型建立，只肯定了原子核的存在，但还不知道原子核外边的电子的具体情况，需要进一步研究。在这方面的发展中，光谱的观察提供了很多资料，这些资料是关于原子核外结构知识的重要源泉。

光谱是电磁辐射（不论在可见区或在可见区以外）的波长成分和强度分布的记录；有时只是波长成分的记录。用光谱仪可以把光按波长展开，把不同成分的强度记录下来，或把按波长展开后的光谱摄成相片，后一种光谱仪称为摄谱仪。光谱仪用棱镜或光栅作为分光器，有各种不同的设计。例如图 1-3 是一种棱镜摄谱仪的示意图。光源 I 所发的光经透镜 $L_3$ 会聚在摄谱仪的光缝 S 上，一部分进入摄谱仪，经会聚透镜 $L_1$ 后，成为平行光线，落在三棱镜的一个面上，穿过三棱镜后，不同波长的光线以不同的偏转角射出，经过透镜 $L_2$ 再成为会聚光线。不同波长的光线会聚在相片 P 上的不同点，在 P 上形成一系列的 S 的实像。S 是一条狭缝，所以这些实像是细线。摄成的光谱相片可以进行测量。谱线的位置决定于波长，可以把一个已知波长的光谱和待测的光谱并排地摄在相片上，测出两光谱的谱线的位置，进行比较，从而测定各线的波长。从相片上谱线的浓度也可以定出光谱各成分的强度。

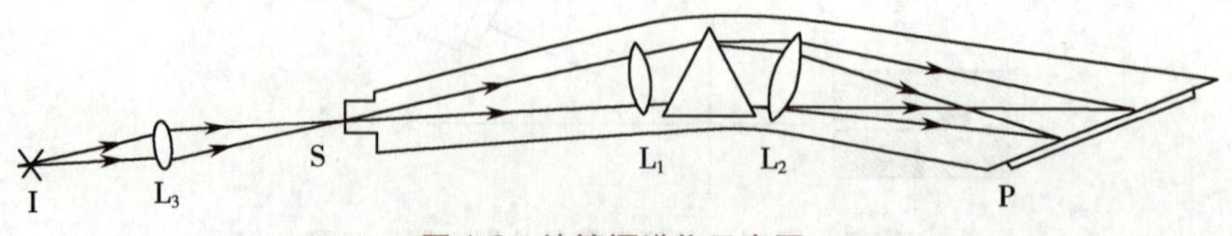


图 1-3　棱镜摄谱仪示意图

原子光谱是原子发射的电磁辐射（包括红外区、可见光区和紫外区）的强度随着波长的分布。从氢气放电管可以获得氢原子光谱，如图 1-4 所示。人们早就发现氢原子光谱在可见区和近紫外区有好多条谱线，构成一个很有规律的系统。谱线的间隔和强度都向着短波方向递减。

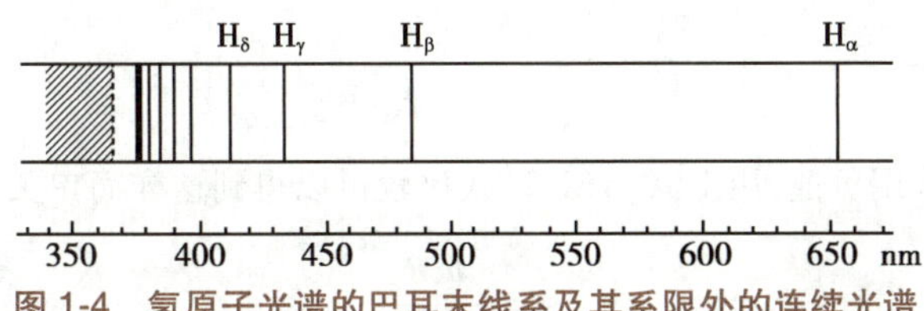


图 1-4 氢原子光谱的巴耳末线系及其系限外的连续光谱

在 1885 年从某些星体的光谱中观察到的氢光谱线已达 14 条。这年巴耳末发现这些谱线的波长可以纳入下列简单的关系中

$$\lambda = B\frac{n^2}{n^2-4} \quad n=3,4,5,\cdots$$

式中常数 $B=364.56$ 纳米(nm)。后人称这公式为巴耳末公式,它所表达的一组谱线称作巴耳末系。

如果令 $\tilde{\nu}=\frac{1}{\lambda}$,$\tilde{\nu}$ 称波数,巴耳末公式可改列如下:

$$\tilde{\nu}=\frac{1}{\lambda}=\frac{1}{B}\frac{n^2-4}{n^2}=\frac{4}{B}\left(\frac{1}{2^2}-\frac{1}{n^2}\right) \quad n=3,4,5,\cdots$$

或

$$\tilde{\nu}=R_H\left(\frac{1}{2^2}-\frac{1}{n^2}\right) \quad n=3,4,5,\cdots$$

式中的常数 $R_H=\frac{4}{B}$,称里德伯常数。从氢光谱的更精密测量,获得

$$R_H=1.096\,775\,8\times10^7\,m^{-1}$$

氢原子光谱的其他谱线系也先后被发现,一个在紫外区,由赖曼发现,还有三个在红外区,分别由帕邢、布喇开、普丰特发现。这些谱线系也可用一个通式表达为:

$$\tilde{\nu}=R_H\left(\frac{1}{k^2}-\frac{1}{n^2}\right) \tag{1-1}$$

式中 $k=1,2,3,\cdots$;对每一个 $k$,$n=k+1,k+2,k+3,\cdots$,构成一个谱线系。

上述各式虽然都是由实验得出的经验公式,但这些公式都准确地描述了原子光谱的规律性,这也说明原子光谱反映了原子内部结构的规律性。所以氢原子光谱的实验规律成了探索原子结构的重要资料,它对于原子结构理论的发展起了很大的作用。

## 二、玻尔的原子模型

自从 1911 年原子的核式结构证明后,人们了解到半径大约为 $10^{-10}$m 的原子中有一个带正电的核,它的半径是 $10^{-15}$m 的数量级。但原子是中性的,从而推想原子核之外必定还有带负电的结构,这样就很自然想到有带负电的电子围绕着原子核运动,电子活动区域的半径应该是 $10^{-10}$m 的数量级。在这样一个原子模型的基础上玻尔在 1913 年发展了氢原子的理论。

文本:玻尔简介

### (一)玻尔假设

按照量子理论,光能量总是一个单元的整倍数,而每一单元(称为光量子)是 $h\nu$,这里 $\nu$ 是光的频率,$h$ 为普朗克常数,$h=6.626\times10^{-34}$ 焦耳·秒(J·s)。

1913 年玻尔根据量子理论对氢光谱的经验公式(1-1)进行了研究。用 $hc$ 乘以(1-1)式就得到

$$hc\tilde{\nu}=h\nu=\frac{hcR_H}{k^2}-\frac{hcR_H}{n^2} \tag{1-2}$$

上式显示出清楚的物理意义。左边是发出光的能量,右边两项也必然是能量,而且应该是原子辐射前后的能量之差。如果原子在辐射前的能量是 $E_2$,经辐射,它的能量变成 $E_1$($E_1<E_2$),那么放出的

能量：

$$h\nu=E_2-E_1 \tag{1-3}$$

如果原子的能量仍采用负值，用上式与(1-2)式比较可以得到这样简单关系：

$$E=-\frac{hcR_{\mathrm{H}}}{n^2} \tag{1-4}$$

$n$ 是整数，上式所代表的原子能量只能具有一系列的一定数值，这些数值是彼此分隔的，不能连续变化。

考虑电子在原子核外做圆周运动的情况。由于氢核的质量是电子质量的 1 836 倍，所以在运动过程中，可近似认为原子核不动。电子绕原子核运动的向心力为原子核对电子的库仑引力，即

$$\frac{mv^2}{r}=\frac{1}{4\pi\varepsilon_0}\frac{Ze^2}{r^2} \tag{1-5}$$

其中，$m$ 为电子的质量，$v$ 为电子的速度。由此可得电子的动能：

$$\frac{1}{2}mv^2=\frac{1}{4\pi\varepsilon_0}\frac{Ze^2}{2r}$$

体系的势能：

$$U=K-\frac{1}{4\pi\varepsilon_0}\frac{Ze^2}{r}$$

式中 $K$ 是 $r=\infty$ 时的势能，它的数值可以随意选定。如果把 $r=\infty$ 时的势能定为零。那么

$$U=-\frac{1}{4\pi\varepsilon_0}\frac{Ze^2}{r}$$

原子的能量等于(原子核的动能等于零)：

$$E=\frac{1}{2}mv^2+U=\frac{1}{4\pi\varepsilon_0}\frac{Ze^2}{2r}-\frac{1}{4\pi\varepsilon_0}\frac{Ze^2}{r}=-\frac{1}{4\pi\varepsilon_0}\frac{Ze^2}{2r} \tag{1-6}$$

这里能量出现负值是由于把 $r=\infty$ 时的势能定为零的结果。不是必须这样做的，但这样可使公式最简单。由式(1-6)可见，$r$ 越大 $E$ 越大(绝对值越小)，半径大的轨道代表大能量。式(1-6)只表示了 $E$ 和 $r$ 的关系，对 $r$ 值，乃至对 $E$ 值，没有其他任何限制。

由式(1-4)和式(1-6)两式可得

$$r=\frac{1}{4\pi\varepsilon_0}\frac{n^2Ze^2}{2hcR_{\mathrm{H}}} \tag{1-7}$$

由式(1-7)可知与能量联系的电子轨道也是分隔的，它的半径有一定数值，不能连续变化。

以上说明从实验事实推知：①氢原子中的电子只能在一定大小的、彼此分隔的一系列轨道上运动；电子在每一这样的轨道运动时，原子具有一定的能量。②如果氢原子中的电子从一个大轨道上运动跳到小轨道上运动，原子的能量就从大变小，多余的能量就放出成为一个光子的能量，如式(1-3)所示。

根据上述考虑，玻尔提出了两个基本假定：

第一，在原子内部存在一系列稳定的能量状态 $E_1,E_2,E_3,\cdots$，当原子处在任一稳定能态时，电子绕原子核做圆周运动，虽有向心加速度，也不向外辐射能量。而且，只有当电子的角动量 $p_\varphi$ 等于 $\hbar$ 的整数倍的那些轨道才是可能的，即

$$p_\varphi=mvr=n\hbar \tag{1-8}$$

式(1-8)中 $n=1,2,3,\cdots$称为量子数，$\hbar=\dfrac{h}{2\pi}$。上式称为玻尔的量子化条件。

第二，当原子从能量状态 $E_n$ 跃迁到能量状态 $E_k$ 时，它将发射(或吸收)一个单色的光子，其频率由下式决定

$$\nu=\frac{E_n-E_k}{h} \tag{1-9}$$

式(1-9)称为玻尔的频率条件。

玻尔的量子假定可用图1-5表示。当原子处在稳定状态 $E_1, E_2, E_3 \cdots$ 时,不向外辐射能量。当原子从低能态向高能态跃迁时,必须吸收光子才能实现。相反,原子从高能态向低能态跃迁时,将辐射出光子。

### (二)氢原子的玻尔理论、原子能级

玻尔的假定是否正确,即原子内部的规律性是否就像玻尔假定那样,需进一步证明。因此,必须在假定基础上建立理论,去解释原子光谱的实验规律。

式(1-8)与式(1-5)联立消去速度 $v$,可得电子运动的轨道半径

$$r_n=4\pi\varepsilon_0\frac{n^2\hbar^2}{mZe^2} \tag{1-10}$$

对于 $Z=1$ 的氢原子,在 $n=1$ 时,$r_1=4\pi\varepsilon_0\frac{\hbar^2}{mZe^2}$ 称为第一轨道半径,通常用 $a_1$ 表示。当 $n=2,3,4,\cdots$ 时,电子的轨道半径分别为 $r_2=4a_1, r_3=9a_1, r_4=16a_1\cdots$,电子的轨道半径只能取如此一系列的不连续值。

下面再计算与每一个圆形轨道相对应的原子的总能量。为此将式(1-10)代入式(1-6)得

$$E_n=-\frac{1}{(4\pi\varepsilon_0)^2}\frac{m(Ze^2)^2}{2n^2\hbar^2} \quad n=1,2,3,\cdots \tag{1-11}$$

$E_n$ 是氢原子的内部能量,此式表示能量的数值是分隔的。电子在不连续的轨道上运动,原子所具有的能量也不是连续的,这种不连续的能量状态称为原子的能级(energy level)。现在我们把式(1-10)表示的可能的轨道和式(1-11)表示的可能的能量用图1-6和图1-7表示出来。图1-7中每一条横线代表一个能级,横线之间的距离表示能级的间隔,即能量的差别。两图中每一能级与轨道的对应关系以同一量子数 $n$ 表示出来。由推得的公式可知,轨道半径与 $n^2$ 成正比,而能量 $E$ 的绝对值与 $n^2$ 成反比。由式(1-11)看出,能量仅是量子数 $n$ 的函数,当 $n\to\infty$ 时,$n\to\infty$[见式(1-10)],而 $E\to 0$;当原子处于 $n=1$ 的状态时,能量最低,也最稳定,称为基态(ground state);$n=2$ 的能量状态称第一激发态(excitation state),$n=3$ 的能量状态称第二激发态,等等。处于激发态的原子不太稳定,容易跃迁到低激发态或基态。邻近轨道的间距随 $n$ 的增加而增加,而邻近的能级的间隔随 $n$ 的增加而渐减,趋近于零。

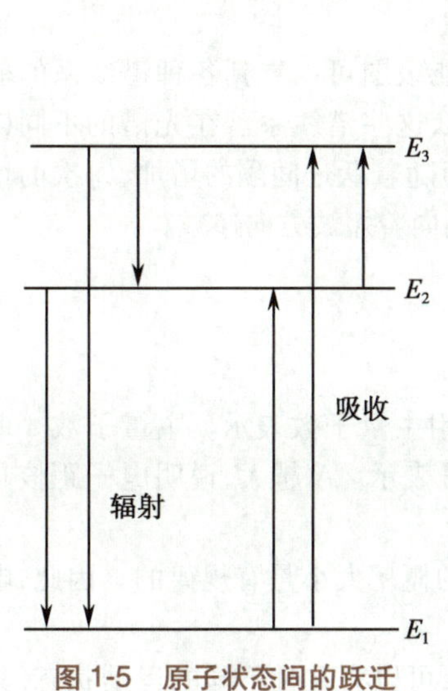


图1-5　原子状态间的跃迁



图1-6　氢原子的电子轨道

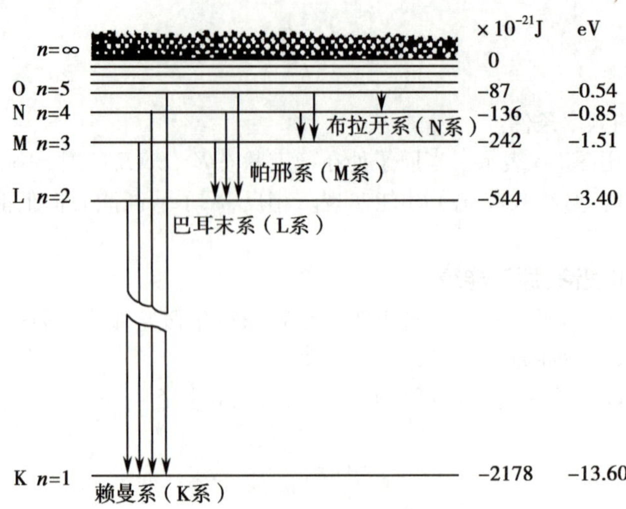


图 1-7　氢原子的能级

求得氢原子的能量后，将式(1-11)代入式(1-9)求出波数的公式如下

$$\nu=\frac{E_n-E_k}{hc}=\frac{2\pi^2m(Ze^2)^2}{(4\pi\varepsilon_0)^2h^3c}\left(\frac{1}{k^2}-\frac{1}{n^2}\right) \tag{1-12}$$

与式(1-1)比较得知德伯常数

$$R_{\mathrm{H}}=\frac{2\pi^2me^4}{(4\pi\varepsilon_0)^2h^3c}=1.097\ 373\times10^7\mathrm{m}^{-1}$$

这与实验所得的 $R_{\mathrm{H}}=1.096\ 775\ 8\times10^7\mathrm{m}^{-1}$ 值符合很好。对于赖曼系 $k=1$，$n=2,3,4\cdots$，就是说，当氢原子从 $n=2,3,4\cdots$各个能级跃迁到 $n=1$ 的能级时辐射出赖曼系的各条谱线。应用玻尔理论所得的式(1-12)算出的氢原子光谱的波数与实验测得的值符合较好，这说明玻尔理论在解释氢原子光谱的实验规律方面是非常成功的。反过来也说明玻尔假定真实地反映了氢原子的内部情况。

必须了解，在图 1-6 上画出的那些轨道是可能的轨道，在图 1-7 上表示的那些能级是可能的能级。在任何时刻，一个原子中实现的只是一个轨道的电子运动，这原子只具有与这运动对应的一个数值的能量，也就只是一个能级。电子从某一轨道跳到另一轨道的跃迁，也可以说原子从前一状态跃迁到后一状态。在进行实验时，实际观察的是大量原子。各种轨道的电子运动可以在不同的原子中分别实现，相应的各种能级在不同的原子上同时存在，各种轨道间，也就是对应的各种能级间的跃迁也可以在不同的原子中发生。况且观察总是持续一段时间，因此各种能级间的跃迁都可以观察到。这就是说，各种光谱线看起来是同时出现的。

在图 1-6 和图 1-7 这两个图中都画出了各种谱线系的跃迁。从能级图可以看到各种谱线系的能级跃迁间距的差别。跃迁间距大，所发光的波长就短。这说明为什么这些谱线系落在光谱的不同区域。在同一谱线系中，也是跃迁的能级间隔越大，谱线的波长越短，但随着跃迁间隔的增加，每次的增加量逐渐减少，趋近于零。这说明了为什么每一谱线系中谱线的间隔向着短波方向递减。

## 三、原子核外的电子结构

### （一）空间量子化

1. 主量子数 $n$　原子核外的电子云是分层排布的，电子壳层可用主量子数表示。主量子数 $n$ 取 1,2,3,…等数值时，相应的电子壳层也可用 K、L、M、N、O、P、Q 等符号表示。$N$ 越大，说明电子距核越远，原子能级越高。因此，主量子数是决定原子能级的主要因素。

2. 角量子数 $l$　原子中的任何一个电子在原子核附近空间出现的概率大小是有规律的。因此，电子云的大小、形状也是有规律的。

实验表明：处于同一电子壳层中的电子，由于电子间的相互作用，可以有几种不同的运动状态，其能量稍有不同。根据在同一电子壳层中电子所具有的能量及运动形式不同，又分成若干电子亚层，由

角量子数 $l$ 确定。在 $n$ 确定后，$l$ 可取 $0,1,2,\cdots,(n-1)$，有 $n$ 个不同的值。对应的电子亚层用 s、p、d、f、g、h 等符号来表示。

主量子数 $n$ 是决定原子能级的重要因素，而角量子数 $l$ 对应的 s、p、d、f、g、h 等对原子能级也有一定的影响。所以电子壳层（主量子数 $n$）和亚层（角量子数 $l$）决定了原子所具有的能量，即原子能级。

3. 磁量子数 $m_l$　由于原子是立体的，各种轨道平面的空间应有一定的取向。根据量子力学理论，原子轨道平面的空间的可能取向也是不连续的。在角量子数 $l$ 确定后，其量子轨道平面可有 $(2l+1)$ 个不同的取向，这些轨道的量子数用 $m_l$ 表示。

$$m_l=0,\pm1,\pm2,\cdots,\pm l$$

4. 自旋量子数 $m_s$　电子绕原子核运动与地球绕太阳运动相似，除公转外还有自转，称为电子自旋。电子自旋有两个不同的取向或者说，电子有两种自旋状态，其自旋方向相反。通常由向上的箭头"↑"及向下的箭头"↓"表示。

电子的自旋状态由自旋量子数 $m_s$ 决定，自旋量子数可取 $m_s=\pm\frac{1}{2}$。

由以上所述可知，绕原子核运动的电子都可用四个量子数 $(n,l,m_l,m_s)$ 来描述它们所处的状态。同样，这四个量子数确定后，便可知道电子所处的状态，即电子轨道的大小、形状，轨道平面在空间的取向和电子的自旋方向。

### （二）电子的壳层结构

对于多电子的原子来说，核外电子运动较为复杂。但根据泡利不相容原理，在同一原子中，不能有两个或两个以上的电子具有完全相同的量子数 $(n,l,m_l,m_s)$，也就是说 1 个量子态最多只能容纳一个电子。因此，原子有多少个电子，就有多少个量子态被占据。原子系统的量子态分为许多层，每层都有许多量子态，可以容纳许多电子，所以称为电子壳层。主量子数 $n=1$ 的壳层称为第一主壳层（K 壳层），$n=2$ 的壳层称为第 2 主壳层（L 壳层）。以下类推，每个壳层又分为许多次壳层（亚层），每一亚层又应有 $2(2l+1)$ 个不同的量子态，即最多容纳 $2(2l+1)$ 个电子，这一规律可把电子壳层容纳的最多电子数计算出来。主量子数为 $n$ 的壳层中，可容纳的最多电子数：

$$N_n=\sum_{l=0}^{n-1}2(2l+1)=2n^2 \tag{1-13}$$

如果原子中的某个电子处在主量子数 $n=3$、角量子数 $l=2$ 的量子态上，则这个电子在 M 壳层的第 d 亚层上，通常称这种状态为 3d。同理，若电子所处的状态为 4s，则电子处在 N 壳层的第 s 亚层上，这个量子态的主量子数 $n=4$，角量子数 $l=0$。

### （三）原子核外壳层电子的结合能

原子核对核外电子有很强的吸引力，离核最近的 K 层电子所受引力最大。显然，要从原子中移走 K 电子所需能量也最多；外层电子受核的引力较小，移走外层电子所需能量也较少。通常把移走原子中某壳层轨道电子所需要的最小能量，称为该壳层电子在原子中的结合能（blinding energy）。

原子能级是指电子与核结合成原子时能量的减少值，而结合能则表示将电子从原子中移走所需最小能量。显然，原子能级是结合能的负值，它们的绝对值相等而符号相反。原子中结合能最大的 K 电子，其能级最低；而结合能较小的外层电子，能级则较高。

# 第二节　原子核结构

## 一、原子核组成

原子的性质是由它们的原子核的构成、轨道电子的多少及排列方式决定的。

原子核包含两类基本粒子，质子（proton）和中子（neutron），质子和中子统称为核子（nucleon）。质子带有正电荷，中子不带电荷。由于电子带有负电荷，质子带有正电荷，且原子核内的质子数等于核外电子数，因此原子对外呈电中性。

一个原子可以用符号$_Z^AX$来说明，其中X是元素的化学符号，$A$是质量数(mass number)，定义为核子(质子和中子)的数目，$Z$是原子序数，即核内的质子数。原子以这种方式表示亦可称为核素(nuclide)。例如，$_1^1H$代表氢原子或核素，$_2^4He$代表氦原子或核素。

根据在核内中子数和质子数不同的比例，可以把原子分成以下几种类型：①同位素(isotope)，有相同的质子数而中子数不同的原子；②同中子异核素，有相同的中子数而质子数不同的原子；③同量异位素(isobar)，有相同的核子数而质子数不同的原子；④同质异能素(isomer)，有相同的质子数和中子数，只是能量状态不同，例如，$^{131m}_{54}Xe$(m代表高激态)是$^{131}_{54}Xe$的同质异能素。

根据原子核的稳定性，可把原子核分为稳定的原子核和不稳定的放射性原子核。原子核的稳定性与核内质子数和中子数之间的比例有着密切的关系。对于较轻的核，中子与质子之比是1∶1，结构最稳定。随着原子序数的增加，该比值也增加，最高原子序数的核内质子数和中子数之比逐渐增加到近似为1.3∶10。

如果中子与质子之比略高于或低于稳定的比值，核一般是放射性的。

另外，根据核内质子数和中子数的奇偶性可以看出，偶偶核最稳定，稳定核素最多；其次是偶奇核和奇偶核；而奇奇核最不稳定，稳定核素最少。

### 核　　力

由于核中质子间的距离非常小，它们之间的库伦斥力很大，中子又不带电，因而必然存在一种很强的引力把所有核子结合在极小的空间里，这种力不是电磁力，也不是万有引力，而是一种新的力，这种核子之间存在的特殊引力称为核力(nuclear force)。核力使核子结合成原子核。核力具有下列重要性质：它是强相互作用力，比电磁力和万有引力大得多；它是短程力，作用距离为$10^{-15}$m的数量级；它具有饱和性，即每个核子只跟它相邻的核子间才有核力作用，且与核子是否带电无关。

### 原子核的密度

原子核接近于球形，所以通常用核半径来表示原子核的大小。但核半径并不是几何半径，而是指核力的作用范围或核内电荷分布的范围。测量结果表明，原子核半径$R$与核质量数$A$近似地有如下关系：

$$R=R_0A^{\frac{1}{3}}$$

式中$R_0$为常量，通常取$R_0=1.2\times10^{-15}$m。如果把原子核看作球形，则原子核平均密度为：

$$\rho=\frac{M}{V}=\frac{Au}{\frac{4}{3}\pi R_0^3A}=\frac{1.66\times10^{-27}A}{\frac{4}{3}\pi(1.2\times10^{-15})^3A}=2.3\times10^{17}\text{kg/m}^3$$

其中$M$、$V$分别为原子核的质量和体积，u为原子质量单位，1u是1.660 556 6×$10^{-27}$千克(kg)。可见原子核的密度是如此之大，假如存在和乒乓球大小的核物质，其质量将达到20多亿吨。这表明，一般物质内绝大部分空间都是空的。

视频：原子核组成

## 二、原子核结合能

### (一)几个有关的相对论公式

1. 质量与速度的关系

$$m=\frac{m_0}{\sqrt{1-\frac{v^2}{c^2}}} \tag{1-14}$$

这是相对论中质点质量的基本公式，其中 $m_0$ 是静止质量，$m$ 是运动质量。可以看出，当 $v \ll c$ 时，$m=m_0$。

2. 动量与速度的关系

$$p=mv=\frac{m_0 v}{\sqrt{1-\frac{v^2}{c^2}}} \tag{1-15}$$

3. 质量与能量的关系　由于在相对论中，物体的质量随速度变化，因而物体受到的力

$$F=\frac{\mathrm{d}p}{\mathrm{d}t}=\frac{\mathrm{d}}{\mathrm{d}t}(mv)$$

当这个力作用在物体上时，理论证明可知物体获得的动能为

$$E_k=(m-m_0)c^2 \tag{1-16}$$

式(1-16)说明，物体的动能等于它在运动中质量的增加量乘以光速的平方。因为物体的总能量等于动能和静止能量之和，即 $E=E_k+m_0c^2$，所以

$$E=mc^2 \tag{1-17}$$

由此可知，一个物体具有 $m$ 的质量，必有 $E=mc^2$ 的能量。质量和能量是不可分割的。当物体的质量改变了 $\Delta m$ 时，必然伴随着增加或减少 $\Delta E=\Delta mc^2$ 的能量。

### （二）原子核结合能

如果把原子核的质量与构成原子核的核子（$Z$ 个质子和 $N$ 个中子）的静止质量总和加以比较，发现原子核的质量都小于组成它的核子质量之和，这个差值称为原子核的质量亏损（mass defect）。原子核的质量亏损为：

$$\begin{aligned}\Delta M &= Zm_p+Nm_n-M({}^A_Z\mathrm{X}) \\ &= ZM({}^1_1\mathrm{H})+Nm_n-M({}^A_Z\mathrm{X})\end{aligned} \tag{1-18}$$

式(1-18)中 $M({}^1_1\mathrm{H})$、$m_n$、$M({}^A_Z\mathrm{X})$ 分别为氢原子、中子和原子的质量。

与质量亏损 $\Delta M$ 相联系的能量 $\Delta Mc^2$，表示这些自由状态的单个核子结合成原子核时所释放出来的能量，称为原子核的结合能，用符号 $E_B$ 表示。

一个原子的质量单位（1u）是 $1.660\,556\,6\times10^{-27}$ 千克（kg），根据质能关系式，与此相联系的能量为

$$\begin{aligned}(1\mathrm{u})c^2 &= (1.660\,556\,6\times10^{-27})\times(2.997\,92\times10^8)^2\mathrm{J} \\ &= 1.649\,224\times10^{-10}\mathrm{J} \\ &= 931\mathrm{MeV}\end{aligned}$$

在上式推导过程中，取 $1\mathrm{eV}=1.602\,189\,2\times10^{-19}\mathrm{J}$，由以上结果可知原子核的结合能 $E_B$ 的数值为

$$E_B=[ZM({}^1_1\mathrm{H})+Nm_n-M({}^A_Z\mathrm{X})]\times931\mathrm{MeV} \tag{1-19}$$

$E_B$ 也可以这样来理解，如果将一个原子核拆散，使组成它的那些核子成为自由状态的核子，外界必然作数量等于 $E_B$ 能量的功。

显然，结合能越大，核子结合成原子核时放出的能量也越大，核的结合状态就越紧密，相应的要拆散这个核就越困难。如果把原子核的结合能除以此核内的总核子数 $A$，就得到每个核子的平均结合能（specific binding energy），它表示从核内取出一个核子平均所需从外界获得的能量。它的数值等于原子核的结合能与核内的总核子数 $A$ 的比值，以 $E_b$ 表示，即

$$E_b=\frac{E_B}{A}=\frac{\Delta Mc^2}{A} \tag{1-20}$$

**原子能的利用**

实验表明对于 $A<20$ 的轻核区，平均结合能随 $A$ 的增加而迅速增加。对于中等质量的核（$A=40\sim100$），平均结合能最大，几乎是一常量，$E_b\approx8.6$MeV。对于重核区（$A>120$），平均结合能开始明显减小，这说明中等质量的核最稳定。凡是平均结合能小的原子核转变成平均结合能大的原子核时都能释放能量，因此轻核聚变和重核裂变时可释放出大量的能量。

## 三、原子核能级

核的能量，像原子那样是量子化的。这就是说，核只能够存在于一些离散的状态，每一个状态具有确定的能量。当一个核发生从高能级到低能级跃迁时，所发出的光子一般在电磁波谱的 $\gamma$ 射线区内。

## 四、原子核自旋与核磁矩

1. 原子核的自旋　原子核具有一定的质量和大小，故可将其看作球体。同电子一样，大多数原子核具有自旋特性。原子核自旋情况由核的自旋量子数（spin quantum number）$I$ 来表示，由于 $I$ 是原子核的固有特性，因而不同的核具有不同的 $I$ 值。根据量子力学计算，$I$ 只能取整数或半整数，即它只能取 0，1/2，1，2/3…，$I$ 的取值与构成原子核的中子数和质子数有关。下面分三种情况讨论之。

（1）质子数是偶数，中子数也是偶数的核。其自旋量子数 $I=0$，这种核没有自旋，例如 ${}^{12}_{6}C$、${}^{16}_{8}O$ 和 ${}^{32}_{16}C$ 等核。

（2）质子数和中子数一个是奇数，另一个是偶数的核。其自旋量子数 $I=1/2$，3/2，5/2 等半整数，这种核有自旋，例如 $I=1/2$ 的 ${}^{1}_{1}H$、${}^{13}_{6}C$、${}^{31}_{15}P$，$I=3/2$ 的 ${}^{11}_{5}B$、${}^{33}_{16}S$、${}^{35}_{17}Cl$，和 $I=5/2$ 的 ${}^{17}_{8}O$ 等核。

（3）质子数是奇数、中子数也是奇数的核。其自旋量子数 $I=1$，2，3 等整数，这种核有自旋，例如 $I=1$ 的 ${}^{2}_{1}H$、${}^{14}_{7}N$ 以及 $I=3$ 的 ${}^{12}_{5}B$ 等核。

原子核的自旋运动常用自旋角动量 $L_I$ 来描述，原子核的角动量习惯上称为核自旋（nuclear spin），根据量子力学的计算

$$L_I=\sqrt{I(I+1)}\hbar \tag{1-21}$$

原子核角动量在空间某一选定方向（例如 $z$ 轴方向）上的投影也是量子化的，即

$$L_{Iz}=m\hbar \tag{1-22}$$

式中 $m$ 为核自旋磁量子数（magnetic quantum number），其可取的数值为 $I, I-1, \cdots -I+1, -I$，共有 $2I+1$ 个值。

2. 原子核的磁矩　原子核是带正电的粒子，原子核的电荷均匀地分布在它的表面上。由于 $I\neq0$ 的核有自旋运动，上述电荷也随之围绕自旋轴旋转，其效应相当于环形电流，结果使它周围出现磁场，这时的核很像一个小磁体，如图 1-8 所示。

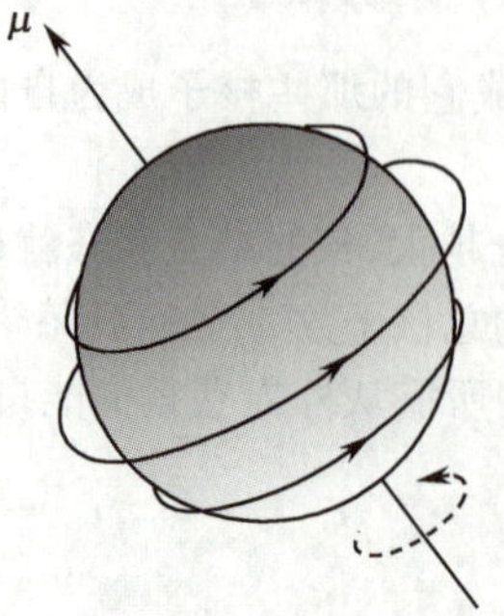


（a）自旋的原子核

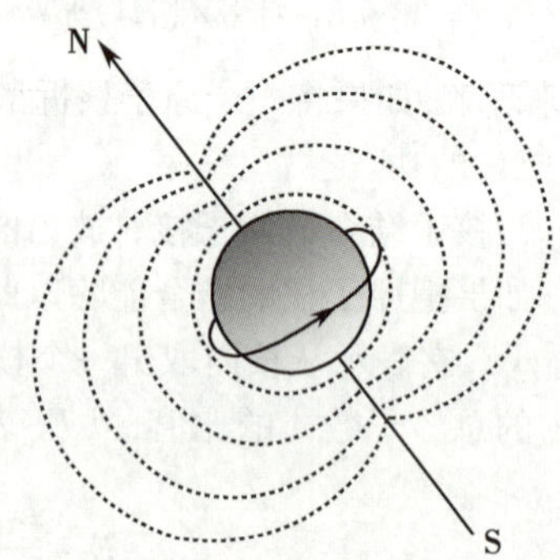


（b）自旋核的磁效应

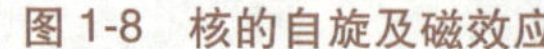
图 1-8　核的自旋及磁效应

自旋核必然伴有核磁矩(nuclear magnetic moment),核磁矩矢量与核角动量矢量成正比,即

$$\mu = g\frac{e}{2m_p}L_I \tag{1-23}$$

式中 $m_p$ 为质子质量,$g$ 为朗德因子(Landeg factor),或称为原子核的 $g$ 因子($g$-factor),不同的核有不同的 $g$ 因子。

式(1-23)可写成

$$\mu = \gamma L_I \tag{1-24}$$

其中

$$\gamma = g\frac{e}{2m_p} \tag{1-25}$$

式中,$\gamma$ 称为磁旋比。磁旋比是一个特征量,取决于原子核的内部结构和特性。

核磁矩在 $z$ 轴方向(外磁场方向)的投影为

$$\mu_z = \gamma L_{Iz} = \gamma m\hbar \tag{1-26}$$

由于核自旋是量子化的,因此 $\mu_z$ 也是量子化的,共有 $2I+1$ 个可能的取值。

# 第三节　磁　共　振

## 一、核磁矩在静磁场中的进动

自旋核有一定的自旋角动量和核磁矩,在静磁场的作用下,核磁矩将如旋转陀螺在地球引力场中进动一样运动,称为自旋核的进动(precession)或称旋进。图 1-9(a)为自旋核的进动示意图。

将磁矩为 $\boldsymbol{\mu}$ 的原子核置于恒定磁场 $\boldsymbol{B}_0$ 中,则其所受到的磁力矩为

$$\boldsymbol{M} = \boldsymbol{\mu} \times \boldsymbol{B}_0 \tag{1-27}$$

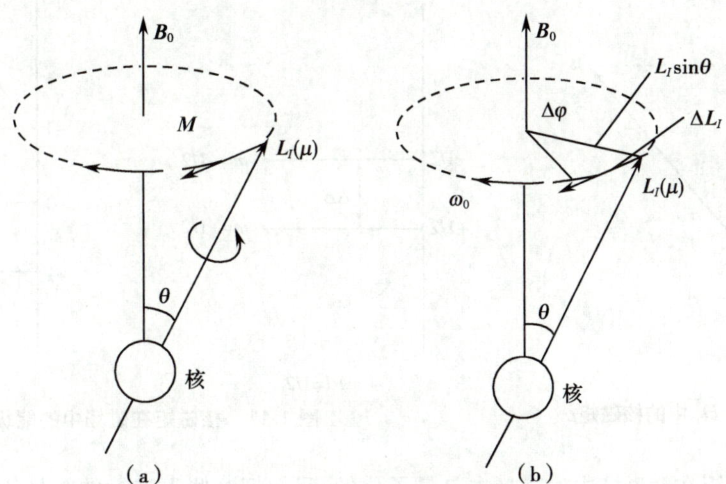


图 1-9　自旋核在磁场中的旋进

$\boldsymbol{M}$ 是矢量,其方向用右手螺旋来决定,伸开右手,拇指与其余四指垂直,四指由 $\boldsymbol{\mu}$ 经小于 $\pi$ 的角度绕向 $\boldsymbol{B}_0$,拇指所指的方向就是磁力矩 $\boldsymbol{M}$ 的方向,显然 $\boldsymbol{M}$ 垂直于 $\boldsymbol{\mu}$ 与 $\boldsymbol{B}_0$ 决定的平面。由于 $\boldsymbol{M}$ 的作用,引起原子核角动量 $\boldsymbol{L}_I$ 的改变,如图 1-9(b)所示。由于 $\boldsymbol{M}$ 总是垂直于 $\boldsymbol{L}_I$ 与 $\boldsymbol{B}_0$ 决定的平面,$\boldsymbol{L}_I$ 只改变方向,不改变大小,所以 $\boldsymbol{L}_I$ 沿图 1-9(b)所示方向旋进,核角动量(或磁矩矢量)的末端形成圆周运动,这种运动称为拉莫尔旋进。

设核角动量旋进的增量为 $\Delta\boldsymbol{L}_I$,由图 1-9(b)可见

$$\Delta\boldsymbol{L}_I = \boldsymbol{L}_I\sin\theta \cdot \Delta\varphi$$

方程两边同时除以所用的时间 $\Delta t$,得

$$\frac{\Delta \boldsymbol{L}_I}{\Delta \boldsymbol{t}}=\boldsymbol{L}_I\sin\theta\frac{\Delta\varphi}{\Delta \boldsymbol{t}}$$

根据角动量定理有

$$\frac{\Delta \boldsymbol{L}_I}{\Delta \boldsymbol{t}}=\boldsymbol{M}=\mu\boldsymbol{B}_0\sin\theta$$

令$\frac{\Delta\varphi}{\Delta t}=\omega$,$\omega$ 为旋进的角频率,称为拉莫尔频率(Larmor frequency)。

因此,有
$$\boldsymbol{L}_I\sin\theta\omega=\mu\boldsymbol{B}_0\sin\theta$$
进而可得

$$\omega=\frac{\mu B_0}{L_I}=\gamma B_0 \tag{1-28}$$

上式被称为拉莫尔方程(Larmor equation)。

通过以上讨论可知,核磁矩在恒定磁场中将绕磁场方向进动,进动的角频率 $\omega$ 取决于核的磁旋比与磁场的磁感应强度 $\boldsymbol{B}_0$ 的大小。

## 二、磁共振现象

将 $I\neq0$ 的原子核置于静磁场 $B_0$ 中,磁场对核磁矩的作用力将使核磁矩具有一定的附加能量。

设 $B_0$ 与 $z$ 轴同向,并设 $B_0$ 与核磁矩 $\mu$ 的夹角为 $\theta$,如图 1-10 所示,这时 $\mu$ 与 $B_0$ 相互作用的能量为

$$E=-\mu\cdot B_0=-\mu B_0\cos\theta=-\mu_z B_0 \tag{1-29}$$

根据式(1-26),得出核磁矩在各能级上的能量表达式

$$E_m=-\gamma\hbar mB_0 \tag{1-30}$$

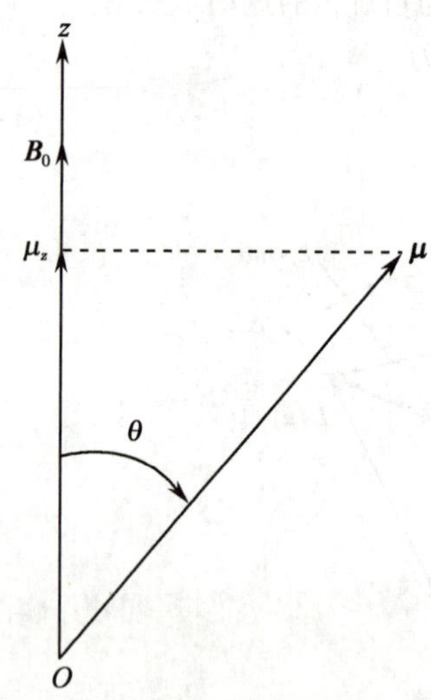


图 1-10 静磁场 $B_0$ 中的核磁矩 $\mu$

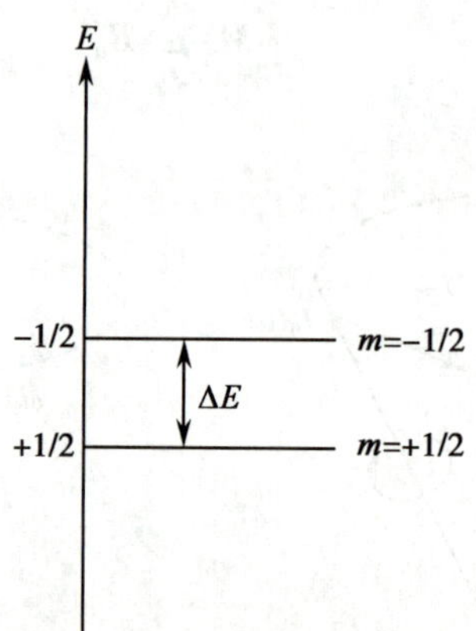


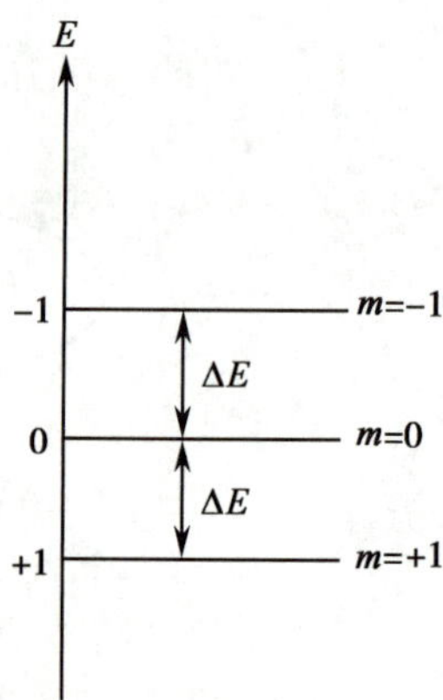


图 1-11 核磁矩在磁场中的能级图

上式表示核磁矩在静磁场中的能量也是量子化的,我们把这些不连续的能量值称为原子核的能级,并将按能量值大小画出的图称为能级图,如图 1-11 所示。

磁场中核的能级数目决定于核自旋量子数 $I$,能级总数为 $2I+1$。磁量子数 $m$ 为正值的那些状态,核磁矩 $\mu$ 与静磁场方向相同,其能量为负值,称之为低能态;磁量子数 $m$ 为负值的那些状态,核磁矩 $\mu$ 与静磁场方向相反,其能量为正值,称之为高能态。

由于 $m$ 的可能取值依次相差 1,因而两相邻能级的能量差为

$$\Delta E=\gamma\hbar B_0 \tag{1-31}$$

根据量子力学的选择定则,只有磁量子数之差($\Delta m$)为±1 时,相邻两能级间的跃迁才是允许的。例如,对于 $I=\frac{1}{2}$的核,它吸收能量后将从 $m=\frac{1}{2}$低能态跃迁到 $m=-\frac{1}{2}$的高能态,这时体系吸收的能量应

为 $\gamma\hbar B_0$。

设共振激发所采用的电磁波频率为 $\nu$，并在外磁场垂直方向设置射频线圈。那么当激励电磁波的频率 $\nu$ 所决定的能量与两相邻能级之间能量差 $\Delta E$ 相等时，原子核两个能级之间的跃迁就会发生，这就是磁共振（nuclear magnetic resonance，NMR）现象。上述条件可表示为

$$h\nu=\Delta E=\gamma\hbar B_0$$

式中 $h\nu$ 为电磁辐射的能量，利用 $\hbar=\frac{h}{2\pi}$，可得

$$\nu=\frac{\gamma B_0}{2\pi}$$

即

$$\omega=\gamma B_0 \tag{1-32}$$

从上式可以看出，原子核发生共振吸收时的射频场的角频率 $\omega$ 等于自旋核在磁场中旋进的角频率，这就是磁共振条件。

## 三、核自旋弛豫

核磁矩的存在，使得原子核成为一个小磁体。组成物体的大量的原子核磁矩的矢量总和称为磁化强度矢量（magnetization vector，$M$）

$$M=\sum_{i=1}^{n}\mu_i \tag{1-33}$$

在平衡状态下，磁化强度矢量与外加磁场 $B_0$ 方向一致，磁化强度矢量的 $z$ 分量 $M_z=M_0$，$M_z$ 被称为纵向分量，此时不存在横向磁化强度矢量 $M_{xy}$。此时在垂直于 $B_0$ 的方向施加射频电磁波，如果足够多的能量被自旋核吸收，则有可能使自旋核达到饱和状态，即 $M_z=0$，$M_{xy}=M_0$。

射频脉冲发射结束后，处于非热平衡状态的原子核系统将逐渐恢复为热平衡状态，这一恢复过程称为弛豫过程（relaxation process）。

原子核系统的弛豫过程是一个由高能态转变为低能态的释放能量的过程。在这过程中，系统的磁化强度矢量的两个分量将发生相对独立的变化。$z$ 分量即纵向分量 $M_z$ 将逐渐增大，恢复到平衡状态的 $M_0$，此过程称为纵向弛豫（longitudinal relaxation）；$xy$（平面）分量即横向分量 $M_{xy}$ 将逐渐减少，直至 $M_{xy}=0$，此过程称为横向弛豫（transverse relaxation）。

纵向磁化强度矢量随时间变化的曲线如图 1-12（a）所示。

纵向磁化强度矢量从零回复至最大值的 63% 时所需的时间为 $T_1$，称之为纵向弛豫时间，简称 $T_1$ 弛豫时间。

$T_1$ 弛豫曲线遵循指数规律，公式为

$$M_z=M_0(1-e^{-t/T_1}) \tag{1-34}$$

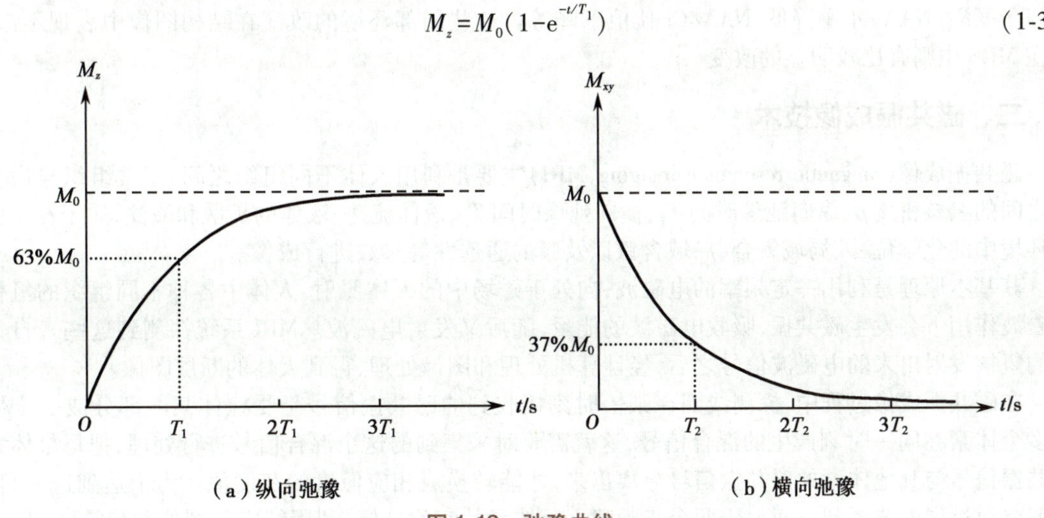


图 1-12　弛豫曲线

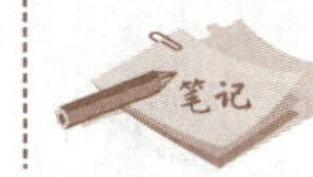

横向磁化强度矢量随时间变化的曲线如图 1-12(b)所示。横向磁化强度矢量从最大值减小至最大值的 37%处时所需的时间为 $T_2$,称之为横向弛豫时间,简称为 $T_2$ 弛豫时间。

$T_2$ 弛豫曲线也遵循指数规律,公式为

$$M_{xy}=M_0 e^{-t/T_2} \tag{1-35}$$

## 第四节　磁共振现象的医学应用

### 一、磁共振波谱分析技术

磁共振波谱(magnetic resonance spectroscopy,MRS)分析技术是利用分子的化学位移来测定分子组成及空间构型的一种检测方法。

以发生共振吸收的强度为纵坐标、共振频率的相对值为横坐标,可以得到共振吸收强度随共振频率变化的曲线,称为磁共振谱。可以从谱线的宽度、形状和面积及谱线的精细结构来了解原子核的性质和原子核所处的环境。

图 1-13 是乙基苯氢核的磁共振谱线。乙基苯有 $C_6H_6$、$CH_2$、$CH_3$ 三个基团,由于各基团中氢核所处的化学环境不同,谱线出现了不同的位移,同是氢核却产生了三条谱线。

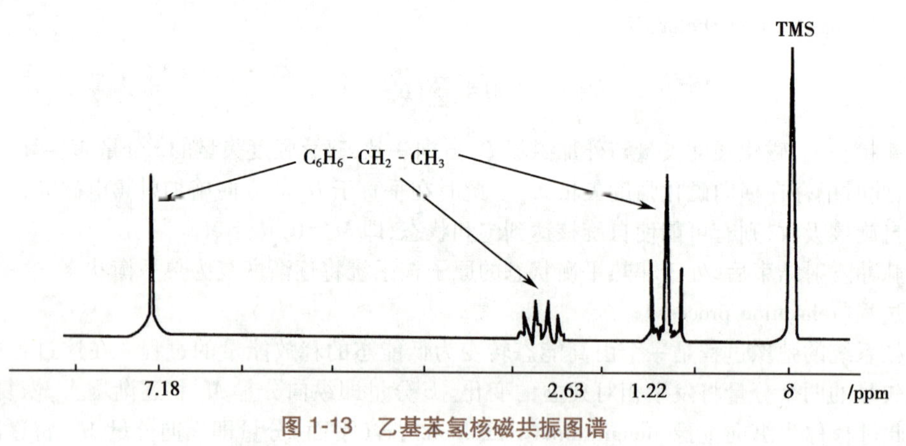


图 1-13　乙基苯氢核磁共振图谱

核磁共振谱常用四甲基硅[$(CH_3)_4Si$,TMS]作为参考物质,它只有一个峰,一般化合物的峰大都出现在它的左边。

MRS 技术是获得活体内生化参数定量信息的唯一非侵入技术,对疾病的早期诊断、性质鉴别、不同病理期区分及治疗将会产生深刻影响,特别有助于对脑梗死患者的早期诊断。在脑梗死临床症状出现之前,首先出现局部生化异常(如脑组织出血、缺氧、细胞代谢紊乱),胆碱(Cho)、肌酸(Cr)、*N*-乙酰门冬氨酸(NAA)水平降低,NAA/Cr 比值下降等。这些局部环境的改变在结构图像中表现不出来,而在 MRS 中则有比较明显的改变。

### 二、磁共振成像技术

磁共振成像(magnetic resonance imaging,MRI)主要是利用人体不同组织之间、正常组织与病变组织之间的氢核密度 $\rho$、纵向弛豫时间 $T_1$、横向弛豫时间 $T_2$、液体流速、液体的扩散和灌注、质子在不同分子环境中的化学位移、局域氧合、局域含铁以及膜的通透性等参数进行成像。

其基本原理是利用一定频率的电磁波,向处于磁场中的人体照射,人体中各种不同组织的氢核在电磁波作用下会发生磁共振,吸收电磁波的能量,随后又发射电磁波。MRI 系统探测到这些来自人体中的氢核发射出来的电磁波信号之后,经计算机处理和图像处理,得到人体的断层图像。

在磁共振成像过程中,探测线圈在某一时刻接收到的磁共振信号是受检体某一部分或一个体层中多个体素在同一时刻产生的混合信号,这就需要对采集到的这个混合信号进行处理,把每个体素的磁共振信号与其他体素的磁共振信号分离出来,才能转换成相应像素的灰度值。为了达到这一目的,一般要通过层面选择和空间编码两个步骤建立起体素的空间坐标,利用特定的图像重建算法(傅立叶

变换)处理数据,获取图像矩阵后,才能在荧光屏上显示图像。

MRI 图像不仅反映人体形态学信息,还可以从图像中得到生化、病理有关信息,因此 MRI 被认为是一种研究活体组织、诊断早期病变的医学影像技术。

图片:磁共振成像设备

## 本章小结

卢瑟福通过 α 粒子散射实验,提出原子的核式模型结构,玻尔在氢原子光谱的实验基础上结合量子论提出了原子能级的结构:①电子只能沿某些特定的轨道运动,电子在这些轨道上运行不放出能量;②只有电子从一个高能态跃迁到另一个低能态时,原子体系才能释放能量。

自旋量子数 $I\neq0$ 的原子核具有自旋及磁矩,在外磁场中原子核会发生进动现象,从而导致原子核能级的分裂,当激励电磁波的能量与原子核相邻能级之间能量差相等时,原子核两个能级之间会发生跃迁,称为磁共振现象,磁共振在医学上的应用主要有磁共振波谱分析技术及磁共振成像技术。

## 案例讨论

早在 1946 年,美国哈佛大学的 Edward Purcell 和斯坦福大学的 Felix Bloch 领导的两个研究小组就发现了物质的磁共振现象。他们二人于 1952 年被授予诺贝尔物理学奖。磁共振现象发现以后,很快就形成一门新的边缘学科——磁共振波谱学。它可以使人们在不破坏样品的情况下,通过磁共振谱线的区别来确定各种分子结构。这就为临床医学提供了有利条件。1967 年,Jasper Jackson 第一次从活的动物身上测得信号,使 NMR 方法有可能用于人体测量。1971 年,美国纽约州立大学的 R. Damadian 教授利用磁共振谱仪对鼠的正常组织与癌变组织样品的磁共振特性进行的研究发现,正常组织与癌变组织中水质子的 $T_1$ 值有明显的不同。在 X-CT 发明的同年,即 1972 年,美国纽约州立大学石溪分校的 Paul C. Lauterbur 第一个做了以水为样本的二维图像,显示了磁共振 CT 的可能性,即自旋密度成像法。这些实验都使用限定的非均匀磁场,典型办法是使磁场强度沿空间坐标轴作线性变化,以识别从不同空间位置发出的磁共振信号。1978 年,磁共振的图像质量已达到 X-CT 的初期水平,并在医院中进行人体试验,并最后定名为磁共振成像(MRI)。

考虑到强磁场容易使各种体内金属性植入物移位,在射频电磁波作用下,体内的金属还会因为发热而造成伤害等因素,试分析磁共振成像检查的注意事项。

案例讨论

扫一扫,测一测

## 思考题

1. 简述玻尔理论的基本假设。
2. 求巴尔末系光谱的最大和最小波长。
3. 计算$^5$Li 核和$^6$Li 核的结合能,给定$^5$Li 原子核的质量为 $m_5=5.012\ 539\text{u}$,$^6$Li 原子核的质量为 $m_6=6.015\ 121\text{u}$,$m_p=1.007\ 276\text{u}$,$m_n=1.008\ 665\text{u}$。
4. 具有自旋的原子核置于外磁场中为什么会发生核磁矩旋进?
5. 试计算氢核在 2T 磁场中拉莫尔旋进的频率(已知$^1_1$H 的磁旋比 $\gamma=2.675\ 3\times10^8\text{s}^{-1}\cdot\text{T}^{-1}$)。

(刘东华)

# 第二章　核转变

## 学习目标

1. 掌握:放射性核素的衰变类型,单一放射性核素的衰变规律。
2. 熟悉:医学放射性核素的生产与制备方法及放射性核素的临床应用。
3. 了解:放射性核素长期平衡与暂时平衡的区别。

## 第一节　放射性核素衰变类型

核素有两大类,即放射性核素和稳定性核素。放射性核素又分为天然放射性核素和人工放射性核素(简称人造核素)。人造核素主要由反应堆和加速器制备。目前已知的元素有 107 种,而核素有 2 000 多种,近 90%是放射性核素。原子序数很高的那些重元素,如铀(U)、钍(Th)、镭(Ra)等,它们的核很不稳定,自发地放出射线,变为另一种元素的原子核,这现象称为放射性核素衰变(radioactive decay),简称核衰变(decay)。核衰变过程遵守电荷、质量、能量、动量和核子数守恒定律。下面讨论几种主要核衰变类型。

### 一、α 衰变

放射性元素中有些放射所谓 α 射线,有些放射 β 射线,有些在放射 α 射线或 β 射线时,伴随着有 γ 射线放出。

α 射线是氦核$^4_2He$,它是由 2 个质子和 2 个中子构成的。质量数 $A>209$ 的重核发射 α 射线(放出 α 粒子)后,变为质量数 $A$ 值较低的原子核,这种衰变叫 α 衰变。其过程可写成

$$^A_ZX \rightarrow ^{A-4}_{Z-2}Y + ^4_2He + Q \tag{2-1}$$

式(2-1)中 X 叫母核,Y 叫子核,$Q$ 为衰变能(decay energy),由母核放出的能量,其值用两侧的原子质量差值计算,不同核素 $Q$ 值不同,单位用 MeV。从式中可知衰变前后的核子数和电量数量是守恒的。子核比母核的质量数 $A$ 少 4,电量数 $Z$ 少 2,在元素周期表中的位置比母核前移两位,这就是 α 衰变的位移法则。α 衰变过程放出的能量主要反映在 α 粒子的动能,子核的动能很小。α 粒子以很高的速度从核中飞出,受物质所阻而失去动能,捕捉两个电子变成一个中性氦原子。原子核发生 α 衰变时,子核一般处于基态,也有时暂处于激发态,且能量状态是分立的。图 2-1 是最早用于临床的镭($^{226}_{88}Ra$)衰变纲图,图中横线表示核能级,最低一横线表示基态,在它上面的横线表示激发态;图中右侧的数字为能级的能量 MeV,左侧的数字为半衰期。图中说明$^{226}_{88}Ra$ 放出能量为 4. 784MeV 的 α 粒子后,衰变到$^{222}_{86}Rn$(氡)的基态,此种能量的 α 粒子占总数的 94. 6%;放出能量为 4. 598MeV 的 α 粒子占 5. 4%,同时还有占比例很小的、能量为 4. 34MeV 的 α 粒子。后两种子 α 粒子从处于激发态衰变到$^{222}_{86}Rn$ 的基态,即向

基态跃迁放出能量为 0.186MeV 的 γ 射线。

## 二、β 衰变

β 衰变是指一种核自发地变成另一种核，其质量数 $A$ 不变，而原子序数 $Z$ 在元素周期表中向前或向后移一个位置，有 $\beta^-$、$\beta^+$ 衰变和电子俘获（electron capture，EC）三种类型。

### （一）$\beta^-$ 衰变

$\beta^-$ 射线是电子，是由母核放出电子的一种衰变。放射 $\beta^-$ 射线的原子核放出一个电子后，它的电荷增加 1 单位，而质量变化很小（因电子的质量比原子核的质量小得多），变成原子序数增加 1 的另一个原子核。式（2-2）中 ${}_Z^AX$ 和 ${}_{Z+1}^{A}Y$ 代表母核和子核，$\bar{\nu}$ 为反中微子，它是在衰变中与 $\beta^-$ 粒子同时放射出的一种粒子，不带电，静止质量为零，$Q$ 为衰变能。原子核中并不存在电子，而是在衰变时原子核中的一个中子放出一个电子变为一个质子的过程，遵守位移法则。

$$ {}_Z^AX \rightarrow {}_{Z+1}^{A}Y + \beta^- + \bar{\nu} + Q \tag{2-2} $$

图 2-2 为 $^{60}$Co 的衰变纲图，$^{60}$Co 在 $\beta^-$ 衰变中同时放出两种能量的 γ 光子，称为级联 γ 光子。本质上，之所以产生 $\beta^-$ 衰变，是由于母核中的中子数过多，使原子核处于不稳定状态，通过 $\beta^-$ 衰变使母核中的一个中子变为一个质子，同时放出一个电子和一个反中微子，使新生成的核趋于稳定。

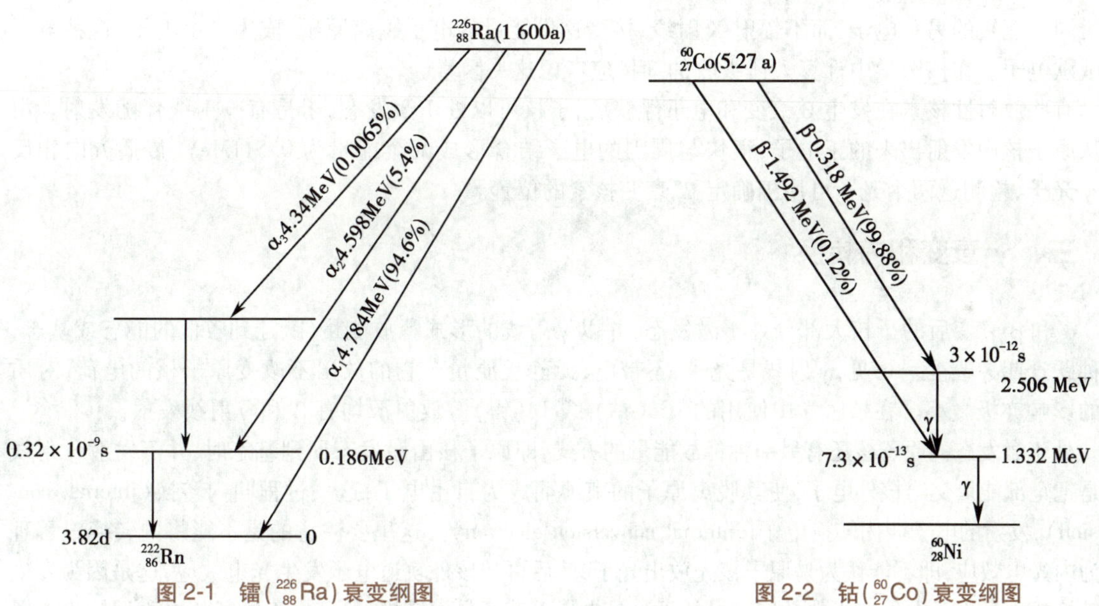

图 2-1　镭（${}^{226}_{88}$Ra）衰变纲图　　图 2-2　钴（${}^{60}_{27}$Co）衰变纲图

### （二）$\beta^+$ 衰变

有些人工产生的放射元素是放正 β 射线的，这些原子核放射后，转变为原子序数减去 1 的另一个原子核。

在 $\beta^+$ 衰变过程中，原子核放出一个正电子，即原子核中一个质子放出一个正电子而变成中子，同时放射出一个中微子，遵守位移法则。

$$ {}_Z^AX \rightarrow {}_{Z-1}^{A}Y + \beta^+ + \nu + Q \tag{2-3} $$

不管是 $\beta^-$ 或 $\beta^+$ 衰变都有三种产物，因此衰变时所放出的能量为三者共有，而且 β 所携带的能量不是分立的，而是连续的 β 能谱。图 2-3 给出了 $^{40}$K、$^{30}$P 和 $^{28}$Al 的 β 能谱图。其特点有：β 粒子数按能量连续分布；每一种放射性物质的 β 能谱有固定的上限能量和峰值；不同的放射性物质有不同形状的能量分布，且其上限能量和峰值也不相同。

### （三）电子俘获

原子核俘获核外电子，使核内的一个质子变为一个中子，电荷数变为 $Z$-1，这种衰变称为电子俘获。

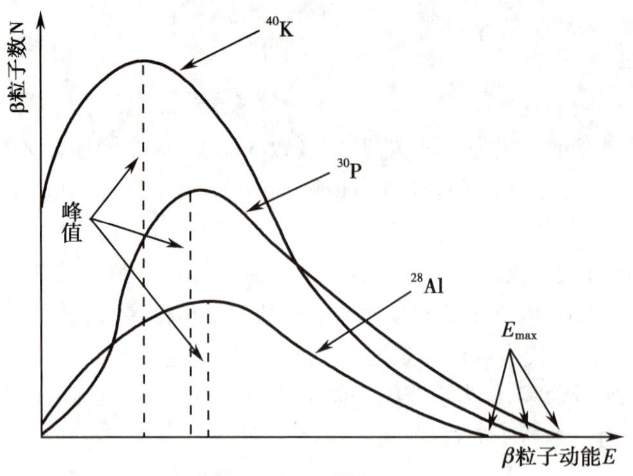


图 2-3　三种不同放射性核素的 β 能谱图

$$ {}_{Z}^{A}X+\beta^{-}\rightarrow {}_{Z-1}^{A}Y+\nu+Q \tag{2-4}$$

在电子俘获过程中，可能出现核外层电子填补内层电子空位，而产生特征 X 射线（characteristic X-ray）或俄歇电子（auger electron）。俄歇电子是当高能级的电子跃迁至低能级，其多余的能量直接转移给同一能级的另一电子，而不辐射 X 射线，接受这份能量的电子脱离原子，成为自由电子，这种电子叫俄歇电子。在核医学中计算人体吸收的剂量应考虑这一因素。

视频：β 衰变

有些放射性核素在发生 β 衰变和电子俘获后，子核可以处于激发态，于是有 γ 射线伴随发射。由于从原子核中发射出来的正电子，很快与周围的电子结合形成两个能量为 0.511MeV、传播方向相反的 γ 光子，检测这两个光子可用于确定 $\beta^{+}$衰变核素的位置。

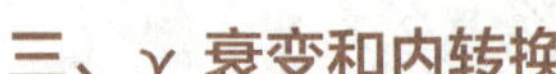

### 三、γ 衰变和内转换

α 和 β 衰变后的子核大部分处于激发态，并以 γ 射线的形式释放能量，跃迁到较低的能态或基态，这种跃迁叫 γ 衰变。可见，γ 射线是光子，不带电，无静止质量。它的放出不改变原子核的电荷，对质量的影响亦极微小。在核医学中使用的$^{60}$Co（钴）、$^{99m}$Tc（锝）等放射源均有 β 和 γ 射线发射。

处于激发态的原子核还有另一种释放能量的方式，即原子核由激发态回到基态时，并不发射 γ 射线而是把全部能量交给核外电子，使其脱离原子的束缚而成为自由电子，这一过程叫内转换（internal conversion），发射的电子叫内转换电子（internal conversion electron）。这里要注意的是不能将内转换过程理解为内光电效应，即不能认为是原子核先放出光子，然后再与核外轨道电子发生光电效应，这是因为发生内转换概率远大于发生内光电效应。另外无论是电子俘获还是内转换过程，由于原子的内壳层缺少电子而出现空位，外层电子将会填充这个空位。因此，这两个过程都将伴随着特征 X 射线和俄歇电子的发射。

## 第二节　放射性核素的衰变规律

### 一、衰变规律

核衰变是原子核自发变化的过程，在足够多的原子核中，每一个核在什么时候发生放射变化是不能预知的。但是如果在短时间 d$t$ 内，有 d$N$ 个核改变，从统计的观点，改变率 d$N$/d$t$ 必定与当时存在的总原子核数 $N$ 成正比，即

$$-\mathrm{d}N=\lambda N\mathrm{d}t \tag{2-5}$$

式中 d$N$ 代表 $N$ 的减少量，是负值，所以需加负号，使该式等号前后都是正值。λ 称为衰变常数（decay constant），其值反映放射性核素随时间衰变的快慢。对上式进行积分，便可得到 $t$ 时刻原子核数 $N$ 与 $t=0$ 时原子核 $N_0$ 之间的关系

$$N=N_0e^{-\lambda t} \tag{2-6}$$

式(2-6)说明放射性核素衰变服从指数规律。

### (一)衰变常数

由式(2-5)可知衰变常数

$$\lambda=\frac{-dN/N}{dt}$$

$\lambda$ 值反映一个放射性核素在单位时间内衰变的规律,因而它是描写放射物放射衰变快慢的一个物理量,单位秒$^{-1}$($s^{-1}$)。

值得注意的是,一种核素能够进行几种类型的衰变,或子核可能处于几种不同的状态。对应于每种衰变类型和子核状态,有各自的衰变常数 $\lambda_1$、$\lambda_2$、$\cdots\lambda_n$,式中的 $\lambda$ 应是各衰变常数之和,即

$$\lambda=\lambda_1+\lambda_2+\cdots+\lambda_n$$

### (二)半衰期 T

如果经过一段时间 $T$,放射性核素的数目减少到原数的一半,则称 $T$ 为半衰期(half life),它也是用来表示放射性核数衰变快慢的物理量,是不同放射物的又一标志。在式(2-6)中,当 $t=T$,$N=N_0/2$ 代入后,得 $T$ 和 $\lambda$ 的关系为

$$T=\frac{\ln 2}{\lambda}=\frac{0.693}{\lambda} \tag{2-7}$$

式(2-7)给出了半衰期 $T$ 同衰变常数 $\lambda$ 的关系。$\lambda$ 大的,$T$ 短。单位用秒(s),对半衰期长的核素用分(min)、小时(h)、天(d)和年(a)。

经过一个 $T$ 后,其放射性核素衰减到原来的1/2,两个 $T$ 后衰减到原来的1/4,依此类推,经过 $n$ 个 $T$ 后,将衰减到原来的$(1/2)^n$。将式(2-7)代入式(2-6)得到

$$N=N_0\left(\frac{1}{2}\right)^{t/T} \tag{2-8}$$

当放射性核素引入动物体内时,其原子核的数量除按前述的规律衰变而减少外,还应考虑通过生物代谢而排出体外的部分,使体内的放射性数量减少比单纯的衰变要快。若用上述的 $\lambda$ 代表物理衰变常数,$\lambda_b$ 代表单位时间内从体内排出的原子核数与当时存在的原子核数之比,即放射性核素的排出率,称为生物衰变常数,于是 $\lambda_e=\lambda+\lambda_b$,称为有效衰变常数。三种衰变常数的半衰期分别为有效半衰期 $T_e$、物理半衰期 $T$ 和生物半衰期 $T_b$,三者的关系为

$$\frac{1}{T_e}=\frac{1}{T}+\frac{1}{T_b}$$

可得到

$$T_e=\frac{TT_b}{T+T_b} \tag{2-9}$$

显然,$T_e$ 比 $T$ 和 $T_b$ 都短。

### (三)平均寿命 τ

在一种放射物中,有些原子核早变、有些晚变,这就是说有的寿命短、有的寿命长。平均寿命(mean lifetime)$\tau$ 也是反映放射性核素衰变快慢的物理量。不过它具体反映的是某种放射性核素的平均生存时间。假设 $t=0$ 时有 $N_0$ 个母核,$t=t$ 时还有 $N$ 个母核。这 $N_0\sim N$ 个已衰变掉的母核中每个核的寿命不一定都是 $t$。又经过 $dt$ 时间后还有 $N-(-dN)$ 个母核。在 $dt$ 时间内衰变掉的母核数为 $-dN$,可以认为这 $-dN$ 个母核中每个核的寿命的都是 $t$。因此,这 $-dN$ 个母核的总寿命为 $t(-dN)$

所以 $N_0$ 个母核的总寿命为 $\int_0^{N_0} t(-dN)$

$N_0$ 个母核的平均寿命为

$$\tau=\frac{\int_0^{N_0} t(-\mathrm{d}N)}{N_0}$$

$$=\frac{1}{N_0}\int_0^{\infty} t\lambda N\mathrm{d}t$$

$$=\lambda\int_0^{\infty} t\mathrm{e}^{-\lambda t}\mathrm{d}t$$

$$\tau=\frac{1}{\lambda}=\frac{T}{0.693} \tag{2-10}$$

值得注意的是上述的衰变规律是一个统计规律,当放射性样品实际衰变的原子核个数足够多时,其结果就会越趋于准确。

### (四)放射性活度

常用单位时间内衰变的原子核数来表示放射性强度(radioactivity),或称放射性活度,用 $A$ 表示

$$A=\frac{-\mathrm{d}N}{\mathrm{d}t}=\lambda N=\lambda N_0\mathrm{e}^{-\lambda t}=A_0\mathrm{e}^{-\lambda t} \tag{2-11}$$

0203
文本:贝可勒尔简介

式中 $A_0=N_0$ 为 $t=0$ 时刻的放射性活度。可见,若某时刻母核数为 $N$,则该时刻的放射性活度为 $A=N$。放射性活度的国际单位是贝可勒尔,简称贝可,符号 Bq。1Bq=1 衰变·秒$^{-1}$,在此之前,放射性活度单位用居里(Ci)表示。

$$1\mathrm{Ci}=3.7\times10^{10}\mathrm{Bq}$$

0204
文本:居里夫妇简介

在放射治疗中常用放射性比活度,是指单位质量放射源的放射性活度,其单位是贝可·克$^{-1}$(Bq·g$^{-1}$),它是衡量放射性物质纯度的指标。任何放射性物质不可能全部由该种物质组成,而是由相同物质的稳定同位素所稀释,还可能含有与放射性元素相化合的其他元素的一些稳定同位素和有衰变的子核。含其他核素少的,放射性比活度就高,反之则低。

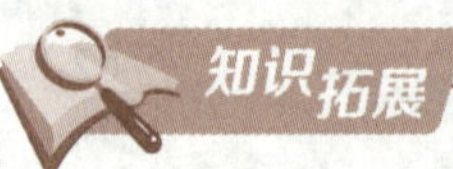


#### 放射性鉴年法

放射性的一个重要应用是鉴定古物年龄,这种方法叫放射性鉴年法。例如,测定岩石中铀和铅的含量可以确定该岩石的地质年龄。下面介绍一种对于生物遗物的$^{14}$C 放射性鉴年法。

$^{14}$C 放射性鉴年法是利用$^{14}$C 的天然放射性来鉴定有生命物体的遗物(如骨骼、皮革、木头、纸等)的年龄的方法。它是 20 世纪 50 年代里贝(W. F. Libby)发明的,并因此获得 1960 年诺贝尔化学奖。各种生物都要吸收空气中的 $CO_2$ 用来合成有机分子。这些天然碳中绝大部分是$^{12}$C,只有很小一部分是$^{14}$C。这些$^{14}$C 是来自太空深处的宇宙射线中的中子和地球大气中的$^{14}$N 核发生下述核反应产生的:

$$\mathrm{n}+{}^{14}\mathrm{N}\longrightarrow{}^{14}\mathrm{C}+\mathrm{p}$$

这$^{14}$C 核接着以(5 730±30)a 的半衰期进行下述衰变:

$${}^{14}\mathrm{C}\longrightarrow{}^{14}\mathrm{N}+\beta+\bar{\nu}$$

由于产生的速率不变,同时又进行衰变,经过上万年后空气中的$^{14}$C 已达到了恒定的自然丰度,约 $1.3\times10^{-10}\%$。植物活着的时候,它不断地吸收空气中的 $CO_2$ 来制造新的组织代替旧的组织。动物一般要吃植物,所以它们也要不断地吸收碳进行新陈代谢。生物组织不能区别$^{12}$C 和$^{14}$C,所以它们身体组织中的$^{14}$C 的丰度和大气中的一样。但是,一旦它们死了,就再不吸收 $CO_2$ 了。在它们的遗体中,$^{12}$C 的含量不会改变,但$^{14}$C 由于衰变而不断减少,于是由此衰变产生的活度也将不断减小,测量一定量遗体的活度就能判定该遗体的存在时间,或者说年龄。

## 二、衰变平衡

有些放射性核素并不是发生一次衰变就稳定下来的，由于它们的子体仍然有放射性，于是接二连三地衰变，新生子体一代一代地产生出来，直到稳定下来为止，这种衰变现象叫作递次衰变。例如镭衰变为氡，氡衰变为钋，钋还要衰变下去。由某一个最初的放射性核素递次衰变而产生一系列放射性核素，就构成了一个所谓放射族或放射系，简称放射系。天然存在的放射族有铀族、钍族和锕族，它们都是从一个长寿命的核素开始。这个起始的核素称为母体，这些母体的半衰期都很长，有些可和地质年代相比拟。如

铀族：母体是$^{238}$U，半衰期$T=4.51\times10^{9}$a，经过8次α衰变和6次$\beta^-$衰变，最后生成稳定的$^{206}$Pb（铅）。系中各放射性核素的质量数$A$都是4的整数倍加2，所以也叫$(4n+2)$系。

钍族：母体是$^{232}$Th，半衰期$T=1.4\times10^{10}$a，经6次α衰变和4次$\beta^-$衰变，最后达到稳定的$^{208}$Pb。系中各放射性核素的质量数$A$都是4的整数倍，所以也叫作$4n$系。

锕族：母体是铀的同位素$^{235}$U，半衰期$T=7.04\times10^{8}$a，又叫锕铀（AcU），经7次α衰变和4次$\beta^-$衰变，最终生成铅同位素$^{207}$Pb。系中各放射性核素的质量数$A$都是4的整数倍加3，所以也叫作$(4n+3)$系。

递次衰变现象使我们注意到使用放射性核素时会遇到几代共存的放射源，了解放射源中各代子体衰变的特点是很有价值的。

我们来考究母体$A$衰变为子体$B$，再衰变为子体$C$的情况：

$$A\rightarrow B\rightarrow C$$

对于母体$A$，其数量变化只决定于$A\rightarrow B$，不管$B$的变化如何都不会影响$A$的数量变化规律，它的数的变化只决定于它本身的衰变常数而与它的后代无关。对于子体$B$情况就要复杂得多，这是因为，一方面$B$的原子核不断衰变为$C$的原子核，另一方面$B$的原子核又从$A$核的衰变中得到补充。这样一来，子体$B$在数量上的变化不仅和它自己的衰变常数有关，而且也和母体的衰变常数有关。其具体情况我们可以分为如下三种类型来讨论。

### （一）母体半衰期远大于子体半衰期的情况

我们先假设开始时没有子体存在，由于母体$A$的衰变，子体$B$的核数将逐渐增加。另一方面，这些新生成的子体将按照自己的规律进行衰变，由于每秒衰变数是与现有核数成正比的，所以随着子体的积累，子体每秒衰变的核数也将增加。经过一段时间后，子体每秒衰变的核数将等于它从母体衰变而得到补充的核数，子体的核数就不再增加，达到了动态平衡。达到动态平衡所需时间大约是子体半衰期的几倍，通常认为5倍就接近平衡了。我们假设开始时没有子体存在，这实际上是不必要的，因为即使开始时有子体存在，经过几个半衰期以后，这些原先的子体，不管有多少，都可以认为基本改变了。因此开始时子体的存在只是影响达到动态平衡的快慢，而不会影响最终的平衡状态。由于放射性强度是以每秒衰变的核数来衡量的，所以在动态平衡时，母体与子体的放射性强度相等。在远小于母体半衰期的时间内，母体核数的衰减是可以忽略的，因而它的放射性强度可以认为保持不变，所以子体的放射性强度在达到平衡后也是保持不变的，这种动态平衡称为长期平衡。如果在达到动态平衡后把子体分离出来，那么经过子体半衰期几倍时间后，又将重新达到动态平衡。

### （二）母体的半衰期只比子体的半衰期大几倍

这是在实际应用中经常遇到的情况。我们知道，子体和母体达到动态平衡需要子体半衰期几倍的时间。在这段时间内，母体的核数和它的放射性强度显著地减少了，因此子体每秒衰减的核数将略多于每秒从母体衰变而补充的核数。在这种情况下，子体与母体之间并不能达到稳定的动态平衡，随着母体的核数和放射性强度不断减少，子体由于衰减稍多于补充，它的核数和放射性强度也随着母体的衰减而不断地减少。这种近似的动态平衡称为暂时平衡。由于放射性强度是以每秒衰变数来衡量的值，在暂时平衡的条件下，子体的放射性强度将随时保持稍大于母体的放射性强度，并且随着母体的衰减而衰减，它们之间的比值是稳定的，与两个半衰期的差值有关。如果在达到暂时平衡后把子体分离出来，在经过子体半衰期几倍时间后又能达到新的暂时的平衡。但是如果母体的半衰期与子体的半衰期很接近，这种暂时平衡是达不到的，因为母体在这以前就几乎衰减完了，子体也随之很快几

乎全部衰变而消失。

**（三）母体半衰期小于子体半衰期**

这也是实际应用中常常遇到的状况。在经过母体的几个半衰期后，母体就几乎全部衰变为子体。子体的核素最初由于从母体的衰变得到补充而很快增加，当补充来源几乎完全断绝以后，子体就将按照自己的规律而缓慢衰变。

放射性平衡在放射性核素的应用中具有一定的意义。半衰期短的核素在医学应用中有很多优越性。因为寿命较短，无法单独存在较长时间，在供应上有很大困难。但有些短寿命核素是由长寿命核素衰变产生的。由递次衰变现象可知，当母体、子体达到放射平衡后，子体会与母体共存并保持一定的含量比例。如果通过化学方法把子体从母体中分离出去，则经过一定时间后，母体与子体又会达到新的放射平衡。于是可再把子体分离出去，这样我们可以不断地从母体内取得短寿命的同位素以供使用。这种由长寿命核素不断获得短寿命核素的分离装置叫核素发生器，俗称“母牛”（cow），常用的“母牛”有$^{99}Mo$（钼）→$^{99m}Tc$（锝），$^{68}Ge$（锗）→$^{68}Ga$（镓），$^{226}Ra$→$^{22}Rn$等。

由于母体的寿命较长，因而一条“母牛”可以在较长时间内供应短寿命核素，很适合远离放射性核素生产中心或交通不便的地方开展短寿命核素的应用工作。如在$^{113}_{50}Sn$（锡）→$^{113}_{49}In$（铟）母牛中，$^{113}_{50}Sn$半衰期为118天，因而可连续使用2~3个月。

## 第三节　医用放射性核素的生产与制备

### 一、放射治疗常用放射性核素及其生产

1. 核反应堆中子照射生产　核反应堆（nuclear reactor）是使核燃料$^{235}U$或$^{239}Pu$等发生原子核裂变以取得核能的装置，反应堆中核燃料受中子照射后产生链式裂变反应并释放出大量的核能及中子。

用核反应堆的中子轰击稳定性核素是获取人工放射性核素的主要方法，其主要反应是（n，γ）反应，发生这类反应的中子能量较低，靶原子核俘获中子伴发γ光子；还有少量（n，p）和（n，α）反应等，产生这类反应的中子能量较高，释放出带电粒子。

$$(n,\gamma)\text{反应}: {}^{23}_{11}Na+{}^{1}_{0}n \longrightarrow {}^{24}_{11}Na+\gamma$$

$$(n,p)\text{反应}: {}^{32}_{16}S+{}^{1}_{0}n \longrightarrow {}^{32}_{15}P+p$$

$$(n,\alpha)\text{反应}: {}^{6}_{3}Li+{}^{1}_{0}n \longrightarrow {}^{3}_{1}H+{}^{4}_{2}He$$

反应堆生产的放射性核素是富中子核素，主要发生$\beta^-$衰变，放出γ射线。表2-1列出反应堆生产的医学上常用的放射性核素。

表2-1　反应堆生产的医用放射性核素

| 放射性核素 | 半衰期 | 核反应 |
|---|---|---|
| $^{51}Cr$ | 27.7d | $^{50}Cr(n,\gamma)^{51}Cr$ |
| $^{99}Mo$ | 66.02h | $^{98}Mo(n,\gamma)^{99}Mo$ |
| $^{125}I$ | 60.2d | $^{124}Xe(n,\gamma)^{125}Xe \longrightarrow {}^{125}I$ |
| $^{131}I$ | 8.04d | $^{130}Te(n,\gamma)^{131m}Te \longrightarrow {}^{131}Te \longrightarrow {}^{131}I$ |
| $^{133}Xe$ | 5.25d | $^{132}Xe(n,\gamma)^{133}Xe$ |
| $^{153}Sm$ | 46.8h | $^{152}Sm(n,\gamma)^{153}Sm$ |
| $^{3}H$ | 12.33a | $^{6}Li(n,\alpha)^{3}H$ |
| $^{14}C$ | 5 730a | $^{14}N(n,p)^{14}C$ |
| $^{32}P$ | 14.3d | $^{32}S(n,p)^{32}P$ |

2. 从裂变产物中分离和提取　核反应堆中的核燃料$^{235}U$或$^{239}Pu$裂变后产生许多裂变产物，可以从中提取出许多有价值的放射性核素。由裂变产物中提取的放射性核素有$^{90}Sr$、$^{99}Mo$、$^{131}I$、$^{133}Xe$等。但

是从裂变产物中分离和提取高比活度的放射性核素有一定的难度，因为裂变产物中常含有同一元素的多种同位素，它们的化学性质基本一致，难以分离纯化。

## 二、核医学常用放射性核素及其产生

1. 放射性核素发生器(radionuclide generator) 是一种从长半衰期母体核素中分离出短半衰期子体核素的分离装置，由反应堆或加速器产生母体核素后，将母体核素注入一个装有吸附剂的层析柱内，母体被牢固地吸附在吸附剂上。母体核素不断衰变成子体核素，因其化学性质与母体不同，子体核素即从吸附剂上解吸附下来。选用适当的洗脱液淋洗层析柱，可将子核洗脱下来备用。表 2-2 列出了目前临床上一些常用的放射性核素发生器。

表 2-2 常用的放射性核素发生器

| 母体核素 | 母体核素半衰期 | 子体核素 | 子体核素半衰期 | 子体核素主要光子能量/keV |
|---|---|---|---|---|
| $^{99}Mo$ | 66.02h | $^{99m}Tc$ | 6.02h | 140 |
| $^{113}Sn$ | 115d | $^{113m}In$ | 99.5min | 392 |
| $^{68}Ce$ | 271d | $^{68}Ga$ | 68min | 511 |
| $^{62}Zn$ | 9.3h | $^{62}Cu$ | 9.7min | 511 |
| $^{81}Rb$ | 4.6h | $^{81m}Kr$ | 13s | 190 |
| $^{82}Sr$ | 25.5d | $^{82}Rb$ | 75s | 511 |
| $^{87}Y$ | 80h | $^{87m}Sr$ | 2.8h | 388 |
| $^{132}Tc$ | 78h | $^{132}I$ | 2.28h | 668 |
| $^{188}W$ | 69.4d | $^{188}Re$ | 16.9h | 155 |

图 2-4 为 $^{99}Mo$-$^{99m}Tc$ 发生器示意图，发生器关键部分是中间的层析柱，柱中装有 $Al_2O_3$ 吸附剂，$Al_2O_3$ 对母体核素 $^{99}Mo$ 有很强的亲和力，子体核素 $^{99m}Tc$ 则几乎不被吸附。淋洗液用生理盐水，则仅有 $^{99m}Tc$ 被洗出，$^{99}Mo$-$^{99m}Tc$ 发生器每隔 23 小时可淋洗一次。然后将新鲜淋洗的 $^{99m}Tc$ 加到不同的试剂盒中，经摇动、加热便可制得不同的放射性药物。

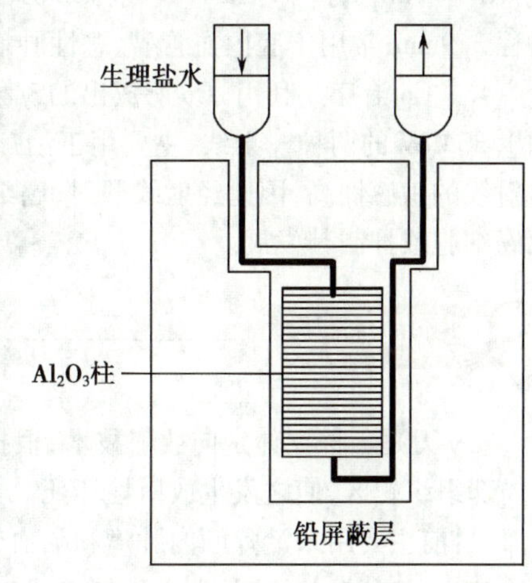

图 2-4 $^{99}Mo$-$^{99m}Tc$ 发生器示意图

2. 回旋加速器生产 回旋加速器(cyclotron)通常是指将带电粒子加速后轰击靶原子核制造放射性核素的装置，用它加速带电粒子，如质子、氘核、氚核、α 粒子，使其具有足够的能量去引起核反应。

回旋加速器主要生产短寿命和超短寿命的贫中子放射性核素，多以电子俘获(EC)和 $\beta^+$ 的形式衰变。临床上用于心肌显像的 $^{201}Tl$ 和肿瘤显像的 $^{67}Ga$ 就是回旋加速器产生的放射性核素。用于 PET 诊断的生理性放射性同位素，如 $^{11}C$、$^{13}N$、$^{15}O$、$^{18}F$ 等正电子核素也只能用回旋加速器产生。表 2-3 列出了回旋加速器生产的医用放射性核素。

表 2-3 回旋加速器生产的医用放射性核素

| 放射性核素 | 半衰期 | 核反应 |
|---|---|---|
| $^{11}C$ | 20.4min | $^{10}B(d,n)^{11}C$, $^{11}B(d,2n)^{11}C$, $^{14}N(p,\alpha)^{11}C$ |
| $^{13}N$ | 9.96min | $^{12}C(d,n)^{13}N$, $^{10}B(\alpha,n)^{13}N$ |
| $^{15}O$ | 2.03min | $^{14}N(d,n)^{15}O$ |
| $^{18}F$ | 109.8min | $^{18}O(p,n)^{18}F$, $^{16}O(^{3}He,p)^{18}F$ |

续表

| 放射性核素 | 半衰期 | 核反应 |
|---|---|---|
| $^{67}Ga$ | 78.3h | $^{66}Zn(d,n)^{67}Ga$，$^{67}Zn(p,n)^{67}Ga$，$^{68}Zn(p,2n)^{67}Ga$ |
| $^{111}In$ | 2.83d | $^{109}Ag(\alpha,2n)^{111}In$，$^{111}Cd(p,n)^{111}In$ |
| $^{123}I$ | 13.0h | $^{124}Te(p,2n)^{123}I$，$^{121}Sb(\alpha,2n)^{123}I$ |
| $^{201}Tl$ | 74h | $Hg(d,xn)^{201}Pb\rightarrow^{201}Tl$，$^{203}Tl(p,3n)^{201}Pb\rightarrow^{201}Tl$ |

## 第四节　放射性核素的临床应用

### 一、放射性核素在肿瘤放射治疗中的应用

随着核医学的发展，人们不断开展放射性核素治疗工作，特别是肿瘤的导向治疗，如放射免疫治疗，使核医学治疗也进入了分子水平。临床上常用的放射性治疗有：

1. $^{131}I$ 治疗　$^{131}I$ 物理半衰期为 8.04 天，放射多种能量 $\beta^-$ 粒子和 γ 光子，其中两种主要的、最大的 β 射线能量为 606keV（89%）和 334keV（7%）。主要的 γ 射线能量是 365keV（82%），还有 637keV（6.8%）和 284keV（5.4%）等。

通过 β 射线的电离辐射作用，可对甲状腺疾病进行放射性治疗，如甲状腺功能亢进症、分化型甲状腺癌及其转移灶、功能自主性甲状腺腺瘤等。

利用 γ 射线可进行甲状腺显像和功能检查，如 $^{131}I$ 甲状腺静态或动态显像、异位甲状腺的诊断、寻找分化型甲状腺癌的转移灶、甲状腺摄 $^{131}I$ 率试验和甲状腺激素抑制试验等。

2. $^{32}P$ 治疗　$^{32}P$ 半衰期为 14.28 天，只发射 $\beta^-$ 粒子而不发射 γ 光子，是释放纯 β 射线的放射性核素，最大能量 1.71MeV，在机体组织内平均射程为 3.2mm，用于恶性肿瘤骨转移、腔内注射、皮肤病、血管瘤和恶性肿瘤的治疗，还用于真性红细胞增多症、原发性血小板增多症治疗等。

3. $^{198}Au$ 治疗　$^{198}Au$ 半衰期为 2.69 天，β 射线的能量为 0.96MeV，γ 射线为 412MeV，组织间最大射程 3.9mm，常用于腔内血管瘤、恶性肿瘤等治疗。

4. $^{60}Co$ 治疗　利用 $^{60}Co$ 所放出的 γ 射线，从人体外照射患病部位。$^{60}Co$ 发出能量分别为 1.17MeV 和 1.33MeV 的两种 γ 射线，主要用于治疗深部肿瘤，如颅脑内的肿瘤。癌细胞较正常细胞生长迅速，对射线的敏感性高，因此经射线照射，癌细胞受到的损害比正常细胞大，利用这种敏感性的差别，可杀死癌细胞或抑制其发展。

**γ 刀**

γ 刀是一种立体定向放射技术，根据半圆弧等中心聚焦原理，将高能量的 γ 射线聚焦于某一局部组织靶区，使之发生放射性坏死。其特点是受照病灶的损毁边界清晰，犹如刀割模样，故称 γ 刀，目前主要用来治疗颅内肿瘤和脑血管疾病。γ 刀治疗系统主要由辐射装置、头盔准直器、患者治疗床、控制台、治疗计划系统等组成。其中辐射装置是核心部件，由 201 个 $^{60}Co$ 放射源组成，用来发射 γ 射线。

治疗时将患者头部移入头盔内，借助于磁共振成像（MRI）或 X-CT 扫描确定病变组织的位置和大小，应用立体定向装置使病灶精确地位于准直射线束的聚焦中心。γ 刀无手术创伤，不经开颅便可切除颅内肿瘤，手术精度高，定位误差小，对周围组织不会造成损伤。

5. 放射免疫治疗（radio-immunotherapy，RIT）　是将对肿瘤具有特异亲和力抗体用放射性核素标记后经一定途径引入体内，以肿瘤细胞为靶细胞，与相关肿瘤细胞表面抗原特异结合，使大量的放射性核素滞留在肿瘤细胞，对其进行集中照射，抑制或杀伤肿瘤细胞，而周围组织损伤较轻。从理论上

讲,RIT 具有靶向性高、靶/本(target/background,T/B)比值较高和血本底低等优势,是一种革新的、有前途的临床治疗方法。

## 二、放射性核素在核医学检查中的应用

### (一)示踪诊断

任何一种元素的各种同位素都有相同的化学性质,它们在机体内的分布、转移和代谢都是一样的,如果要了解一种元素在机体内的分布情况,可在机体中掺入少量该元素的放射性核素,这些放射性核素在体内参与各种过程的变化,借助它们放出的射线,在体外探查该元素的行踪,这种方法称为示踪原子法。引入的放射性核素称为示踪原子(也称为标记原子)。将带有放射性核素的药物引入体内,然后探测其分布和流通量,可以作为诊断疾病的重要依据。探测和跟踪示踪原子共有以下三种方法。

1. 直接探测 它是用探测仪在体外直接探测示踪原子由体内发射的射线。例如用$^{131}$I 标记的马尿酸作为示踪剂,将其静脉注射后通过肾图仪描记出肾区放射性活度随时间变化的情况,可以反映肾动脉血流、肾小管分泌和尿路的排泄情况,从而提供肾功能和尿路有无梗阻的诊断。

2. 外标本测量 它是将放射性药物引入体内,然后取其血、尿、便或活体组织等样品,测量其放射性活度。如口服维生素 $B_{12}$ 示踪剂后,通过测定尿液排出的放射性活度,可以间接测得胃肠道吸收维生素 $B_{12}$ 的情况。

3. 放射自显影 放射性核素发出的射线能使胶片感光,可利用胶片来探测和记录放射性。它是追踪标记药物或代谢物在体内去向的一种有效方法。如把细胞培养在含有放射性脱氧核糖核酸(DNA)的水中,就可以把细胞内的染色体标记上放射性核素,通过放射自显影,可观察到染色体分裂过程中 DNA 的变化细节。

0205
图片:γ 照相机

### (二)核素成像

核素成像是一种利用放射性核素示踪方法显示人体内部结构、功能的医学影像技术。它的基本原理是:用不同的放射性核素制成标记化合物注入人体,在体外对体内核素发射的 γ 射线进行跟踪探测,可以获得反映放射性核素在脏器或组织中的浓度分布及其随时间变化的图像。目前在临床上广泛应用的放射性核素成像有三种:γ 照相机、单光子发射型断层成像和正电子发射型断层成像。

0206
图片:γ 照相机正常甲状腺成像

1. γ 照相机 可将体内放射性核素分布一次性成像,其特点是成像速度快,可提供静态和动态图像,把形态和功能结合起来进行观察和诊断。使用时只要将 γ 照相机的探头放置在待测部位体表上一段时间,采集这段时间内从体内放射出的 γ 射线,即可得到 γ 射线在该方向的全部投影,在屏幕上得到放射性核素分布的图像。

0207
图片:SPECT

一台 γ 照相机一般由探头、位置通道、能量通道及显示系统组成。γ 照相机常用的放射性核素有$^{99m}$Tc、$^{201}$Tl、$^{131}$I 和$^{67}$Ga 等。

2. 单光子发射型计算机断层成像(single photon emission computed tomography,SPECT) 它的图像重建原理与 X-CT 有某些相似之处,所不同的是:X-CT 的 X 射线源位于体外,X 射线透过组织时,根据不同组织对 X 射线的衰减值的不同,重建某断层的 CT 数矩阵,并用灰度来显示断层图像;而 SPECT 是先将示踪核素(如$^{99m}$Tc、$^{131}$I、$^{201}$Tl 等)注入体内,本身成为一个发射体,再由探测器将示踪核素在机体内的吸收代谢、在器官或组织的分布测出,经计算机处理并重建图像。

0208
图片:SPECT 心肌灌注显像

3. 正电子发射型计算机断层成像(positron emission tomography,PET) 它的基本原理是利用正电子的湮没辐射特性,将能发生 $\beta^+$ 衰变的核素或其标记化合物引入体内某些特定的脏器或病变部位,通过探测正电子湮没时向体外辐射的 γ 光子,获得成像所需的各向投影数据,再由计算机分析处理,实现图像重建。发射正电子的示踪核素有$^{11}$C、$^{13}$N、$^{15}$O、$^{18}$F 等,这些放射性核素半衰期短($^{11}$C 为 20min、$^{13}$N 为 10min、$^{15}$O 为 2min、$^{18}$F 为 110min),衰变快,对受检者的辐射剂量很小,在短时间内可重复使用,也可大剂量使用以获取清晰影像,其中 C、H、O 是人体组成的基本元素,易于标记各种生命活动所必须的化合物或代谢产物而不改变他们的生物活性。

0209
图片:PET

目前,随着融合技术的开发及临床应用,PET/CT、SPECT/CT 等融合显像设备大量应用于临床,将解剖、功能、灌注、代谢的图像融合,成为核医学的一个重要的内容。

0210
图片:PET/CT

## 本章小结

放射性核素的衰变类型包括α衰变、$\beta^-$衰变、$\beta^+$衰变、电子俘获、γ衰变；放射性核素的衰变规律：$N=N_0e^{-\lambda t}$，即按指数规律衰变，半衰期 $T=\frac{\ln 2}{\lambda}$，平均寿命 $\tau=1.44T$，放射性活度 $A=A_0e^{-\lambda t}$；放射性核素的三种制备方法：反应堆中子照射生产、放射性核素发生器生产、回旋加速器生产；放射性核素在肿瘤放射治疗中的应用主要有$^{131}$I 治疗、$^{32}$P 治疗、$^{198}$Au 治疗、$^{60}$Co 治疗及放射免疫治疗；放射性核素在核医学检查中的应用主要在示踪诊断及核素成像两个方面。

## 案例讨论

PET 可以获得组织代谢、细胞生化反应和分子水平的受体及基因变化的影像，因此有可能早于 CT 对肿瘤、神经和心血管疾病做出诊断。但是 PET 影像的分辨率和对比度不如 CT，单独 PET 影像即使看到了阳性病变也难辨病变的确切部位。

CT 可以清楚的获得病变的解剖结构信息，但是仅靠结构特点诊断疾病有局限性，有些病变的性质比如肿瘤的良恶性、手术后肿瘤有无复发，CT 均难以做出准确的判断，不能准确地反映疾病的生理代谢状态。

PET/CT 是将 PET 和 CT 整合在一台仪器上，组成一个完整的显像系统，被称作 PET/CT 系统，患者在检查时经过快速的全身扫描，可以同时获得 CT 解剖图像和 PET 功能代谢图像，两种图像优势互补，使医生在了解生物代谢信息的同时获得精准的解剖定位，从而对疾病做出全面、准确的判断。

案例讨论

PET/CT 是最高档 PET 扫描仪和先进螺旋 CT 设备的一体化完美融合，试从肿瘤、脑和心脏等相关重大疾病的早期发现和诊断，讨论 PET/CT 的临床应用。

扫一扫，测一测

## 思考题

1. $^{238}$U 发出一个α粒子衰变为$^{234}$Th。其后接着发生一连串的α衰变或β衰变。最后达到一个稳定的核素，再不可能进一步发生衰变。在$^{206}$Pb、$^{207}$Pb、$^{208}$Pb 和$^{209}$Pb 这些稳定核素中，哪一个是$^{238}$U 放射性衰变链的最后产物？

2. 在α、$\beta^-$、$\beta^+$、电子俘获衰变中，所产生的子核的原子序数和质量数是怎样变化的？在元素周期表中的位置有何变化？

3. $^{32}$P 的半衰期为 14.3d，求它的衰变常数和平均寿命？

4. 向某一人静脉注射含有放射性$^{24}$Na 而活度为 300kBq 的生理盐水。10h 后他的血液的每立方厘米的活度为 30Bq，求此人全身血液的总体积。已知$^{24}$Na 的半衰期为 14.97h。

5. 分别计算要经过多少个半衰期某种放射性核素可以减少到原来的 1%、0.1%？

（刘东华）

# 第三章 医用放射线产生

**学习目标**

1. 掌握:X 射线的本质与特性、X 射线的产生条件与装置、X 射线的产生原理、X 射线的量与质、X 射线的产生效率。

2. 熟悉:电子与物质的相互作用、X 射线强度的空间分布。

3. 了解:X 射线的发现及用途。

## 第一节 X 射线的发现

### 一、X 射线的发现过程

X 射线,即伦琴射线,是德国物理学家伦琴(Wilhelm Conrad Rontgen)于 1895 年发现的。它与放射线和电子的发现并称为“19 世纪末 20 世纪初物理学的三大发现”,是现代物理学兴起的标志。X 射线的发现让人类社会,特别是生命科学的研究翻开了崭新的一页。美国《时代》杂志曾介绍了 2 000 多年来对世界医学做出重大贡献的 17 位关键人物,其中一位就是伦琴。

1895 年 11 月 8 日,50 岁的伦琴在威尔茨堡大学的实验室用克鲁克斯管做实验时偶然发现工作台上的纸屏可以发出荧光,他分别用纸和书本遮住纸屏,纸屏仍能发光。使伦琴更为惊讶的是,当他把手放在纸屏前时,纸屏上留下了手骨的阴影。经过反复的实验,伦琴认为从克鲁克斯管中放出的是一种穿透力极强的射线,他一连多天将自己关在实验室里,集中全部精力进行彻底研究。6 个星期后,伦琴确认这的确是一种新的射线。当时因其性质不详,他将这种射线称之为“X”射线。同年 12 月 22 日,伦琴好奇地用这种射线给自己的妻子 Ludwig 拍摄了一张手部照片,照片清晰地显示出她的左手掌骨骼和无名指上戒指的轮廓,这也是人类历史上第一张人体 X 射线骨骼照片。同年 12 月 28 日,伦琴向威尔茨堡市物理医学会递交了他的论文《关于一种新射线的初步报告》。1896 年 1 月 4 日伦琴的论文和这张 X 射线照片在柏林大学物理系的“柏林物理学会 50 周年纪念会”上第一次展出。1 月 5 日奥地利《维也纳日报》在头版以“耸人听闻的发现”为标题的独家新闻第一次报道了 X 射线的发现,引起了全球轰动。伦琴也因发现 X 射线及对其性质的深入研究,荣获了第一届(1901 年)诺贝尔物理学奖。1905 年第一届国际放射学会召开,大会正式把 X 射线命名为伦琴射线,以纪念他为人类进步做出的杰出贡献,但伦琴仍把这种射线称为 X 射线并延续至今。

在伦琴发现 X 射线的启示下,人们开始从天然元素中寻找具有放射性的物质。1896 年亨利·贝克勒在发光材料的试验中偶然发现铀盐的放射性,接着居里夫妇又发现了具有放射性的元素钋(Po)和镭(Ra)。1903 年贝克勒和居里夫妇被共同授予诺贝尔物理学奖。

## 二、X 射线的用途

X 射线这一重大发现轰动了全世界,并引起科学界、尤其是医学界的高度重视和浓厚兴趣。X 射线在医学上的首要用途是用于诊断。在 X 射线发现的第 4 天,一位美国医生用伦琴发现的 X 射线发现了伤员脚上的子弹。不久,一家医院就用伦琴发现的 X 射线,顺利地取出潜伏在患者手掌中的铁针。从此,对于医学来说,X 射线就成了神奇的医疗手段。

X 射线除了被应用到医学诊断上,在发现后的第二年有学者就提出了将其用于放射治疗的设想,使得 X 射线(用于诊断和治疗)在现代医疗工作中占有重要地位。它与后来发展起来的核医学成像、超声成像、X-CT、磁共振成像、热图像、介入性放射学和内窥镜等技术共同组成现代医学影像学的崭新领域。有关 X 射线的临床应用将在本书第五章中详述。

X 射线除广泛应用于医学诊断和治疗外,还在晶体结构分析、工业探伤、货运集装箱透视检查和科学研究等方面发挥了巨大作用。被称为"最佳 X 射线源"的同步加速辐射装置已经问世,由此产生的高能量 X 射线不仅能用来观察、分析物质,而且还能对半导体和微型机械进行精细加工。

# 第二节 X 射线的本质与特性

## 一、X 射线的本质

就本质而言,X 射线与可见光、红外线、紫外线、$\gamma$ 射线完全相同,属于电离辐射,是电磁辐射谱中的一部分,都是电磁波,具有电磁波和光量子的双重特性。X 射线的频率很高,在 $3\times10^{16}$Hz ~ $3\times10^{20}$Hz 之间,波长很短,介于紫外线和 $\gamma$ 射线之间,约在 10nm ~ $10^{-3}$nm 之间。

1. X 射线的波动性 主要体现在其具有衍射、偏振、反射、折射等现象。X 射线波动性主要表现在以一定的波长和频率在空间传播。它是一种横波,其传播速度在真空中与光速相同,可以用波长 $\lambda$、频率 $\nu$ 等来描述。

2. X 射线的粒子性 虽然上述的 X 射线波动性可以解释 X 射线的干涉与衍射现象,但却不能解释 X 射线的光电效应、荧光作用、电离作用等,这些只能用 X 射线的另外一个特性——粒子性来解释。所谓粒子性,即把 X 射线束看作是由单个粒子即 X 光子组成的,单个光子的能量是

$$E=h\nu \tag{3-1}$$

式中,$\nu$ 是光的频率,$h$ 是普朗克常数。

按照相对论原理,能量与质量相联系,物质具有某数量的能量,就有相应的一定数量的质量,二者的关系是 $E=mc^2$,这就是经常所说的质能关系,能量 $E$ 的单位为焦耳,质量 $m$ 的单位用千克表示。$c$ 是光速,单位为米/秒(m/s)。由此光子具有质量,其数值等于

$$m=\frac{E}{c^2}=\frac{h\nu}{c^2} \tag{3-2}$$

那么光子也有动量,其数值是

$$p=mc=\frac{h\nu}{c}=\frac{h}{\lambda}=h\tilde{\nu} \tag{3-3}$$

式中 $\tilde{\nu}=\dfrac{1}{\lambda}$,称为波数,即单位距离中波的数目。

3. X 射线的波粒二象性 以上三个式子同时反映了 X 射线的波动性和粒子性。左侧表示了光的粒子性,即光子的能量 $E$、质量 $m$、动量 $p$,而右侧又反映了 X 射线的波动性,即频率 $\nu$、波长 $\lambda$ 或波数 $\tilde{\nu}$。

波动性和微粒性都属于 X 射线的客观属性,在不同的场合下 X 射线表现的特性会有所侧重。X 射线的波动性突出表现在其传播时,如反射、干涉、衍射、偏振等现象;而 X 射线的微粒性主要表现在其与物质相互作用时,如光电效应、电离作用、荧光作用。

## 二、X 射线的基本特性

波动性和粒子性是 X 射线作为一种电磁波的最基本属性，除此之外 X 射线在物理、化学、生物等方面仍具有一些独特的性质，现把 X 射线其余的特性归纳如下。

### （一）物理特性

1. X 射线属于不可见的电磁波，在均匀的且各向同性的介质中沿直线传播。

2. X 射线不带电荷，所以它不受外界磁场或电场的影响，即它在经过电场和磁场时不会发生偏转。

3. 穿透作用　因为 X 射线的能量很大，波长很短，故能穿透物质的原子间隙，但其穿透程度与物质的性质、结构有关。X 射线束进入人体后，一部分被吸收和散射，另一部分透过人体沿原方向传播。透过 X 射线光子的空间分布与人体结构相对应，这便形成了 X 射线影像。在这里，透过的光子与被衰减的光子都具有同等重要性，如果全部光子都透过，则胶片呈现均匀黑色，没有任何影像；如果所有光子都被衰减，则胶片呈现一片白色，也没有任何影像。可见，X 射线影像是人体的不同组织的密度和厚度对射线引起不同衰减的结果。

人体各组织对 X 射线的衰减按骨、肌肉、脂肪、空气的顺序由大变小。一些组织比其他组织能衰减更多的射线，这种差别的大小就形成了 X 射线影像的对比度。为了扩大 X 射线的诊断范围，还常用各种人工造影检查技术增加组织间的对比度。在 X 射线通过人体的衰减中，组织的密度是最重要的因素。在一定厚度中，某一组织的密度影响着阻止射线的能力，与被阻挡的光子数量成正比，而与能透过的光子数量成反比。由于组织密度的差异，形成了 X 射线影像。

4. 荧光作用　某些物质受到 X 射线照射时会产生荧光，如磷、铂氰化钡、硫化锌镉等，因而可制成荧光屏和增感屏。①荧光屏：在一块特制的平板上涂上一层荧光物质的荧光屏板，当 X 射线透视时，被 X 射线照射会产生荧光。②增感屏：在摄影时，把特制的涂有荧光物质的屏板置于暗盒前后壁，胶片在中间，X 射线照射时，胶片对所见荧光的感光可达 90%，而无增感屏时，胶片所受 X 射线直接感光不到 10%。增感屏可使被检者受到的照射量大大减少。

5. 电离作用　X 射线虽然不带电，但是具有足够能量的 X 射线光子撞击原子中的轨道电子，使核外电子脱离原子轨道，这种作用叫电离作用。在光电效应和散射研究中，脱离的电子仍有足够能量，去电离更多的原子。X 射线的电离作用主要是它的次级电子的电离作用。X 射线在气体中较固体和液体中电荷的电离更容易。许多 X 射线测量仪器都是根据这种原理制成的，如电离室、盖革弥勒计数管等都是根据这个原理制造的。

6. 热作用　X 射线被物质吸收，最终绝大部分都将变为热能，使物体产生温升。测定 X 射线吸收剂量的量热法就是依据这个原理研究出来的。

另外 X 射线物理特性中的波动性，如干涉、衍射、偏振等，可在波长测定、物质结构分析等技术中得到应用。

### （二）化学特性

1. 感光作用　当 X 射线照射到胶片上的时候，由于电离作用，使溴化银药膜起化学变化，出现银粒沉淀，这就是 X 射线的感光作用。银粒沉淀的多少，由胶片受 X 射线的照射量而定，再经化学显影，变成黑色的金属银，组成 X 射线影像，未感光的溴化银则可以被定影液溶去。X 射线摄影就是利用这种 X 射线化学感光作用，使人体结构影像显现在胶片上。此外，它还被应用于工业无损探伤检查以及照射量（胶片法）测定等技术中。

2. 着色作用　某些物质，如铅玻璃、水晶等经 X 射线长期大剂量照射后，其结晶体脱水，导致物质渐渐改变颜色，称为着色作用。

### （三）生物特性

X 射线对生物组织、细胞（特别是增殖性细胞）具有损伤的作用，称为 X 射线的生物效应。生物效应可分为随机效应和非随机效应（详细内容将在本书第九章详述）。

X 射线对人体不同组织的损伤程度是不同的。生长力强、分裂活动快的组织细胞，对 X 射线特别敏感，也越容易受到损害；X 射线停照后，恢复也慢。如神经系统、淋巴系统、生殖系统和肿瘤细胞等对 X 射线都很敏感。而软组织如皮肤、肌肉、肺和胃等对 X 射线敏感性较差，破坏性也相对小一些。生

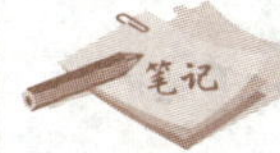

物细胞特别是增殖性强的细胞，经一定量X射线照射后，可产生抑制、损伤甚至坏死。在X射线治疗上正是恰当地利用了这种特性。当然X射线对正常人体组织也可能产生损伤作用，故应注意对非受检部位和非治疗部位的屏蔽防护，同时医护工作者也应注意自身的防护。X射线的生物效应归根结底是X射线的电离作用造成的。

## 第三节　X射线的产生装置

### 一、X射线的产生条件

X射线是伦琴在稀薄气体放电和阴极射线的实验中被发现的。每当高速带电粒子撞击某种物质而突然受阻时都能产生X射线。在实际应用中用于获得X射线的带电粒子都是电子。当前，常用的人工X射线辐射源都是利用高速电子撞击靶面而产生的。

概括起来，产生X射线应具备三个条件。

1. 要有一个电子源。它能根据需要随时提供足够数量的电子，这些电子在钨丝通过加热后得到并通过电场的作用力奔向阳极。这些电子在灯丝周围形成空间电荷，也称电子云。

2. 要有一个能经受起高速电子撞击而产生X射线的靶，即阳极。一般都是用高原子序数、高熔点的钨制成阳极。

3. 要有高速电子流。高速电子流的产生本身需具备两个条件，其一是有一个由高电压产生的强电场，使电子从中获得高速运动的能量；其二是有一真空度较高的空间，以使电子在运动中不受气体分子的阻挡和电离放电而降低能量，同时，也能保护灯丝不被氧化而被烧毁。

### 二、诊断X射线的产生装置

根据X射线的产生原理，人们研制出能够将电能转变为X射线能的换能装置，称为X射线机。依据X射线机在医学上的应用功能，将X射线机分为诊断X射线机和能够产生高能X射线用于肿瘤治疗的医用电子直线加速器两大类。诊断X射线机主要用于透视、摄影和各种特殊检查。X射线机的结构形式随着科技发展及使用要求的不同，其外观和内部结构有很大差异，但其基本构造相同，都由主机、机械及辅助设备等几部分组成。

诊断X射线主机主要由X射线管、控制台和高压发生器三部分组成。其中，X射线管是一个高度真空的热阴极二极管，是X射线成像设备的能量源，也是X射线机中的核心部件。X射线管主要由阴极、阳极组成的管芯和玻璃管套组成。图3-1是X射线管的基本结构示意图。

1. 阴极（cathode）　阴极为电子源，是X射线管的负极，其作用是按需要提供足额数量的电子，经聚焦加速后撞击阳极而产生X射线。如图3-2所示，阴极由灯丝和集射罩组成。灯丝多用高熔点的钨丝绕制而成。接通电源，灯丝加热，当温度升到一定值时，钨原子的轨道电子便脱离原子核的束缚而逸出灯丝表面，形成包绕灯丝的电子云。灯丝电压越高，灯丝温度便越高，每秒钟蒸发出的电子数目就越多。当在阴极和阳极之间接通高电压（阴极为负、阳极为正）时，在强电场的作用下，蒸发电子奔向阳极便形成管电流。

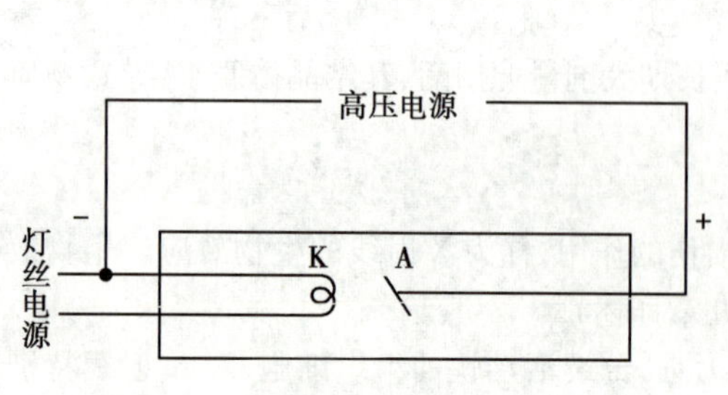

图3-1　X射线管的基本结构示意图

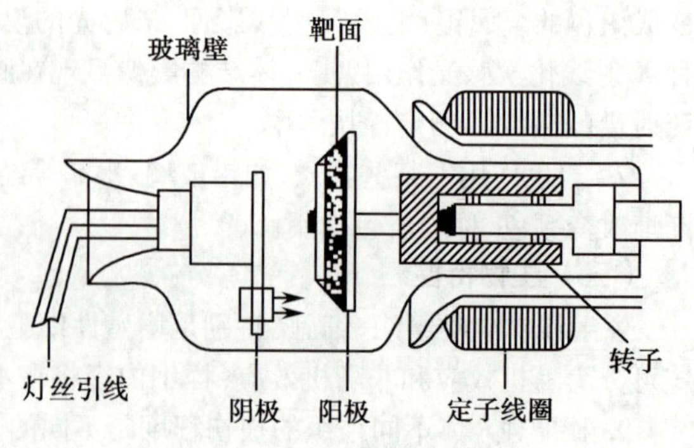

图3-2　旋转阳极X线管

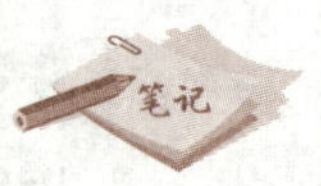

管电流以毫安(mA)为单位。管电流的大小受到管电压和灯丝电流的双重影响。对于一个给定的灯丝电流,X 射线管的管电流将会随着管电压的升高而增大,当管电压升高到一定值时,管电流达到最大值。管电压进一步增大时管电流将不会增大。超过饱和电压时,只能通过提高灯丝的温度来增大管电流。

2. 阳极(anode) 又称阳极靶面,是 X 射线管的正极,它能使高速电子突然受阻而产生 X 射线。阳极通常由钨靶面和散热体两部分组成。通常是将阳极靶面焊接在实心或空心铜材料圆柱体上。采用这种结构是因为从阴极飞来的高速电子能,99%以上都在阳极上变为了热能,使阳极产生很高的温升,这就要求阳极材料既要耐高温又要散热性能好,以便能及时将热量传出管外,保护阳极靶面不致因熔化而损坏。钨的原子序数高($Z=74$),有利于提高 X 射线产生的效率;其熔点高(3 370℃),能经受住高速电子撞击时产生的热量,但导热性能差。铜的原子序数和熔点较低,但导热性能好,结合两者的优点,故阳极的结构为将钨靶面镶嵌在铜散热体。

3. 玻璃管套 此部件是一个高度真空的空间,主要对阳极和阴极起固定作用。对管套的要求比较严格,常采用硬质玻璃制成。玻璃管套具有耐高温、不漏气、绝缘性好及对 X 射线吸收较少等特性。

### 三、医用电子直线加速器

电子直线加速器是目前国内外实施肿瘤放射治疗的主要射线产生装置。其主要原理是利用微波(电磁波),在高真空铜质波导管中沿直线将电子加速到接近光速,进而产生辐射束。其中,电子束经过散射箔发散,再经过准直器的准直和限光筒的集束,可以直接用于对患者表浅肿瘤实施放射治疗,即电子线放射治疗。电子束也可以在加速器治疗头内撞击高 Z 值金属(如钨)"靶",通过韧致辐射把部分能量转化为穿透能力更强的 X 射线,再通过多级准直器的限束和均整器的平坦、对称处理,以不同能级 X 射线实现对不同部位、深度肿瘤的放疗,即 X 射线放射治疗。

图片:电子直线加速器主体结构透视

电子直线加速器内壳周围有屏蔽材料以实现对治疗头内部散漏辐射的防护,减少对治疗室内接受放疗患者和加速器操作间治疗师的额外辐射。加速器治疗头主要由 X 射线靶、散射箔、均整器、监测电离室、准直器、灯光野和光学距离指示器(或称"光距尺")等部分构成。

## 第四节 X 射线的产生原理

### 一、电子与物质的相互作用

从 X 射线管的阴极发出的高速运动电子在与物质的相互作用中产生了 X 射线,因此电子与物质的相互作用是 X 射线产生过程中必须要研究的问题。

X 射线的产生原理就是高速电子和钨原子相互作用的结果。高速电子与物质的相互作用过程和运动轨迹都是很复杂的。简单地说,X 射线的产生主要利用靶物质的三种性质。即:核电场、轨道电子结合能、原子存在于最低能级的需要。

由于高速电子带负电,它在物质中主要与原子核的正电场发生作用。当高速电子穿过物质时与它相遇原子的相互作用十分频繁。从微观角度来讲每一次的电子与原子之间的作用损失的能量很有限,而且是非连续的。但从宏观来看,高速电子在物质作用中损失的能量却具有连续性。并且,损失能量的同时电子的运动方向也在发生变化。

依照高速电子与靶原子作用中参与碰撞过程的电子类型以及能量的高低,将能量损失过程分为碰撞损失和辐射损失两种。

1. 碰撞损失 高速电子与靶原子的外层电子作用而损失的能量统称为碰撞损失(collision loss),碰撞损失的能量最后全部转化为热能。碰撞损失只涉及靶原子的外层电子。

高速电子与靶原子的外层电子作用时,可以使原子激发或电离而损失部分能量 $\Delta E_1$。使原子激发所需的能量只需几个电子伏特,因此入射电子的能量损失 $\Delta E_1$ 是很小的。当入射电子的能量损失为 $\Delta E_2$,并且大于外层电子的电离能时,则靶原子被电离,其外层电子脱离靶原子并且具有一定的动能,如果电离出的电子动能大于 100eV,则称此电离出的电子为 $\delta$ 电子。$\delta$ 电子是电离电子中能量较高的

那一部分，它与入射电子一样可以使原子激发或电离，也可以与原子核和内层电子相互作用而逐渐损失能量。

2. 辐射损失　高速电子与靶原子的内层电子或原子核相互作用而损失的能量统称为辐射损失(radiation loss)。辐射损失涉及内层电子和原子核。

高速电子除与原子的外层电子碰撞而逐渐损失能量外，也可能激发原子的内层电子，如 K、L、M 层电子，将内层电子激发为自由电子，并使内层电子具有 $E_{动}$ 的动能。高速电子损失的能量 $\Delta E_3 = E_{动} + E_K$ 或 $\Delta E_3 = E_{动} + E_L$ 等。$E_K$ 或 $E_L$ 是电子处在 K 层或 L 层时的结合能。高速电子还可能进入到靶原子内部，与靶原子核发生相互作用而损失能量 $\Delta E_4$。

理论与实验指出，碰撞损失和辐射损失各按一定的概率分布。当电子处于较低能量时，能量损失主要是碰撞损失，靶原子外层电子的激发和电离占相当大的比例，尤其是靶原子的原子序数较低时更是如此。即使高速电子的能量达 100KeV，通过辐射损失而使高速电子损失的能量也不足电子能量的 1%，其余 99%以上的电子能量损失于电子同靶原子的碰撞而最后转变成可见光和热，其中热占绝大部分。当电子被加速到更高能量时，特别是与高原子序数的靶物质如钨、钼等相互作用时，碰撞损失的电子的能量比例逐渐减小，辐射损失的电子的能量比例逐渐增加。

由上可见，高速入射电子的动能($E$)，在与物质的作用过程中将变为辐射能($E_{辐射}$)、电离能($E_{电离}$)和热能($E_{热}$)，即

$$E = E_{辐射} + E_{电离} + E_{热} \tag{3-4}$$

至于这三种能量的分配比例，则随入射电子能量和物质性质不同而不同。

## 二、两种 X 射线的产生原理

高速电子在钨靶上损失能量时，依靠两种不同的放射方式产生 X 射线，对这两种方式下产生的 X 射线进行光谱分析发现，一种 X 射线的光谱是连续的，称为连续 X 射线；另一种 X 射线的光谱则是线状的，称为特征 X 射线。可见 X 射线是由这两类 X 射线组成的混合射线。

### (一) 连续 X 射线的产生原理

1. 物理过程　韧致辐射是高速电子与靶原子核发生相互作用的结果，是辐射损失的一种方式，它是连续 X 射线的产生机制。

按照电磁学理论的相关知识，当一个带电体在外电场中的速度变化时，带电体将向外辐射电磁波。高速电子进入到原子核附近的强电场区域，然后飞离强电场区域从而完成一次电子与原子核的相互作用时，电子的速度大小和方向必然发生变化。按上述理论，电子将向外辐射电磁波而损失能量 $\Delta E$，电磁波的频率由 $\Delta E = h\nu$ 确定。电子的这种能量辐射叫韧致辐射，这种辐射所产生的能量为 $h\nu$ 的电磁波称为 X 射线光子。

由于每个高速电子与靶原子作用时的相对位置不同(图 3-3)，且每个电子与靶原子作用前具有的能量也不同，所以各次相互作用对应的辐射损失也不同，因而发出的 X 光子能量也互不相同。大量的 X 光子组成了具有频率连续的 X 光谱。图 3-4 是使用钨靶 X 射线管，管电流保持不变，将管电压从 20kV 逐步增加到 50kV，同时测量各波段的相对强度而绘制成的 X 射线谱。

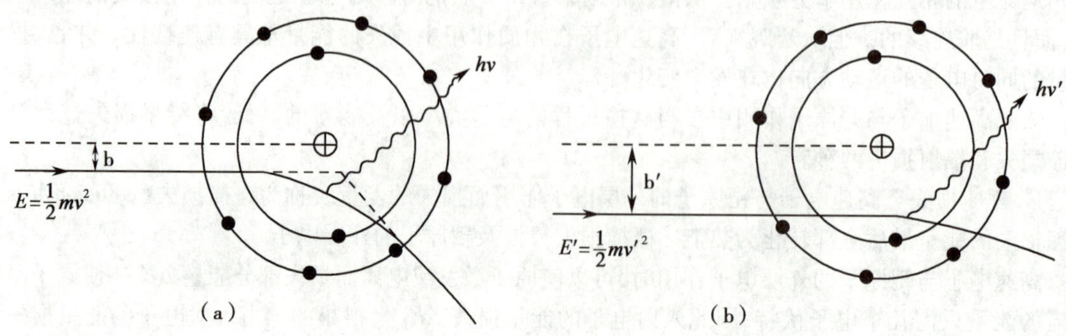


图 3-3　高速电子与靶原子作用时的相对位置

2. 连续X射线的最短波长　由图3-4中的曲线可见，连续谱的X射线强度是随波长的变化而连续变化的。每条曲线都有一个峰值；曲线在波长增加的方向上都无限延展，但强度越来越弱；在波长减小的方向上，曲线都存在一个波长极限，称为最短波长($\lambda_{min}$)。随着管电压的升高，辐射强度均相应地增强。同时，各曲线所对应的强度峰值和最短波长极限的位置均向短波方向移动。

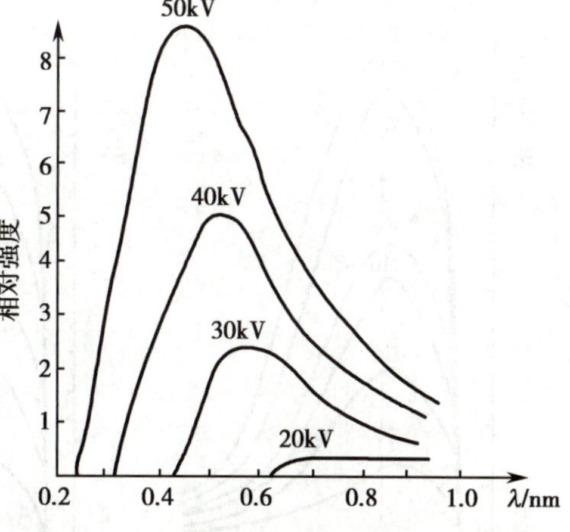


图3-4　钨在较低管电压下的连续X射线谱

根据能量转换和守恒定理，光子能量的最大极限($h\nu_{max}$)也只能等于入射电子在X射线管加速电场中所获得的能量$eU$，即

$$h\nu_{max}=eU$$

$$h\frac{c}{\lambda_{min}}=eU$$

$$\lambda_{min}=\frac{hc}{eU} \tag{3-5}$$

上述公式中，$eU$是电子达到靶子上的动能。若高速电子被阻止，几乎全部能量都转化成了辐射能，那么由此发射的单个光子的能量就等于电子的动能。当电子达到阳极靶后，如果其穿透到靶子的内部，电子的能量就会损失一部分，最后的光子能量就没有刚才那么大，频率也相应小一些，波长就要大一些。电子进入靶的深度不同，损失能量的大小就不一样。这个过程中，X射线波长的变化是连续的。

如果把上述公式中的$\lambda$和$U$精密地测得，就可以计算出$h$值，这是测定普朗克常数很好的方法。经实验和计算得$h=6.626\times10^{-34}\text{J}\cdot\text{s}$，若取$c=3\times10^{8}\text{m}\cdot\text{s}^{-1}$和$e=1.6\times10^{-19}\text{C}$的数值代入(3-5)式，$U$以伏特(V)或千伏特(kV)为单位，那么公式就可以改列为

$$\lambda_{min}=\frac{12.4}{U(\text{V})}\times10^{-7}(\text{m})=\frac{1.24}{U(\text{kV})}(\text{nm}) \tag{3-6}$$

由上式可见，连续X射线的最短波长$\lambda_{min}$只与管电压有关，而与其他因素无关。

通常用kV(kVp)和keV两个单位描述X射线能量，二者既有区别又有联系。kV是指X射线管阴极和阳极之间管电压的千伏值，kVp是指峰值管电压的千伏值，而keV则表示单个电子或光子能量的千电子伏值。例如电子从100kV管电压的电场中，获得100keV的高速运动能量，在撞击阳极靶物质发生能量转换时，产生的最大光子能量也是100keV。

由于光子能量$\left(E=h\nu=\frac{hc}{\lambda}\right)$与频率($\nu$)成正比，与波长($\lambda$)成反比，故如果波长最短($\lambda_{min}$)，则频率最高($\nu_{max}$)，表明光子的能量最大($h\nu_{max}$)。X射线的最短波长，对应最大光子能量；最大光子能量的keV值，对应管电压的kV值。因此若测得X射线谱中的最大光子能量的keV值，就可推断管电压的kV值，反之亦然。

3. 影响连续X射线的因素　对连续X射线的强度造成影响的因素很多，原因也比较复杂，归纳如下。

第一，阳极靶的物质原子序数的影响　对于连续X射线的强度，在管电压$U$、管电流$i$固定时，与阳极靶的原子序数$Z$成正比，即$I_{连}\propto Z$。阳极靶的原子序数越高，X射线的强度越大，如图3-5(a)所示。

第二，管电流的影响　在管电压$U$，靶材料(原子序数$Z$)固定时，X射线的强度取决于管电流。管电流越大，在X射线管中被加速的电子数量越多，产生的X射线强度也就越大，即$I_{连}\propto i$，如图3-5(b)所示。

第三，管电压的影响　X射线束中光子的最大能量等于被加速电子的动能，而电子的动能$E_k=eU$，所以改变管电压$U$，光子的最大能量也改变了，整个X射线谱曲线的形状也将发生变化。当管电压升高时，曲线向短波方向移动。当管电流、靶材料(原子序数$Z$)固定时，随着管电压的升高，连续X射线谱的最短波长和最大强度所对应的波长均向短波方向移动。使得X射线的高能成分所占比例增加，同时X射线强度提高，即$I_{连}\propto U^2$，如图3-5(c)所示。

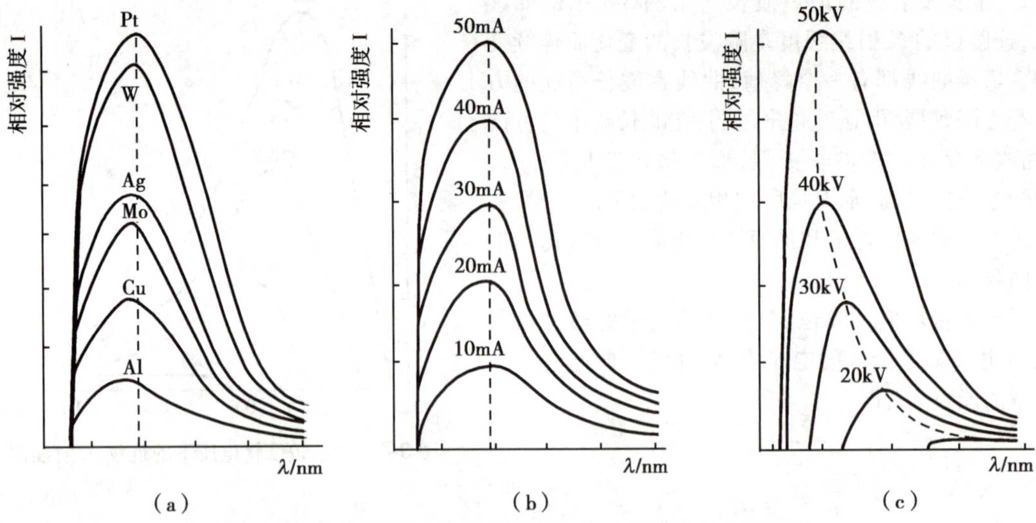


图 3-5　X 射线管电流、电压和靶物质对连续 X 射线的影响

在上述讨论中，对连续 X 射线的影响中，所涉及的管电压为恒定电压，而实际上 X 射线管上所加的是经交流电整流后的脉动电压。对于脉动电压，产生的 X 射线最短波长只与管电压的峰值有关。当峰值电压与恒定电压相同时，脉动电压产生的 X 射线的平均能量显然要低。在相同管电流时，产生的 X 射线强度也低。

综上考虑，连续 X 射线的总强度（$I_{连}$）与管电流（$i$）、管电压（$U$）、靶原子序数（$Z$）的关系可用下面公式近似表示出来

$$I_{连}=K_1 iZU^n \tag{3-7}$$

式中常数 $K_1=1.1\times10^{-9}\sim1.4\times10^{-9}$；诊断用 X 射线 $n=2$。

不同管电压对应不同的连续 X 射线谱，每条谱线都有一个强度最大值，最大强度对应的波长值称为最强波长。根据实验和计算得出，其值约在最短波长的 1.5 倍处。即

$$\lambda_{最强}=1.5\lambda_{min} \tag{3-8}$$

由于滤过不同，连续 X 射线的平均能量一般为最大能量的$\frac{1}{3}\sim\frac{1}{2}$。其平均波长约为最短波长的 2.5 倍。即

$$\lambda_{平均}=2.5\lambda_{min} \tag{3-9}$$

【例 1】　当管电压为 100kV 时，求产生连续 X 射线的最短波长、最强波长、平均波长和最大光子能量。

解：产生连续 X 射线的最短波长为　$\lambda_{min}=\frac{1.24}{V(kV)}=\frac{1.24}{100}=0.0124nm$

最强波长为　$\lambda_{最强}=1.5\lambda_{min}=1.5\times0.0124=0.0186nm$

平均波长为　$\lambda_{平均}=2.5\lambda_{min}=2.5\times0.0124=0.031nm$

最大光子能量为

$$E=h\nu_{max}=\frac{hc}{\lambda_{min}}=\frac{6.626\times10^{-34}\times3\times10^{8}}{1.24\times10^{-2}\times10^{-9}}=1.6\times10^{-14}J$$

### （二）特征 X 射线的产生原理

1. 物理过程　如果高速的电子没有与靶原子的外层电子作用，而是与内层电子发生作用，就会产生特征辐射，特征辐射的光谱是线状的。图 3-6 是不同管电压的钨靶 X 射线谱。由图可见管电压为 65kV 时，为连续谱；当管电升至 100kV、150kV、和 200kV 时，则在三条连续谱线上叠加了一组能量位置不变、强度很大的线状光谱。可见，线状光谱的能量与管电压无关（对不同靶材料，管电压必须大于某

个值才能出现线状光谱)，完全由靶的物质材料的性质决定。事实上，不同靶材料都有自己特定的线状光谱，它表征靶物质的原子结构特性，而与其他因素无关。通常把这种辐射称为特征辐射，也称为标识辐射，由此产生的 X 射线称为特征 X 射线。

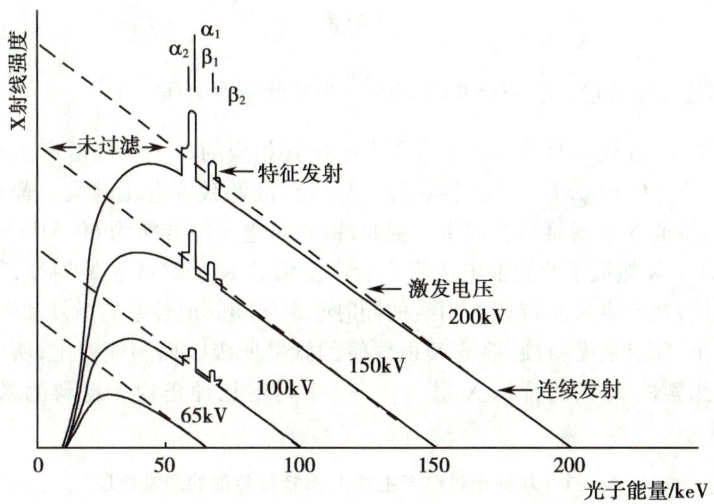


图 3-6　钨靶在较高电压下的 X 射线谱

按照原子物理学理论(见本书第一章)，原子是由原子核及核外电子组成。多电子原子的核外电子分壳层围绕原子核运动，每层的每一个电子与原子核之间存在着大小不同的结合能。越靠近原子核的电子，其结合能越大，电子所处的定态能级就越低；相反，离原子核较远的外壳层电子，由于内层电子的屏蔽作用，外层电子与原子核之间的结合能就比较小，相应所处的定态能级就比内层电子高得多。在连续 X 射线产生的过程中，当在 X 射线管的管电压 $U$ 下加速的电子具有能量 $eU$ 大于内层电子的结合能时，就有一定的概率发生特征 X 射线的辐射损失，即高速电子将内层电子打出(离开原子)使之成为自由电子(称光电子)，使原子内电子层出现空位，原子处于不稳定的激发态。这样，按能量分布最低的原则，处于高能态的外壳层电子必然要向内壳层跃迁填补内壳层电子空位，便释放出能量($h\nu$)等于电子跃迁前($E_2$)、后($E_1$)两能级之差的特征 X 射线光子。即

图片：特征辐射

$$h\nu = E_2 - E_1 \tag{3-10}$$

图 3-7 是钨原子轨道电子的能级过渡和特征放射示意图。当钨靶原子的 K 层电子被击脱，其出现的 K 电子空位可由 L、M、N、O 等能级较高的壳层电子或自由电子跃入填充，便产生能量不同的 K 系的特征 X 射线；同样当 L 层电子被击脱，便产生 L 系的特征 X 射线，依此类推。外层电子由于能级差甚小，只能产生紫外线或可见光等低能量范围的光子。

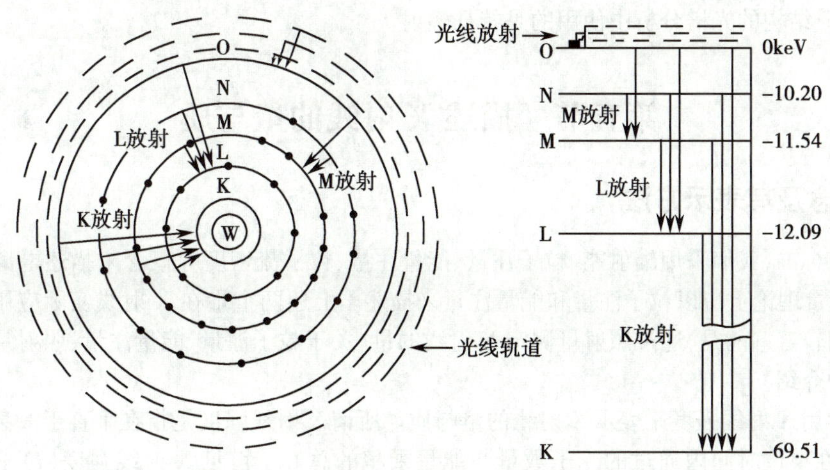


图 3-7　钨靶原子的特征放射示意图

2. 特征X射线的激发电压 靶原子的轨道电子在原子中具有确定的结合能($W$),只有当入射高速电子的动能大于其结合能时,才有可能被击脱造成电子空位,产生特征X射线。入射电子的动能完全由管电压决定。因此,管电压$U$必须满足下式的关系

$$eU \geqslant W \tag{3-11}$$

式中$W$为脱出能或结合能。当$eU=W$时,$U=\frac{W}{e}$为最低激发电压。

对于给定的靶原子,各线系的最低激发电压大小按其相应的电子空位所产生的壳层内电子结合能大小顺序排列,即$U_K>U_L>U_M>U_N$。壳层越接近原子核,最低激发电压越大。若实际管电压低于某激发电压,则此系的特征X射线将不会发生。例如,钨的K电子结合能为69.51keV,那么钨的K系激发电压就是69.51kV。显然低于此激发电压将不会产生钨的K系的特征X射线,但可以产生其他各系的特征放射。相反,在产生K系特征X射线的同时必定伴随其他各系的激发和辐射,但由于L、M、N等各系的光子能量小、辐射强度弱,通常被X射线管的管壁所吸收而不能射出,所以在大多数元素的X射线谱中只有该元素的K系的特征X射线。表3-1列出几种靶物质材料的K系和L系的激发电压。

表3-1 几种靶材料产生K、L系特征放射的激发电压

| 靶材料 | 原子序数 | 激发电压/kV | |
|---|---|---|---|
| | | K系 | L系 |
| 铝(Al) | 13 | 1.56 | 0.09 |
| 铜(Cu) | 29 | 8.98 | 0.95 |
| 钼(Mo) | 42 | 20.00 | 2.87 |
| 锡(Sn) | 50 | 29.18 | 4.14 |
| 钨(W) | 74 | 69.51 | 12.09 |
| 铅(Pb) | 82 | 88.00 | 15.86 |

3. 影响特征X射线强度的因素 经过实验证明:K系的特征X射线的强度($I_K$)可用下式表示

$$I_K=K_2 i(U-U_k)^n \tag{3-12}$$

式中$i$为管电流;$U$为管电压;$U_k$为K系激发电压;$K_2$和$n$均为常数,$n$约等于1.5~1.7。

由上式可见,K系的特征X射线的强度与管电流成正比,管电压大于激发电压时才发生K系放射,并随着管电压的升高K系强度迅速增大。

需要指出在X射线的两种成分中,特征X射线只占很少一部分。医用X射线主要使用的是韧致辐射,但在物质结构的光谱分析中使用的是特征辐射。

## 第五节 描述X射线的量与质

### 一、概念及其表示方法

按照国家标准,我们采用辐射能、粒子注量、能量注量、粒子流密度等概念来描述电离辐射的量与质。X射线的量理论上应以粒子注量和能量注量来描述。上述两个量在X射线实际应用中已很少使用。目前应用较普遍的是,通过照射量测定X射线的量(关于粒子注量、能量注量、照射量等概念将在本书第六章中介绍)。

习惯上常用X射线强度来表示X射线的量与质。所谓X射线强度是指在垂直于X射线传播方向单位面积上、在单位时间内通过的光子数量与能量乘积的总和。可见X射线强度($I$)是由光子数目($N$)和光子能量($h\nu$)两个因素决定的。

1. X射线的量 量就是X光子的数目。设在单位时间内通过单位横截面积上的X光子数目为$N$,若每个光子的能量为$h\nu$,则单色X射线强度

$$I=Nh\nu \tag{3-13}$$

可见,单色X射线强度$I$与光子数目$N$成正比。

对于波长不同的、但能量完全确定的($N_1h\nu_1$、$N_2h\nu_2$、……)有限种X光子组成的复色X射线,其强度为:

$$I_{总}=\sum N_i h\nu_i \tag{3-14}$$

式中$h\nu_1$、$h\nu_2$、……$h\nu_n$为每秒通过单位横截面积上的光子的能量,$N_1$、$N_2$……$N_n$为各单色X射线光子的数目。

对于波长由$\lambda_{min}$到$\lambda_\infty$的连续X射线谱,对应的X射线光子能量由$h\nu_{max}$到零,其强度

$$I=\int_0^{E_{max}} E\cdot N(E)\cdot dE=\int_{\lambda_{min}}^{\infty} N(E)\cdot\frac{h^2c^2}{\lambda^3}\cdot d\lambda \tag{3-15}$$

其中每秒通过单位垂直面积的、能量为$E$的X射线光子数$N(E)$是X射线光子能量$E$的函数。

在实际放射工作中,为了方便起见,一般用管电流(mA)和照射时间(s)的乘积来反映X射线的量,以毫安·秒(mA·s)为单位。

管电压一定时,X射线管的管电流的大小反映了阴极灯丝发射电子的情况。管电流大,表明单位时间撞击阳极靶的电子数多,由此激发出的X射线光子数也成正比地增加;照射时间长,X射线量也成正比地增大。所以管电流和照射时间的乘积能反映X射线的量。例如,一次拍片需要的X射线的量为20mA·s,就可选择200mA×0.1s或者50mA×0.4s等。

2. X射线的质 又称线质,它表示X射线的硬度,即穿透物质本领的大小。X射线的质完全由光子能量决定,而与光子个数无关。

在实际应用中是以管电压和滤过情况来反映X射线的质。这是因为管电压高、激发的X射线光子能量大,即线质硬;过滤板厚,连续谱中低能成分被吸收的多,透过滤板的高能成分增加,使X射线束的线质变硬。在过滤情况一定时,常用管电压的千伏值来描述X射线的质。管电压越高,电子从电场中得到的能量越大,撞击阳极靶面的力量越强,产生的X射线穿透能力越大。所以管电压能反映X射线的质。

X射线为连续能谱,精确描述其线质比较复杂,工作中有时还用半值层、有效能量和等值电压等物理量来描述X射线的质。

所谓半值层是指射线数减弱到初始强度的一半时,所需吸收体的厚度。X射线对不同物质的穿透能力不一样,因此对于同一束X射线来讲,描述半值层可用不同标准物质的不同厚度来表示。诊断用X射线通常用铝作为表示半值层的物质,半值层的值越大表示X射线的质越硬。

如果某连续能谱X射线的半值层与某单能X射线的半值层相等时,则可认为两线束等效,就将单能X射线的能量称为连续X射线的有效能量。

## 二、影响X射线量和质的因素

### (一)影响X射线量的因素

1. 管电压对X射线量的影响 由图3-4可知,当管电流不变时,随着管电压从20kV升高到50kV,其辐射的总量增大,图中曲线下所包围的总面积代表X射线的总强度。因此,X射线的强度与管电压的平方成正比。

2. 靶物质的原子序数对X射线量的影响 此影响应该在管电压和管电流一定的条件下讨论。图3-8表示在其他条件都相同的情况下钨和锡的X射线谱,两条曲线下的面积分别表示钨和锡的总强度。从图中可见,曲线的两个端点都重合。其高能端重合,说明了X射线谱的最大光子能量与管电压有关而与靶物质无关;低能端重合是因为X射线管固有滤过的限制,低能成分被管壁吸收的缘故。射线的最大强度都呈现在相同的光子能量处。实际上若把锡在任何能量时的强度乘以74/50,则将正好

落在钨的曲线上。这是因为X射线的强度与靶物质的原子序数成正比，而74和50正是钨和锡的原子序数。说明用钨作阳极靶产生各种频率的X光子的数目，比锡产生的相应X光子的数目要多。

特征X射线完全由靶物质的原子结构特性所决定。靶物质的原子序数越高，轨道电子的结合能越大，特征X射线的量也就越大，当然也就需要更高的激发电压。例如，原子序数为50的锡，其K系特征X射线的能量在25~29keV；原子序数为74的钨大约在58~70keV；而铅的原子序数则更高，为82，其特征X射线的能量在72~88keV。因此，在管电压、管电流、投照时间相同的情况下，阳极靶的原子序数越高，X射线的量越大。

3. 管电流对X射线量的影响　管电压一定时，X射线管的管电流的大小反映了阴极灯丝发射电子的情况，管电流越大表明阴极发射的电子越多，因而电子撞击阳极靶产生的X射线的量也越大，发射出的X射线的强度也就越大。因此，在管电压和靶物质的原子序数（材质）相同时，X射线的量与管电流成正比。

图3-9是在管电压和其他条件不变的情况下，管电流对X射线量的影响。图中看到100mA和250mA的两条曲线，其X射线最短波长和最长波长都完全一样，只是曲线下所包围的面积不同。显然管电流大的X射线量大，反之就小。综上所述，X射线的量与管电压平方、管电流及投照时间、靶物质的原子序数成正比，即

$$I \propto U^2 iZt \tag{3-16}$$

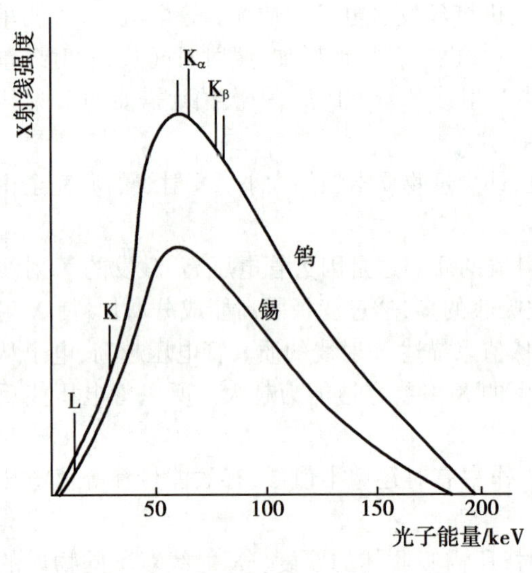


图3-8　钨靶和锡靶的X射线谱

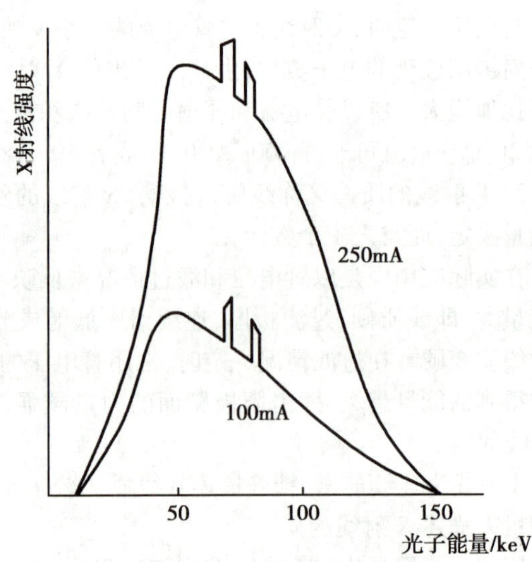


图3-9　管电流对X射线量的影响

## （二）影响X射线质的因素

一般来讲，X射线的质取决于管电压的大小。无论何种靶物质，在一定管电压下所产生的连续X射线谱的最短波长和最长波长是相同的。峰值辐射强度发生在相同能量光子处。光子的最大能量完全由管电压控制。连续X射线的质随管电压升高而变硬，但特征X射线的质只与靶物质有关。脉动电压产生的X射线质比恒定电压下的软。所以管电压波形对X射线的质也有影响。三相电源的6脉冲和12脉冲供电，其管电压更接近恒压，由此产生的X射线脉动变化减小，其量与质均优于单相电源供电的情况。一般说来，三相全波整流与单相全波整流相比，在相同管电压和滤过的情况下，X射线质大约提高10%~15%。例如，拍头颅侧位片时，单相全波整流X射线机管电压为72kV，而改用三相全波整流方式的X射线机只需要64kV就可获得相同的摄影效果。

滤过对X射线的量与质及能谱构成均有很大影响。增加滤过板厚度，可大量衰减连续谱中的低能成分，使能谱变窄，线质提高，但总的强度降低了。有关滤过的具体内容将在第五章中详细讨论。

在实际的影像工作中应注意影响X射线量与质的多种因素，并能根据操作和诊断的实际需要，恰当地选择X射线的量与质，这对提高影像质量和降低受检者的受照剂量都会产生一定作用。

## 第六节　X 射线的产生效率

X 射线的产生效率即在 X 射线管中产生的 X 射线能与加速电子所消耗电能的比值。

在 X 射线管中加速阴极电子所消耗的电功率($iU$)全部变成高速电子的动能。这些高速电子在与靶物质复杂的相互作用过程中产生 X 射线,同时也产生大量的热能。若将占比例极少的特征 X 射线忽略不计,则 X 射线的辐射功率可视为连续 X 射线的总强度 $I=kiZU^2$。因此 X 射线产生效率 $\eta$ 等于 X 射线的辐射功率(即 X 射线的总强度)与高速电子流功率之比,即

$$\eta=\frac{kIiZU^2}{iU}=kZU \tag{3-17}$$

式中 $k$ 是常数,约为 $1.1\times10^{-9}\sim1.4\times10^{-9}V^{-1}$;$Z$ 是阳极靶物质的原子序数;$U$ 是管电压(伏);$I$ 是管电流。

由式(3-17)可见,X 射线的产生效率与管电压和靶物质的原子序数成正比。在其他条件相同的情况下,高压波形越接近恒压,产生 X 射线的效率也越高。

研究证明,X 射线管产生 X 射线的效率极低,一般不足 1%,而绝大部分的高速电子能都在阳极变为了热能,使阳极靶面的温度很高,此即 X 射线管不能长时间连续工作的原因所在。因此 X 射线管必须配有良好的散热冷却装置。从表 3-2 所列数据可以看出,X 射线的产生效率随着管电压的升高而增大。

**表 3-2　钨靶 X 射线管和加速器产生 X 射线的效率**

| 加速电压 | 占总能量的百分数 | |
|---|---|---|
| | X 射线能/% | 热能/% |
| 40kV | 0.4 | 99.6 |
| 70kV | 0.6 | 99.4 |
| 100kV | 0.8 | 99.2 |
| 150kV | 1.3 | 99.7 |
| 4MeV | 36 | 64 |
| 20MeV | 70 | 30 |

【例 2】　钨($Z=74$)靶 X 射线管,当管电压为 120kV 时 X 射线的产生效率是多少?(此时 $k$ 取 $1.1\times10^{-9}\sim1.4\times10^{-9}V^{-1}$ 的平均值)

解:$\eta=kZU=1.25\times10^{-9}\times74\times120\times10^3=1.1\%$。

即:管电压为 120kV 时,若 X 射线管的输入功率为 1 000W,则 X 射线的辐射功率仅为 11W,而由于碰撞损失转变为热能的功率为 989W。

在这需要指出的是 X 射线的另外一个概念即 X 射线的利用率,它是指从 X 射线管发出的、能够用来摄影的 X 射线能量与从阳极靶面产生的 X 射线能量的比值。而能够充分利用的 X 射线不足阳极靶面产生 X 射线总量的 10%,90%以上的 X 射线能都转化为了热量,被阳极靶、管壳、管壁、绝缘油等吸收了,说明 X 射线的利用率很低。

## 第七节　X 射线强度的空间分布

从 X 射线管上产生的 X 射线,在空间各个方向上的分布是不均匀的,即在不同的方位角上的辐射强度是不同的。这种不均匀的分布称为 X 射线强度空间分布,或称辐射场的角分布。X 射线强度的空间分布主要受入射电子的能量、靶物质(原子序数)及靶厚度的影响。

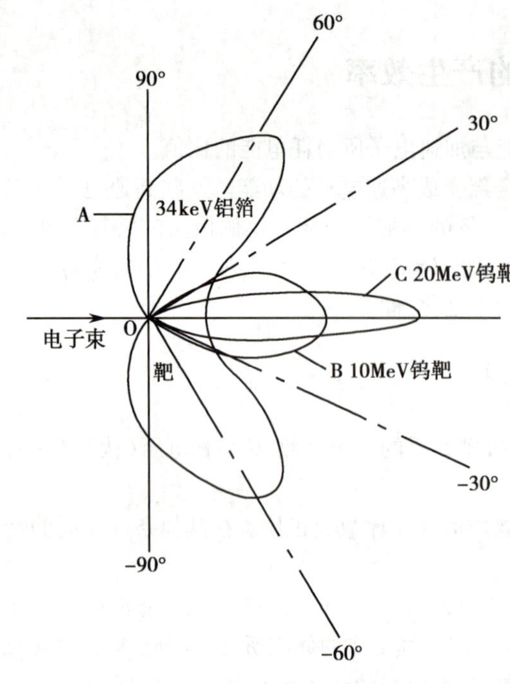


图 3-10 X 射线强度的角分布

1. 薄靶周围X射线强度的空间分布 薄靶产生的X射线在周围空间的分布情况如图 3-10 所示。在不同角度上的矢径长度代表在该方向上X射线强度，即从电子束入射的靶点 O 到各曲线的长度表示 X 射线在该方向上的强度。图中可见，低能电子束冲击薄靶产生的 X 射线强度分布，主要集中在与电子束成垂直的方向上，沿着电子束方向上 X 射线强度相对较小，与电子束相反方向上 X 射线强度近似为零；高能电子束冲击薄靶时产生的 X 射线集中向前方，X 射线束变窄。图 3-10 为 X 射线强度分布的剖面图，若以电子束入射方向为轴旋转一周，可得 X 射线强度在空间的角分布的立体图。

图 3-11 表示一薄靶在不同管电压下产生的X射线强度在靶周围分布的变化情况。工作电压在 100kV 左右时，X 射线在各方向上强度基本相等。当管电压升高时，X 射线最大强度方向逐渐趋向电子束的入射方向，其他方向的强度相对减弱，X 射线的强度分布趋于集中。这种高能 X 射线强度的空间分布与电子加速器的实验结果基本一致。

根据薄靶产生 X 射线的空间分布特点，在管电压较低时，利用反射式靶在技术上很有好处；但对使用超高压 X 射线管时管电压过高，考虑能量分布因素，则须采用穿透式靶，电子从靶的一面射入，X 射线从另一面射出。医用电子直线加速器产生的高能 X 射线使用的就是穿透式的薄靶。

2. 厚靶周围X射线强度的空间分布 用于医疗诊断方面的 X 射线管，其阳极靶较厚，称为厚靶 X 射线管。当高能电子轰击靶面时，由于原子结构的“空虚性”，入射高速电子不仅与靶面原子相互作用辐射 X 射线，而且还穿透到靶物质内部的一定深度（电子每穿过 $50\times10^{-12}$m 的深度能量损失 10keV），不断地与靶原子作用，直至将电子的能量耗尽为止。因此，除了靶表面辐射 X 射线外，在靶的深层也能向外辐射 X 射线（如图 3-12 中的 O 点）。为便于应用方面的研究，仅讨论在投照方向（即 OA、OB、OC）上的 X 射线强度分布。由图 3-12 可见，从 O 点辐射出去的 X 射线，越靠近 OC 方向，穿过靶的厚度越厚，靶本身对它的吸收也越多；越靠近 OA 方向，穿过靶的厚度越薄，靶对它吸收也越少。因此，越靠近阳极一侧，X 射线的强度下降得越多，而且靶角 $\theta$ 越小，下降的程度越大。这种越靠近阳极，X 射线强度下降得越多的现象，就是所谓的“足跟”效应，也称阳极效应。由于诊断用 X 射线管倾角 $\theta$ 小，X 射线能量不高，足跟效应非常显著。因此，要将 X 射线管射出的 X 射线滤过，使 X 射线趋于均匀，投照时还应考虑若被照体厚且密度大时应置于靠近阴极端。

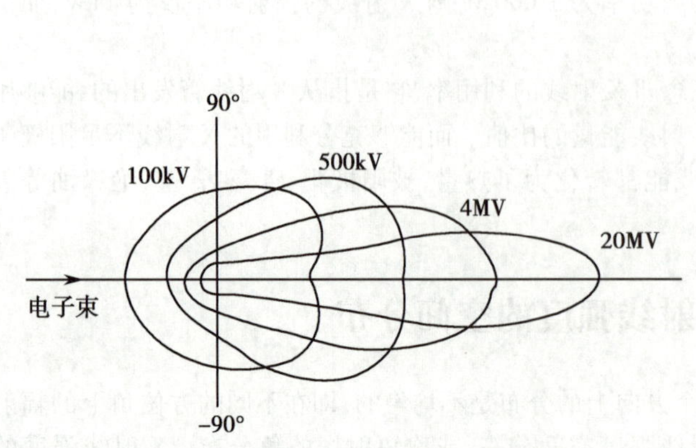


图 3-11 薄靶周围 X 射线强度的角分布

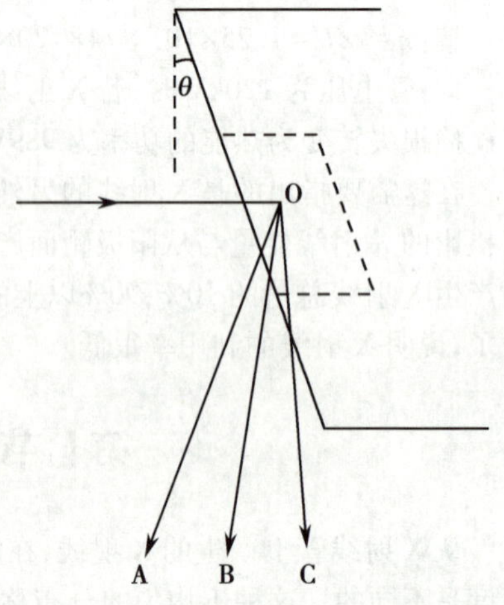


图 3-12 厚靶阳极效应示意图

实验表明，从 X 射线管窗口射出的有用 X 射线束，其强度分布是不均匀的，普遍存在阳极效应现象。在图 3-13 中，若规定与 X 射线管长轴垂直方向中心线（0°）的强度为 100%，从其他不同角度方向上的强度分布情况看，阳极效应十分明显。

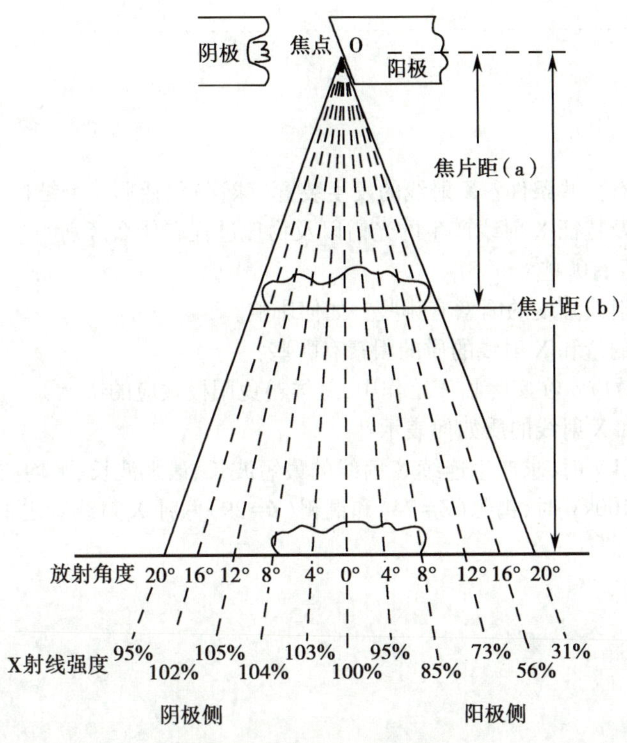


图 3-13　X 射线强度的分布

在具体的影像操作中，应注意阳极效应的影响，尤其是检查部位的密度和厚度的差别很大时，阳极效应表现最为明显。通常来讲，把密度高、厚度大的被检部位置于阴极一侧，这样会使胶片的感光量比较均匀，得到的图像质量会更高。另外，应尽量使用中心线附近强度较均匀的 X 射线束摄影。例如，在一次拍片中使用的焦片距 a 较小，投照部位横跨中心线左右各 20°，其两端的强度差为 95%-31%=64%。如此大的差别，将使这张照片的阳极效应十分明显。若把焦片距拉大到 b，则投照部位横跨中心线左右大约各在 8°和 12°之间，其两端的强度之差大约为 104%-80%=24%，显然焦距为 b 的阳极效应影响比焦距为 a 的情况要小的多。

阳极效应的另一个表现就是改变了 X 射线管有效焦点的大小和形状，在 X 射线照射野中靠近阴极一侧的有效焦点比靠近阳极一侧的要大。乳腺摄影设备恰恰是依据这一特点调整 X 射线管的方位，从而在摄影时得到小焦点。

案例讨论

扫一扫，测一测

## 本章小结

X 射线是由德国物理学家伦琴于 1895 年发现的，它是高速电子在真空环境中撞击阳极靶而产生的。就本质而言，X 射线具有波粒二象性。通常用 X 射线的强度来表示 X 射线的量与质：X 射线的量受到管电压、管电流以及阳极靶材质的影响，而 X 射线的质主要受管电压的影响。X 射线是由两种成分组成的混合射线，包括连续 X 射线和特征 X 射线。X 射线管中产生的 X 射线

能与加速电子所消耗电能的比值称为X射线的产生效率。通常,从X射线管焦点发出的X射线在空间各个方向上的分布是不均匀的:薄阳极靶的周围X射线会随着管电压的升高趋向集中,厚阳极靶的周围X射线会出现阳极效应。

## 思考题

1. 产生X射线有哪些条件?X射线的发生装置(球管)包括哪几个结构?
2. 连续X射线及特征X射线产生的光谱以及物理过程有什么区别?
3. X射线的特性有哪些?
4. 影响连续X射线强度的因素有哪些?如何影响?
5. 影响X射线的量和X射线的质的因素有哪些?
6. 什么叫阳极效应?在实际临床工作中,怎样避免阳极效应的影响?
7. X射线的量和X射线的质如何表示?
8. 管电压为100kV时,求产生连续X射线的最短波长、最强波长、平均波长和最大光子能量。
9. 当管电压为100kV时,钨靶(Z=74)和铜靶(Z=29)两种X射线管之下,X射线的产生效率有什么区别?

(侯立霞 朱 健)

# 第四章 放射线与物质的相互作用

**学习目标**

1. 掌握：X(或γ)射线与物质相互作用规律及光电效应、康普顿效应、电子对效应发生机制。

2. 熟悉：X射线与组织相互作用；各种效应发生概率及对影像质量、辐射剂量的影响；窄束X射线及宽束X射线的概念及其在介质中的衰变规律。

3. 了解：X(或γ)射线与物质作用规律在射线诊断、屏蔽防护中的应用。

## 第一节 概 述

临床上使用的放射线主要有X(或γ)射线和电子线，本章介绍这两种放射线的特性，以及放射线与物质相互作用的方式、特点及定量表达。

组成X(或γ)射线的粒子统称为光子，光子自身不带电。X(或γ)射线都是电磁波。它们在电磁辐射能谱中所占范围基本相同，仅仅是来源不同。γ射线是从原子核衰变中放射出来的，而X射线则是高速电子与物质核外电子相互作用的结果。射线通过物质时与物质发生相互作用，研究这种作用可以了解射线的性质、射线产生的物理过程及射线对物质的影响。因此研究射线与物质相互作用的规律是进行射线探测、防护和应用的重要基础。为叙述方便，后面仅以X射线与物质的相互作用进行描述。

X射线通过物质时，小部分从物质的原子间隙中穿过，大部分被吸收和散射，从而产生各种物理的、化学的及生物的效应。这些效应的产生都是物质吸收X射线能的结果。

图4-1示意地画出了X射线光子进入生物组织后，光子能量在其中转移、吸收乃至最终引起生物效应的大概过程。可以看出，在物质中每经历一次相互作用，光子的一部分能量转移给电子，另一部分则被散射光子所带走。

从广义上讲，X射线光子与物质作用，包括了由X射线产生的次级电子与物质的作用。

### 一、X射线与物质相互作用的概率

由于入射光子与物质中的粒子(也称靶粒子、靶核)相互作用，可以认为一个入射光子与靶粒子发生相互作用，这个入射光子或者消失，或者偏离原来的运动方向，造成出射线束强度的减弱。用$N$表示入射光子数，$N_B$表示厚度为$\Delta x$的物质内与这些光子相互作用的靶粒子数，$N_B/N$同样可以表示射线通过物质层面$\Delta x$后强度相对减弱的程度，即

$$\eta=\frac{N_B}{N} \tag{4-1}$$

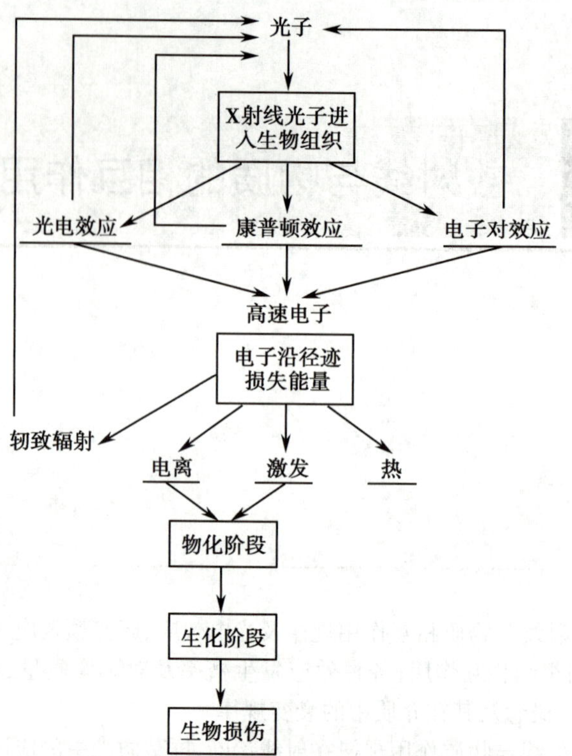


**图 4-1　X 射线光子在生物组织中的吸收及其引起生物效应的过程**

$\eta$ 常被称为作用概率，它表示射线通过物质层面 $\Delta x$ 时，一束入射光子与物质中 $N_B$ 个靶核相互作用的概率。显然，作用概率与射线通过物质上的靶粒子数 $N_B$ 成正比。

作用概率也可用入射束通过作用物质前后的强度变化来表示。物质的厚度为 $\Delta x$，入射的强度为 $I_0$，出射时的强度为 $I$。因入射光子通过物质时，将与物质粒子相互作用，使出射束的强度减弱。可见 $I<I_0$。若令 $I-I_0=-\Delta I$，则 $\Delta I/I_0$ 同样表示射线强度相对减弱的程度，即

$$\eta=\frac{I-I_0}{I_0}=-\frac{\Delta I}{I_0} \tag{4-2}$$

## 二、射线的衰减

### （一）线衰减系数

测量光子束减弱特性的方法是让光子束入射到厚度可变的物体上，探测器与射线源之间的距离保持不变，不过此距离要保证在探测器上仅能测量到原始光子（穿过吸收体没有发生相互作用的光子），由吸收体产生的散射光子在这种安排中假定探测不到。当 X 射线通过物体时，射线不是被吸收就是被散射，此种现象称为 X 射线衰减或减弱。

设 X 射线束穿过厚度为 $dx$ 的物质，因入射光子与物质粒子的相互作用，使探测到的光子数减少，减少的数目 $dN$（与物质粒子发生相互作用的光子数）正比于入射的光子数 $N$ 和吸收体的厚度 $dx$，即

$$-dN\propto N dx$$

或

$$dN=-\mu N dx$$

$$\mu=-\frac{dN}{N dx} \tag{4-3}$$

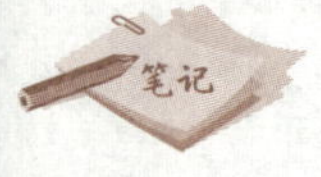


式中，$\mu$ 是比例常数，称为线衰减系数。负号表示随吸收体厚度的增加光子数减少。因为每秒钟

通过单位面积的光子数决定X射线的强度，故上式还可用强度表示为

$$dI=-\mu I dx$$

或

$$\mu=-\frac{dI}{I dx} \tag{4-4}$$

可见，线衰减系数$\mu$还可理解为，当X射线穿过单位厚度的物质层时，其强度衰减的分数值。对上式积分得

$$I=I_0 e^{-\mu x} \tag{4-5}$$

式中，$I_0$为入射线的强度，$I$为穿过厚度为$x$的物质层后的射线强度。

线衰减系数$\mu$的SI单位是"$m^{-1}$"，在实际应用中还常用分数单位"$cm^{-1}$"。

射线通过物质的衰减是由三种主要相互作用造成的，因此，总的线衰减系数应近似等于各主要作用过程的线衰减系数之和，即

$$\mu \approx \tau+\sigma+\kappa \tag{4-6}$$

式(4-6)中，$\tau$为光电线衰减系数；$\sigma$为康普顿线衰减系数；$\kappa$为电子对线衰减系数。它们代表射线束通过单位厚度的物质层，由于光电吸收、康普顿散射、电子对产生而使射线强度衰减的分数值。

### （二）质量衰减系数

由于$\mu$与吸收物质的密度成正比，而密度又随材料的物理形态而变化，为了避开这种与物质密度的相关性而便于应用，通常还采用质量衰减系数$\mu_m=\mu/\rho$。其优点是它的数值与物质密度无关，也就是与物质的物理形态无关。例如水、冰和水蒸气，虽然它们的密度和物理形态不同，但都由$H_2O$组成，其质量衰减系数相同。

现将(4-4)式两边同除以密度$\rho$，可得

$$\frac{\mu}{\rho}=-\frac{dI}{I(\rho dx)} \tag{4-7}$$

式中，$\rho dx$表示面积为$1m^2$、厚度为$dx$的立方体中所含物质的质量，称为质量厚度，其SI单位是"$kg \cdot m^{-2}$"。若$\rho dx$等于1，则称为单位质量厚度，其物理意义是：在$1m^2$面积上均匀分布1kg质量吸收物质层的厚度值。

设$\rho dx=1$，代入(4-7)式可得

$$\frac{\mu}{\rho}=-\frac{dI}{I}$$

可见质量衰减系数表示X射线在穿过单位质量厚度($1kg \cdot m^{-2}$)的物质层时，强度衰减的分数值。质量衰减系数的SI单位是"$m^2 \cdot kg^{-1}$"，有时还使用其分数单位"$cm^2 \cdot g^{-1}$"，两者的换算关系是$1m^2 \cdot kg^{-1}=10cm^2 \cdot g^{-1}$

由(4-6)式得

$$\frac{\mu}{\rho} \approx \frac{\tau}{\rho}+\frac{\sigma}{\rho}+\frac{\kappa}{\rho}$$

显然，总质量衰减系数应近似等于各主要相互作用过程的质量衰减系数之和，即

$$\mu_m \approx \tau_m+\sigma_m+\kappa_m \tag{4-8}$$

式中，$\tau_m$、$\sigma_m$和$\kappa_m$分别为光电、康普顿和电子对效应的质量衰减系数。

## 三、能量转移和吸收

### （一）能量转移系数

1. 线性能量转移系数　在X射线与物质相互作用的三种主要过程中，X射线光子的能量都有一

部分转化为电子(光电子、反冲电子及正负电子对)的动能,而另一部分则被一些次级光子(标识X射线光子、康普顿散射光子及湮灭辐射光子)所带走,这就是说,总的衰减系数$\mu$可以表示为两部分的总和,即

$$\mu=\mu_{tr}+\mu_{s} \tag{4-9}$$

式中,$\mu_{tr}$为X射线光子能量的电子转移部分;$\mu_{s}$为X射线光子能量的辐射转移部分。

对于辐射剂量学而言,重要的是确定X射线能量的电子转移部分,因为最终在物质中被吸收的就来自这部分能量。

显然,X射线能量的电子转移部分应等于

$$\mu_{tr}=\tau_{tr}+\sigma_{tr}+\kappa_{tr} \tag{4-10}$$

式中,$\mu_{tr}$称为线能量转移系数,它表示X射线在物质中穿过单位长度距离时,由于各种相互作用,其能量转移给电子的动能占总能量的份额。$\tau_{tr}$、$\sigma_{tr}$、$\kappa_{tr}$分别为光电效应、康普顿效应和电子对效应过程中能量转移为电子能量的线能量转移系数。

2. 质能转移系数　和线性衰减系数一样,$\mu_{tr}$也近似正比于吸收物质密度$\rho$,而$\rho$随物质的物理状态变化。为避开同物质密度的相关性,常引入质能转移系数$\mu_{tr}/\rho$,即

$$\frac{\mu_{tr}}{\rho}=\frac{\tau_{tr}}{\rho}+\frac{\sigma_{tr}}{\rho}+\frac{\kappa_{tr}}{\rho} \tag{4-11}$$

质能转移系数表示X射线在物质中穿过质量厚度为1kg·m$^{-2}$时,因相互作用其能量转移给电子的份额。

质能转移系数的单位是米$^{2}$·千克$^{-1}$(m$^{2}$·kg$^{-1}$)。

### (二)能量吸收系数

1. 线能量吸收系数　对于中等能量的光子,在与物质相互作用过程中,转移给次级电子的能量在碰撞过程中全部消耗,并被蓄留于吸收物质中,即全部被物质吸收。如果次级电子的能量相当高,那么由于韧致辐射而消耗次级电子的能量份额则不可忽略。因而真正被物质吸收的能量应等于光子转移给次级电子的能量减去因韧致辐射而损失的能量。若用$g$表示次级电子能量转变为韧致辐射的能量份额,那么

$$\mu_{en}=\mu_{tr}(1-g) \tag{4-12}$$

式中,$g$称为能量吸收系数,表示X射线在物质中通过单位长度距离时,其能量真正被物质吸收的份额。$g$的数值随吸收体原子序数的增加而增大。但是次级电子能量在MeV以下时,$g$常忽略不计,即韧致辐射可忽略,此时$\mu_{en}=\mu_{tr}$,即转移给次级电子的能量全部被物质吸收。

2. 质能吸收系数　同质能转移系数一样,质能吸收系数为

$$\frac{\mu_{en}}{\rho}=\frac{\mu_{tr}}{\rho}(1-g) \tag{4-13}$$

它的SI单位为米$^{2}$·千克$^{-1}$(m$^{2}$·kg$^{-1}$)。

## 第二节　X射线与物质相互作用的主要过程

### 一、光电效应

光电效应又称光电吸收,它是X射线光子被原子全部吸收的作用过程,所以也将有关的光电系数称为吸收系数。

#### (一)光电效应的产生

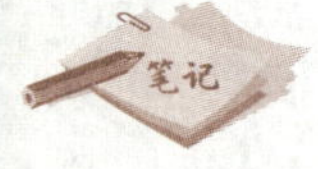


当一个能量为$h\nu$的光子通过物质时,它与原子的某个内层轨道上一个电子发生相互作用,把全部能量传递给这个电子,而光子本身则整个被原子吸收,获得能量的电子摆脱原子的束缚以速度$v$而成

为具有速度 v 的自由电子，这种电子称为光电子，这种现象称为光电效应，如图 4-2 所示。光电子的动能 $E_e=h\nu-E_B$，这里 $E_B$ 是电子的结合能。

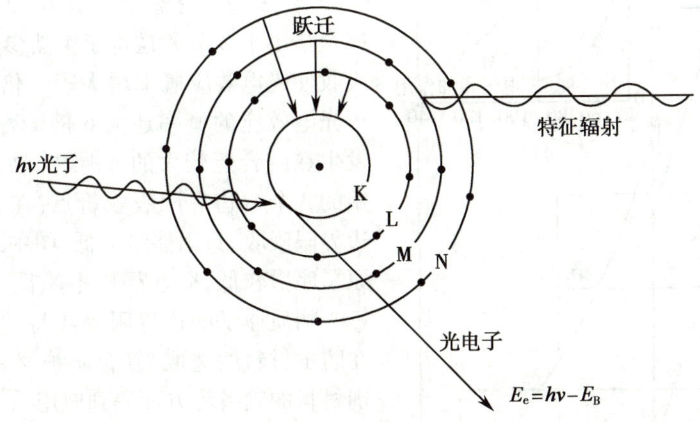


图 4-2　光电效应

放出光电子的原子变为正离子，原子处于激发态，其电子空位很快被外层电子跃入填充，同时放出特征 X 射线。有时，特征 X 射线离开原子前，又击出外层的轨道电子，即“俄歇电子”。

可见，光电效应的实质是物质吸收 X 射线使其产生电离的过程。在此过程中将产生的次级粒子有：光电子、正离子（产生光电子的原子）、新的光子（特征辐射光子）、俄歇电子。

### （二）光电效应的发生概率

实验和理论都可以准确地证明光电质量衰减系数的表达式为

$$\tau_m=\frac{c_1}{A}Z^4\lambda^3 \tag{4-14}$$

这里，A 是原子量；$c_1$ 是一个常数，Z 是原子序数，$\lambda$ 入射线波长。可见，光电效应的发生概率可受以下三方面因素的影响。

1. 物质原子序数的影响　从式(4-14)可知，光电效应的发生概率与物质的原子序数的 4 次方成正比，即

$$\text{光电效应概率}\propto Z^4 \tag{4-15}$$

物质的原子序数越高，光电效应的发生概率就越大。对于高原子序数物质由于结合能较大，不仅 K 层，其他壳层电子也较容易发生光电效应。但对于低原子序数物质光电效应几乎都发生在 K 层。在满足光电效应的能量条件下，内层电子比外层电子发生光电效应的概率可高出 4~5 倍。

2. 入射光子能量的影响　因为光电子的动能 $E_e=h\nu-E_B$，所以光电效应发生的能量条件是：入射光子的能量 $h\nu$ 必须等于或大于轨道电子的结合能 $E_B$，否则就不会发生光电效应。

从式(4-14)可知，光电效应的发生概率与入射线波长的 3 次方成正比，说明与光子能量的 3 次方成反比，即

$$\text{光电效应概率}\propto\frac{1}{(h\nu)^3} \tag{4-16}$$

3. 原子边界限吸收的影响　如果测出某一种物体对不同波长射线的光电质量衰减系数，并依据式(4-14)把它们对 $h\nu$ 作标绘，就会得到质量衰减系数随入射光子能量 $h\nu$ 的变化。图 4-3 是水和铅的光电吸收曲线，这里可以看到：吸收系数（光电效应发生率）一般随入射光子能量 $h\nu$ 的增大而降低，这就是说，波长较短、频率较高的射线的贯穿本领强；当入射光子能量 $h\nu$ 增到某一数值恰好等于原子轨道电子结合能时，吸收系数突然增加，这些吸收突然增加处称为吸收限。当光子能量等于原子 K 结合能时，发生 K 边界限吸收；等于 L 结合能时，发生 L 边界限吸收；等于 M 结合能时发生 M 边界限吸收，但最重要的是结合能较大的 K 边界限吸收，因为光电效应主要发生在结合能较大的 K 层，而发生在其他壳层上的机会相对较少。

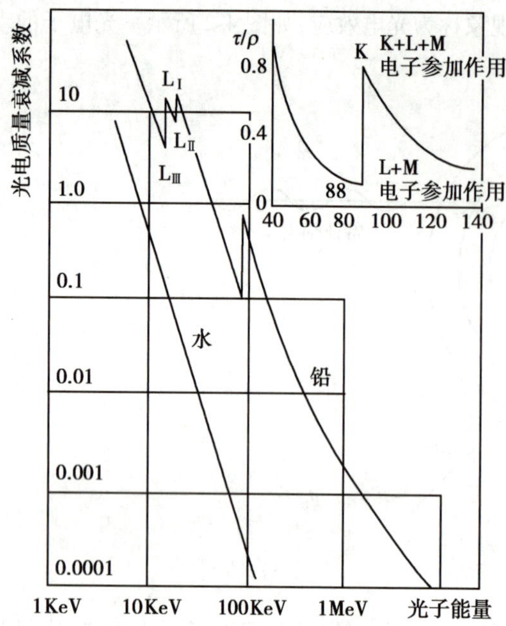


图 4-3　水和铅的光电质量衰减系数随入射光子能量的变化

从图 4-3 中光电吸收曲线得知，在 88keV 铅的 K 结合能处，出现突变折点，光电质量线衰减系数由 $0.097m^2 \cdot kg^{-1}$ 突然增加到 $0.731m^2 \cdot kg^{-1}$，这增加完全是由于 2 个 K 层电子突然参加所致。K 边界限吸收使光电效应概率增大了 7 倍，它比 L 层 8 个电子光电效应的概率还大 6 倍。可见，光电效应主要发生在结合能较大的 K 层中，在 13～15keV 处出现铅的 3 个 L 边界限吸收折点；在 2～4keV 处还有 M 边界限吸收，只因能量太低，图中未画出。水的有效原子序数较低，K 边界限很小，图中也未画出。

物质原子的边界限吸收特性很有实用价值，可在防护材料的选取、复合防护材料配方及阳性对比剂材料的制备等方面得到应用。

## （三）光电效应中的特征放射

这里讲的特征放射，与 X 射线产生中的特征放射，意思完全一样，唯一的区别是用于击脱轨道电子所用的“子弹”不同。在 X 射线管中，击脱靶原子轨道电子的是从阴极飞来的高速电子；而在光电效应中则是 X 射线光子。它们共同的作用结果都是造成电子空位产生特征辐射。

图 4-4 是元素钡（$^{137}_{56}Ba$）的 K 系特征放射示意图。当钡的 K 层电子被击脱，其 K 电子空位可由多种方式填充，其中自由电子跃入填充时放出的特征光子能量最大；其他壳层电子填充时可产生不同的特征放射光子，这些不同的特征光子便构成钡的 K 系特征线谱。

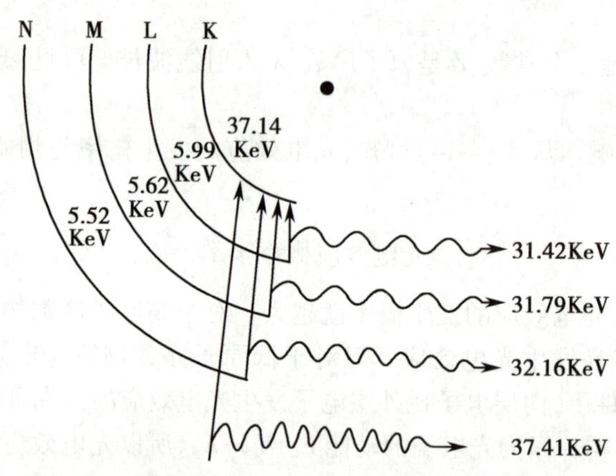


图 4-4　钡的 K 系特征辐射

钡剂和碘剂都是 X 射线检查中常用的对比剂，其 K 特征放射都具有较高的能量（钡是 37.4keV，碘是 33.2keV），它们都能穿过人体组织到达胶片使之产生灰雾。

人体软组织中原子的 K 结合能仅为 0.5keV，发生光电效应时，其特征放射光子能量也不会超过 0.5keV，如此低能光子，在同一细胞内就可被吸收而变为电子运能。骨骼中钙的 K 结合能为 4keV，发生光电效应时其特征放射光子在发生点几毫米之内就被吸收。由此可见，在人体组织内发生的光电效应，其全部能量都将被组织吸收。

## （四）光电子的角分布

光电子出射的角度分布与入射光子的能量有关，光电子的角分布如图 4-5 所示。低能时，在与入射方向成 70°的方向上射出的光电子最多；随着入射光子能量的增大，光电子的速度增大，越来越多的光电子沿入射光子的方向朝前出射。

### （五）诊断放射学中的光电效应

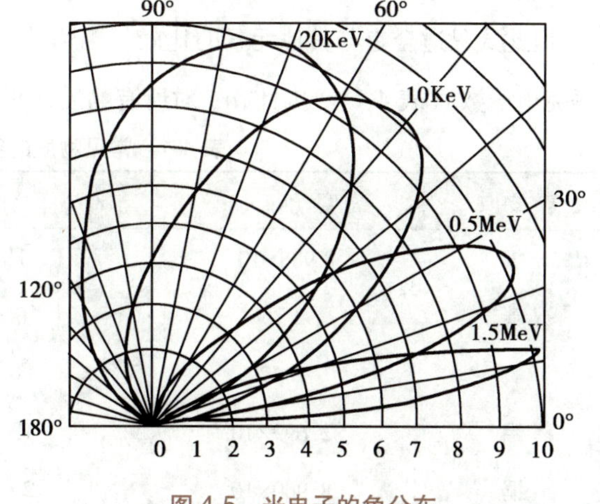

图 4-5　光电子的角分布

诊断放射学中的光电效应，可从利弊两个方面进行评价。

有利的方面是，能产生质量好的照片影像。其原因是：①不产生散射线，大大减少了照片的灰雾；②可增加人体不同组织和对比剂对射线的吸收差别，产生高对比度的 X 射线照片，对提高诊断的准确性很有好处。钼靶软组织 X 射线摄影，就是利用低能射线在软组织中，因光电吸收的明显差别而产生高对比度照片。另外，在放疗中，光电效应可增加肿瘤组织的剂量，提高其疗效。

有害的方面是，入射 X 射线通过光电效应可全部被人体吸收，增加了受检者的剂量。根据辐射防护原则，应尽量减少每次 X 射线检查的剂量。为此，可根据光电效应发生率与光子能量 3 次方成反比的关系，采用高千伏摄影技术，从而达到降低剂量的目的。

## 二、康普顿效应

康普顿效应又称康普顿散射，它是射线光子能量被部分吸收而产生散射线的过程。

### （一）康普顿效应的产生

如图 4-6 所示，康普顿效应是入射光子与原子中的一个外层“自由”电子相互作用时发生的。“自由”一词的意思是指电子的结合能和入射光子能量相比是很小的。在相互作用中，光子只将一部分能量传递给外层电子，电子接收一定的能量后脱离原子束缚，以与光子的初始入射方向成 $\theta$ 角的方向上射出，此电子称为反冲电子。与此同时，光子本身能量降低（即频率降低）并朝着与入射成 $\varphi$ 角的方向射出，此光子称为散射光子。图中 $h\nu$ 和 $h\nu'$ 分别为入射光子和散射光子的能量，$\varphi$ 和 $\theta$ 分别为散射角和反冲角。

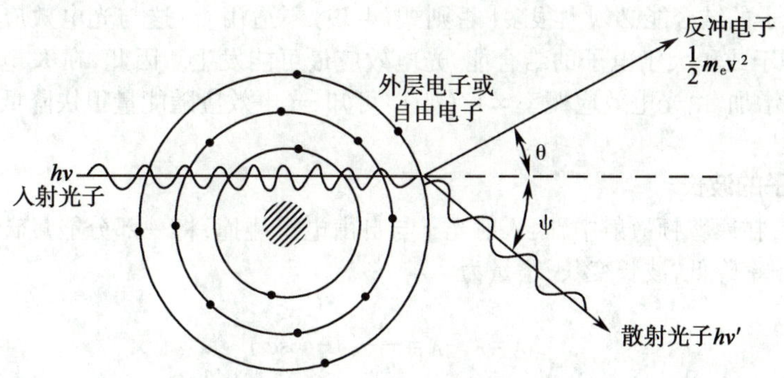

图 4-6　康普顿效应

### （二）康普顿效应的发生概率

实验和理论都可以准确地证明康普顿质量衰减系数的表达式为

$$\sigma_m = \frac{c_1 N_0}{A} Z\lambda = \frac{c_2}{A} Z\lambda \tag{4-17}$$

这里，$c_2 = c_1 N_0$ 是另一个常数。康普顿效应的发生概率可受以下两个方面因素的影响。

1. 物质原子序数的影响　从（4-17）式可知，康普顿效应的发生概率与物质的原子序数 Z 成正比，即

$$康普顿效应概率 \propto Z \tag{4-18}$$

但此式只适合氢与其他元素的比较。因为,除了氢元素外,大多数材料被认为几乎有相同的$\frac{N_0}{A}Z$(每克电子数)(表4-1)。因此,$\sigma_m$ 对所有物质几乎是相同的。

**表4-1　常见物质的密度 $\rho$ 和每克电子数**

| 物质 | 密度/($kg \cdot m^{-3}$) | 有效原子序数 $\bar{Z}$ | Ne/($\times 10^{23}$ 电子数 $\cdot g^{-1}$) |
|---|---|---|---|
| 氢 | $8\,988\times10^{-5}$ | 1 | 5.97 |
| 碳 | 2 250 | 6 | 3.01 |
| 氧 | 1.429 | 8 | 3.01 |
| 铝 | $2.699\times10^{3}$ | 13 | 2.90 |
| 铜 | $8.960\times10^{3}$ | 29 | 2.75 |
| 铅 | $1.136\times10^{4}$ | 82 | 2.38 |
| 空气 | 1.293 | 7.78 | 3.01 |
| 水 | $1.000\times10^{3}$ | 7.42 | 3.34 |
| 肌肉 | $1.040\times10^{3}$ | 7.64 | 3.31 |
| 脂肪 | $9.160\times10^{2}$ | 6.46 | 3.34 |
| 骨 | $1.650\times10^{3}$ | 13.80 | 3.19 |

2. 入射光子能量的影响　从式(4-17)可知,康普顿效应发生概率与入射射线波长成正比,说明与入射光子能量成反比,即

$$康普顿效应概率\propto\frac{1}{h\nu} \tag{4-19}$$

如在前面所提到的那样,康普顿效应是光子和"自由"电子之间的相互作用。实际上,这意味着入射光子的能量比电子的结合能必须大很多[否则式(4-19)不适用]。这与光电效应形成一个对比,当入射光子的能量等于或稍大于电子的结合能,光电效应最可能发生。因此,在K电子结合能以上,随着入射光子能量的增加,由光电效应概率$\propto 1/(h\nu)^3$可知,光电效应随能量很快降低,而康普顿效应变得越来越重要。

### (三)散射光子的波长

理论推导证明,在康普顿散射中,因入射光子与自由电子碰撞,将一部分能量转移给自由电子,自己的能量减少,故频率降低,波长变长,增量为

$$\Delta\lambda=\lambda'-\lambda=\frac{h}{m_0c}(1-\cos\varphi) \tag{4-20}$$

可见,其改变量与自由电子的静止质量 $m_0$ 和散射角 $\varphi$ 有关,而与入射光子的波长无关。$h/m_0c=0.002\,43nm$ 称为反冲电子的康普顿波长。

### (四)散射光子和反冲电子的角分布

在这里可以把康普顿散射想象为两个球的碰撞,一个比作入射光子,一个比作自由电子。碰撞时,若光子从电子边上擦过,其偏转角度很小,反冲电子获得的能量也很少,这时散射光子却保留了绝大部分能量;如果碰撞更直接些,光子的偏转角度增大,损失的能量将增多;正向碰撞时,反冲电子获得的能量最多,这时被反向折回的散射光子仍保留一部分能量。

理论推导证明,在康普顿散射中,散射光子的能量为

$$h\nu'=\frac{h\nu}{1+\frac{h\nu}{m_0c^2}(1-\cos\varphi)} \tag{4-21}$$

反冲电子的动能为

$$T=\frac{h\nu}{1+\frac{m_0c^2}{h\nu(1-\cos\varphi)}} \tag{4-22}$$

可见,它们依赖入射光子的能量和散射角。当 $\varphi$ 角等于 0°时,$\cos\varphi=1$,反冲电子的能量等于零,散射光子的能量等于 $h\nu$。这说明在入射方向上,光子没有散射。当 $\varphi$ 角等于 180°时,$\cos\varphi=-1$,散射光子的能量达到最小,为

$$(h\nu')_{\min}=\frac{h\nu}{1+\frac{2h\nu}{m_0c^2}} \tag{4-23}$$

反冲电子的动能达到最大,为

$$T_{\max}=\frac{h\nu}{1+\frac{m_0c^2}{2h\nu}} \tag{4-24}$$

从上面的讨论可知,如果射线束的能量处于仅发生康普顿效应的能量范围内,对 0.1MeV 低能射线产生的散射光子近似对称于 90°分布,随着入射光子能量的增大,散射光子的分布趋向前方,如图 4-7 所示。图中曲线上任何一点到 0 点的距离,表示在该方向上散射线的强度;若沿 X 射线的入射轴旋转一周,就成为散射线强度的立体空间分布图。$\varphi$ 角和 $\theta$ 角的关系是

$$ctg\theta=\left(1+\frac{h\nu}{m_0c^2}\right)\text{tg}\frac{\varphi}{2} \tag{4-25}$$

由上式看出,光子可在 0°~180°的整个空间范围内散射,而反冲电子飞出的角度则不超过 90°。即角度变化范围,$\varphi$ 角由 0°到 180°,相应的反冲角 $\theta$ 由 90°变到 0°。图 4-8 表示对于反冲电子,大于 90°就不存在了。可见随入射光子能量的增大,反冲电子的角分布同样趋向前方。

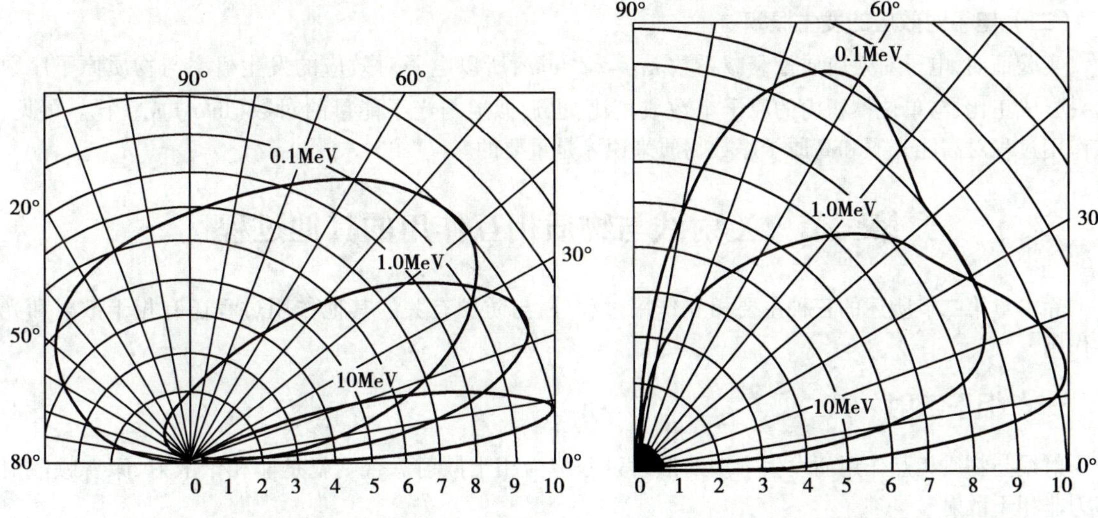


图 4-7 康普顿散射光子的角分布

图 4-8 康普顿反冲电子的角分布

需要指出,康普顿效应中产生的散射线,是 X 射线检查中最大的散射线来源。从被照射部位和其他被照物体上产生的散射线充满检查室整个空间。这一事实应引起 X 射线工作者和防护人员的重视,并采取相应的防护措施。

## 三、电子对效应

### （一）电子对效应的产生

如图 4-9 所示，一个具有足够能量的光子，在与靶原子核发生相互作用时，光子突然消失，同时转化为一对正、负电子，这个作用过程称为电子对效应。

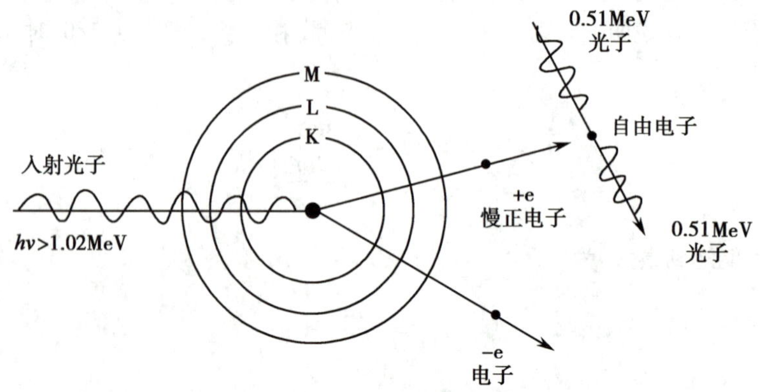


图 4-9　电子对效应与湮灭辐射

一个电子的静止质量能 $m_0c^2=0.51\text{MeV}$，一个电子对的静止质量能就应为 1.02MeV。根据能量守恒定律，要产生电子对效应，入射光子的能量就必须等于或大于 1.02MeV。光子能量超过该能量值的部分就变为了正、负电子的动能（$\varepsilon^+$、$\varepsilon^-$）。即

$$h\nu=1.02\text{MeV}+\varepsilon^++\varepsilon^- \tag{4-26}$$

正电子与负电子的静止质量相等，所带电量相等，但性质相反；生成的正、负电子在物质中穿行，通过电离和激发不断损失其自身的能量，最后慢化的正电子在停止前的一瞬间与物质中的自由电子结合，随即向相反方向射出两个能量各为 0.51MeV 的光子，该作用过程称为湮灭辐射。虽然正、负电子在耗尽其动能之前也会发生湮灭辐射，但发生的概率很小。由此可见，电子对效应和湮灭辐射都是质量和能量相互转化的最好例证。

### （二）电子对效应的发生概率

实验证明，电子对效应质量衰减系数 $\kappa_m\propto nZ^2\ln h\nu$，所以电子对效应的发生概率与物质原子序数的平方成正比，与单位体积内的原子个数成正比，也近似地与光子能量的对数（$\ln h\nu$）成正比。可见，该作用过程对高能光子和高原子序数物质来说才是重要的。

# 第三节　X 射线与物质相互作用的其他过程

除本章第二节所述的三种主要相互作用过程外，与防护有关的其他作用过程还有相干散射和光核作用。

## 一、相干散射

射线与物质相互作用而发生干涉的散射过程称为相干散射。否则就是非相干散射，康普顿散射即为非相干散射。

早先，劳厄用一束 X 射线入射在一块晶体上，经晶体发生衍射后的 X 射线，在后面的感光胶片上形成明显的干涉花纹。这证明晶体的空间点阵的每个原子成为 X 射线波的散射中心，这些散射 X 射线是相干的。

相干散射包括瑞利散射、核的弹性散射和德布罗克散射。与康普顿散射相比，核的弹性散射和德布罗克散射的概率非常低，可以忽略不计。当入射光子在低能范围如 0.5～200keV 时，瑞利散射的概率不可忽略，因此相干散射主要是指瑞利散射。

瑞利散射是入射光子被原子的内壳层电子吸收并激发到外层高能级上，随即又跃迁回原能级，同

时放出一个能量与入射光子相同，但传播方向发生改变的散射光子。这种只改变传播方向，而光子能量不变的作用过程称为瑞利相干散射。实际上就是X射线的折射。

由于束缚电子未脱离原子，故反冲体是整个原子，从而光子的能量损失可忽略不计。相干散射是光子与物质相互作用中唯一不产生电离的过程。

相干散射的发生概率与物质原子序数成正比，并随光子能量的增大而急剧地减少。在整个诊断X射线能量范围内都有相干散射发生，其发生概率不足全部相互作用的5%，对辐射屏蔽的影响不大，但在总的减弱系数计算中却要考虑相干散射的贡献。

### 二、光核作用

所谓光核作用，就是光子与原子核作用而发生的核反应。这是一个光子从原子核内击出数量不等的中子、质子和γ光子的作用过程。对不同物质只有当光子能量大于该物质发生核反应的阈能时，光核反应才会发生。其发生率不足主要作用过程的5%。因此，从入射光子能量被物质所吸收的角度考虑，光核反应并不重要。但应注意到，某些核素在进行光核反应时，不但产生中子，而且反应的产物是放射性核素。

光核反应在诊断X射线能量范围内不可能发生，在医用电子加速器等高能射线的放疗中发生率也很低。

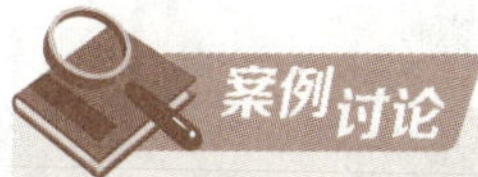


低能光子束与物质相互作用的主要形式是什么？

0402

案例讨论

## 第四节　各种作用发生的相对概率

### 一、X射线引发效应总结

本章主要讨论了X射线与物质相互作用中产生的三个主要效应，也就是入射光子能量在物质中发生转移，传播方向发生改变的过程。

当一束X射线照射物体时，其中一部分能量和方向均不发生变化，而从原子内部的间隙中直接透过；另一部分则被吸收和散射。现总结如下：

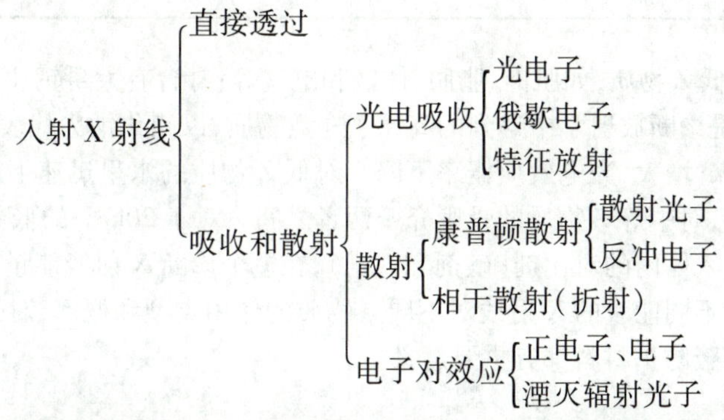


### 二、Z和hν与三种基本作用的关系

在0.01~10MeV这个最常见的能量范围内，除少数例外，几乎所有效应都是由三种基本作用过程产生的。图4-10针对范围很宽的入射光子能量（$h\nu$）和吸收物质原子序数（Z），简明了地指出了这三种基本作用过程的相对范围。

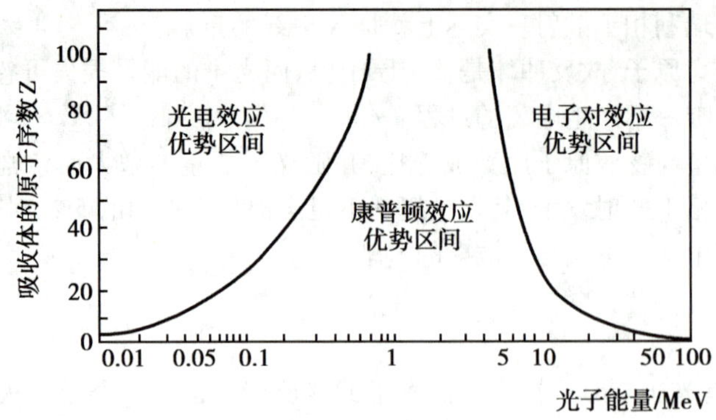


图 4-10 三种主要效应的优势区间

由图 4-10 中曲线可见，在光子能量较低时，除低 Z 物质以外的所有元素，都以光电效应为主；在 0.8~4MeV 时，无论原子序数大小，几乎全部作用都是康普顿效应；在大的 $h\nu$ 处则电子对效应占优势。图中曲线表示相邻两种效应发生概率正好相等处的 Z 和 $h\nu$ 值。

X 射线与物质原子的每次作用，都使原线束中减少一个原发光子，而使一个电子开始其运动的过程。

## 三、在诊断放射学中各种基本作用发生的相对概率

在 20~100keV 诊断 X 射线能量范围内，只有光电效应和康普顿效应是重要的；相干散射所占比例很小，并不重要；电子对效应不可能产生。若忽略占比例很小的相干散射，则在 X 射线诊断中就只有光电效应和康普顿效应两种作用形式。表 4-2 给出 20~100keV X 射线在水、骨和碘化钠三种物质中发生两种主要作用概率的百分数。

表 4-2 诊断放射学中作用概率与 $\bar{Z}$ 和 $h\nu$ 的关系

| X 射线能量/keV | 水($\bar{Z}$=7.4) | | 骨($\bar{Z}$=13.8) | | 碘化钠($\bar{Z}$=49.8) | |
|---|---|---|---|---|---|---|
| | 光电/% | 康普顿/% | 光电/% | 康普顿/% | 光电/% | 康普顿/% |
| 20 | 70 | 30 | 89 | 11 | 94 | 6 |
| 60 | 7 | 93 | 31 | 69 | 95 | 5 |
| 100 | 1 | 99 | 9 | 91 | 88 | 12 |

表 4-2 中用水代表低 Z 物质，如肌肉、脂肪、体液和空气等；骨含有大量钙质，它代表人体内中等原子序数的物质；碘和钡是诊断放射学中遇到的高原子序数物质，以碘化钠为代表。

表中数据说明，随 $h\nu$ 增大，光电效应概率下降。对低 Z 物质的水呈迅速下降趋势，对高 Z 物质的碘化钠呈缓慢下降趋势，对中等 Z 物质的骨则介于两者之间。对于 20keV 的低能 X 射线，各种物质均以光电效应为主。对引入体内的对比剂（碘剂和钡剂），在整个诊断 X 射线能量范围内，光电效应始终占绝对优势。我们掌握不同能量的 X 射线对不同 Z 物质的作用类型和概率，对提高 X 射线影像质量、降低受照剂量和优选屏蔽防护材料都有重要意义。

扫一扫，测一测

## 本章小结

射线在医学中的应用基础是射线与组织的相互作用，在诊断 X 射线能量范围内，光电效应、康普顿效应所占的比例最大。光电效应是一种全吸收效应，入射光子的能量完全被组织吸收，因此不产生散射线，对于低对比度组织成像，提高光电效应发生概率可以提高影像对比度，但会增加软组织对射线的能量吸收。康普顿效应是一种散射效应，在高千伏摄影及胸腹部 X 射线摄影时必须使用滤线栅以消除散射线对影像质量的影响。X 射线光子进入生物组织后，能量在物质中每经历一次相互作用，光子的一部分能量就会转移给电子。电子与组织的相互作用是 X 射线和电子线的基础。

## 思考题

1. X 射线影像检查中，为何使用对比剂？从物理角度来讲对比剂应当具备哪些特性？
2. 康普顿效应中，散射光子的角分布与哪些因素有关？
3. 电子线与物质的主要作用方式是什么？

（徐志勇）

# 第五章 X(γ)射线在物质中的衰减

学习目标

1. 掌握：单能X射线和连续X射线在物质中的减弱规律及影响X射线在人体中衰减吸收的主要因素。

2. 熟悉：窄束X射线及宽束X射线的概念及其在介质中的衰变规律；根据射线的衰减规律理解过滤板对射线的调节作用。

3. 了解：诊断放射学中X射线的衰减规律及X射线在医疗领域的应用。

X(γ)射线在其传播过程中强度的衰减，包括距离和物质所致衰减两个方面。下面仅以X射线在物质中的衰减进行描述。

设想X射线是由点放射源发出并向空间各个方向辐射。在以点源为球心，半径不同的各球面上的射线强度，与距离(即半径)的平方成反比，这一规律称射线强度衰减的平方反比法则。距离增加1倍，则射线强度将衰减为原来的1/4，这一衰减称为距离所致的衰减，也称为扩散衰减。

当射线通过物质时，由于射线光子与物质原子发生光电效应、康普顿效应和电子对效应等一系列作用，致使出射方向上的射线强度衰减，这一衰减称为物质所致的衰减。X射线强度在物质中的衰减规律是X射线透视、摄影、造影及各种特殊检查、X-CT检查和放射治疗的基本依据，同时也是进行屏蔽防护设计的理论根据。

## 第一节 单能X射线在物质中的衰减规律

由能量相同的光子组成的X射线称为单能射线，它具有单一的波长或频率。当X射线通过物质时，不论作用形式如何，不是被散射，就是被吸收。为了简化问题，首先讨论单能射线的吸收衰减。

### 一、窄束X射线在物质中的衰减规律

#### (一)窄束X射线概念

为了单纯研究射线光子因吸收而造成的减弱，先来讨论窄束X射线的吸收衰减规律。所谓窄束是指所包括的散射线成分很少的辐射束。窄束一词是在实验中通过准直器后得到细小的辐射束而取名的。准直器是用一定厚度的铅板制作的，准直孔很小，通过准直孔的X射线束也很细小。准直器的作用是限制射线束的面积和吸收散射线。凡离开原射线束方向的散射光子绝大部分被准直器吸收。因此，通过准直器的射线束所含散射线成分很少，可视为近似理想的窄束。

显然，这里说的窄束并不仅是指几何学上的细小，而主要是指物理意义上的窄束。因为物理学上对窄束的定义是，射线束中不存在散射成分。即使射线束有一定宽度，只要所含散射光子很少，都可近似称为窄束。

### （二）窄束 X 射线在物质中的减弱规律

为研究窄束 X 射线的衰减规律，设计了图 5-1 的实验装置。在单能辐射源与探测器之间放置两个铅准直器，使辐射源、准直孔和仪器探头在一条直线上，然后在两准直器之间放置吸收物质。

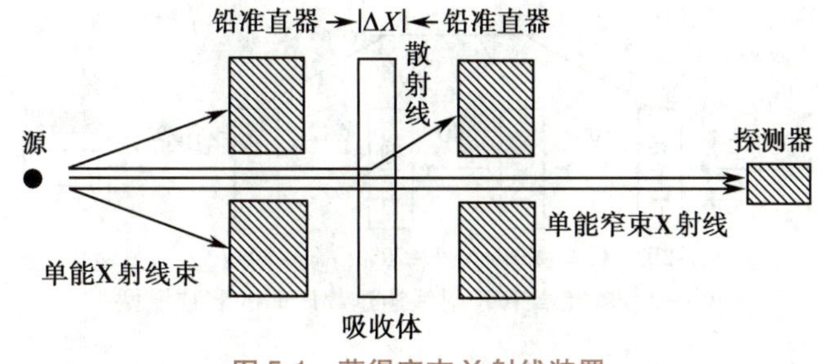


图 5-1　获得窄束 X 射线装置

研究表明，单能窄束 X 射线通过均匀物质层时，其强度的衰减符合指数规律。即

$$I=I_0e^{-\mu x} \tag{5-1}$$

或

$$I=I_0e^{-\mu_m x_m} \tag{5-2}$$

式(5-1)、式(5-2)中 $I$ 为穿过物质层后的射线强度；$I_0$ 为入射强度；$x$、$x_m$ 分别为吸收物质层的厚度和质量厚度；$\mu$、$\mu_m$ 分别为线衰减系数和质量衰减系数。上述两式说明，单能窄束 X 射线通过物质时呈指数衰减规律。图 5-2(a)是在普通坐标中绘出的指数减弱曲线，表示单能窄束 X 射线的强度随吸收体厚度的增加而呈指数减弱。图 5-2(b)是在半对数坐标中绘出的，纵坐标为 $\ln I/I_0$。由于 $\ln I/I_0=-\mu x$，所以此时的射线相对强度随厚度的关系曲线为一直线，其直线的斜率就是线性衰减系数 $\mu$ 值。

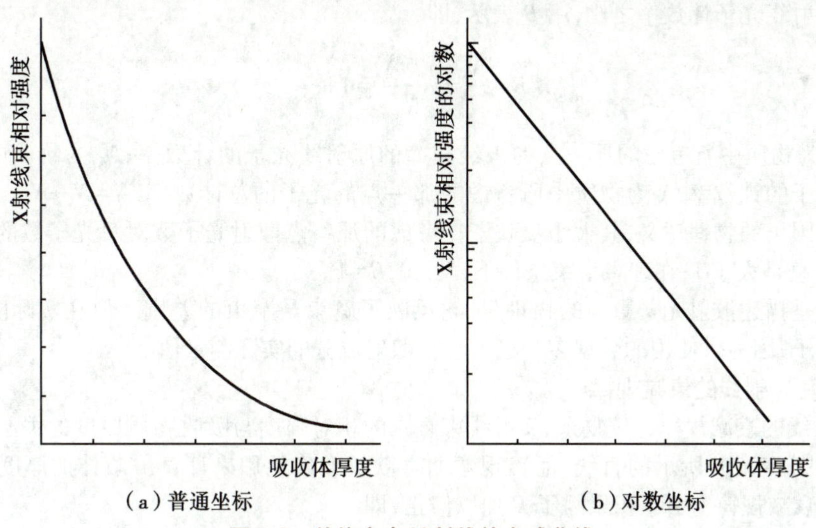


图 5-2　单能窄束 X 射线的衰减曲线

单能窄束 X 射线的指数衰减规律，还可以用不同的形式表示如下：

$$N=N_0e^{-\mu x} \tag{5-3}$$

式(5-3)中，$N$ 为 X 射线透过厚度为 $x$ 的物质层后的光子个数；$N_0$ 为入射的光子数。

现举例说明指数衰减规律。选每层都是 1cm 厚的水模型(图 5-3)，放置于图 5-3 准直器中间的射线束中。设 $\mu=0.2\text{cm}^{-1}$，并有 1 000 个入射单能光子。在通过第一个 1cm 厚的水层时，入射光子衰减了 20%，变为 800 个；再通过第二个 1cm 厚的水层时，又衰减了剩余光子数的 20%，变为 640 个，依此类推。可见单能窄束 X 射线在通过物质时只有光子个数的减少，而无光子能量的变化。其指数减弱规律就是射线强度在物质层中都以相同的比率衰减。从理论上讲，按等比率衰减永远也不会为零。也就是说，很厚的吸收物质层，仍可能有一定强度的射线透过，不可能完全被吸收。

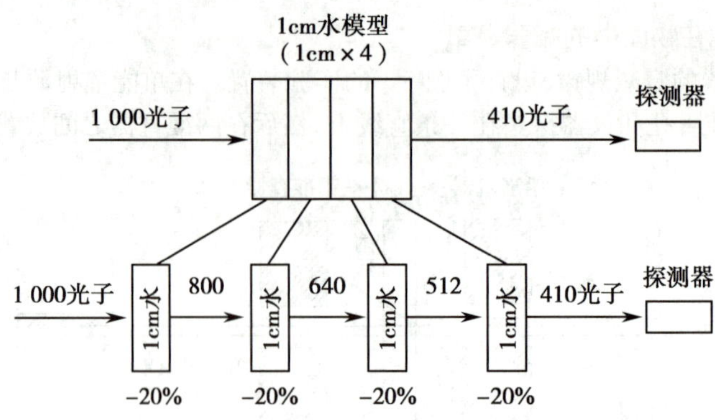


图 5-3 单能窄束 X 射线通过物质时的衰减模型

在实际查表应用中，某些物质的衰减系数很大，我们可把每层厚度减为原来的 1/10 或 1/100。如果衰减系数很小，也可使每个吸收层的厚度加大一些。

## 二、宽束 X 射线在物质中的衰减规律

### （一）宽束 X 射线概念

所谓宽束 X 射线是含有散射线成分的 X 射线束。实际上射线大多为宽束辐射，而真正的窄束的情况极少。若把图 5-1 中的铅准直器去掉，那么在吸收物质层中产生的散射光子也可到达探测器，并与穿过物质层的原射线一同被探测器记录。显然，实际测量值要高于衰减后的窄束强度值，这便是宽束的情况。窄束与宽束的区别就在于是否考虑了散射线的影响。

### （二）积累因子概念

若用窄束的衰减规律处理宽束的问题，因为没有考虑散射的影响，将会高估材料的屏蔽效果，使防护设计不够安全。因此要引入宽束积累因子概念，它表示在物质中所考虑的那一点的光子总计数与未经碰撞原射线光子计数率之比，用 $B$ 表示，即

$$B=\frac{N}{N_n}=\frac{N_n+N_s}{N_n}=1+\frac{N_s}{N_n} \tag{5-4}$$

式中，$N_n$ 为物质中所考虑的那一点的未经碰撞的原射线光子的计数率；$N_s$ 为物质中所考虑的那一点的散射光子的计数率；$N$ 为物质中所考虑的那一点的光子的总计数率，$N=N_s+N_n$。式（5-4）明确地表示了积累因子的物理意义，其大小反映了在考虑的那一点散射光子数对总光子数的贡献。显然，对宽束而言 $B$ 总是大于 1；在理想窄束条件下，$N_s=0$，$B=1$。

积累因子是描述散射光子影响的物理量，它反映了宽束与窄束的差别。但在实际防护设计中很少用到积累因子，因为供使用的数据多为已经包括散射成分的实际测量值。

### （三）宽束 X 射线的衰减规律

宽束 X 射线的衰减规律比较复杂，X 射线束衰减的相对强度与吸收物质厚度的关系，在半对数坐标中就不再是图 5-2（b）所示的直线，而出现弯曲。欲较准确地用来计算屏蔽体的厚度，可以在窄束 X 射线的指数衰减规律上引入积累因子 $B$ 加以修正，即

$$I=BI_0e^{-\mu x} \tag{5-5}$$

对于积累因子可以通过近似计算法求得

$$B=1+\mu x \tag{5-6}$$

式中，$\mu$ 为线衰减系数，$x$ 为吸收物质的厚度。

# 第二节 连续 X 射线在物质中的衰减规律

窄束和宽束 X 射线的指数衰减规律只是对单能的 X 射线而言。而一般情况下，X 射线束是由能量连续分布的光子组成的。当穿过一定厚度的物质层时，各能量成分衰减的情况并不一样，并不遵守单一的指数衰减规律。因此，连续能谱 X 射线束的衰减规律比单能 X 射线束更复杂。

## 一、连续X射线在物质中的衰减特点

理论上,连续能谱窄束X射线的衰减可由下式描述

$$I = I_1 + I_2 + \cdots\cdots + I_n$$

$$I = I_{01}e^{-\mu_1 x} + I_{02}e^{-\mu_2 x} + \cdots\cdots + I_{0n}e^{-\mu_n x} \tag{5-7}$$

式中,$I_1$、$I_2$、……、$I_n$ 表示各种能量X射线束的透过强度;$I_{01}$、$I_{02}$、……、$I_{0n}$ 表示各种能量X射线束的入射强度;$\mu_1$、$\mu_2$、……、$\mu_n$ 表示各种能量X射线的线性衰减系数;$x$ 为吸收物质层的厚度。

连续能谱的X射线束是能量从最小值到最大值之间的各种光子组合成的混合射线束,当连续X射线通过物质层时,其量和质都有变化。特点是:X射线强度变小(量减小),硬度变大(质提高)。这是由于低能光子容易被吸收,致使X射线束通过物质后高能光子在射线束中所占比率相对变大的缘故。

连续X射线在物质中的衰减规律可用图5-4来说明,最高能量为100keV的连续X射线束,开始时平均能量为40keV,光子数1 000个;在水平通过第一个1cm厚的水层后,光子数衰减了35%,平均能量提高到47keV;在第二个1cm厚的水层中,光子数仅衰减27%,剩下光子中高能光子占的比率更大,平均能量提高到52keV;如此下去,X射线的平均能量将逐渐提高,并接近入射线最大能量。

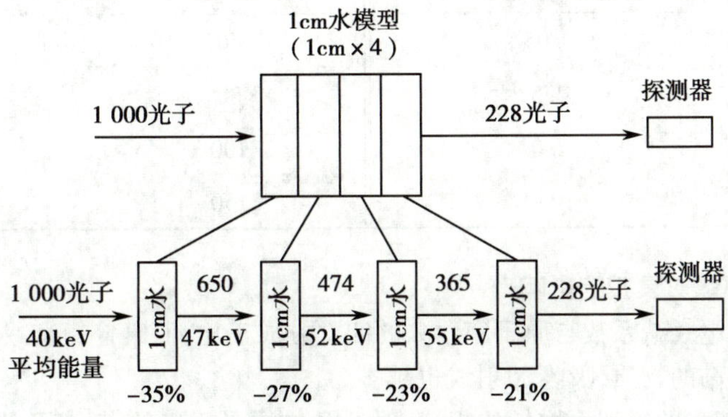


图5-4 连续X射线通过物质时的衰减模型

若将吸收物质的厚度作为横坐标,透射的光子数作为纵坐标,画在半对数坐标中,亦与相同条件下的单能X射线相比较,如图5-5所示,可以看出连续能谱X射线有更大的衰减。

图5-6表示不同厚度的吸收体对X射线能谱的影响。从A到D,厚度依次增加,X射线束相对强度不断地减弱。能谱组成也不断地变化,低能成分减弱很快,高能成分的比率不断增加,X射线的能谱宽度(光子能量范围)逐渐变窄。可以利用X射线的这种衰减特点来调节X射线的质与量。X射线管电压的峰值决定X射线束的光子最大能量,可用滤过的方法,使其线束平均量接近最大能量。可见,X射线管的激发电压与滤过条件是决定X射线束线质的重要条件。

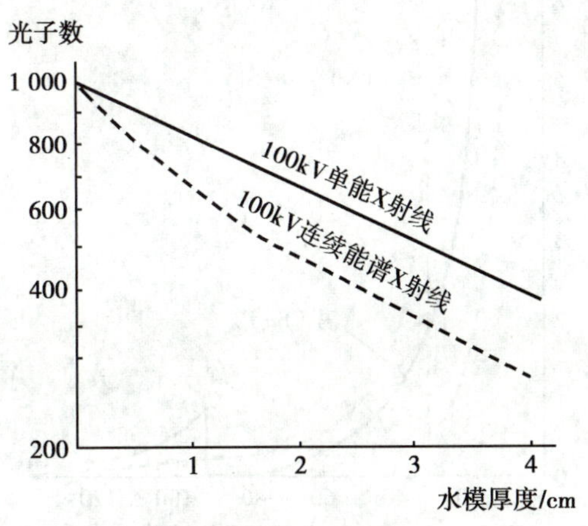


图5-5 连续X射线与单能X射线通过物质时的衰减模型

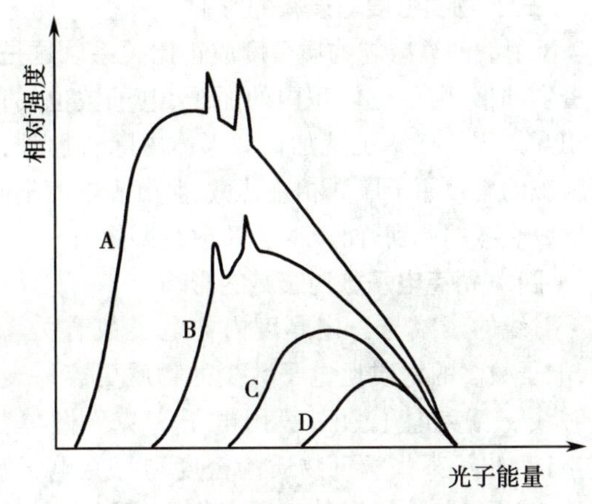


图5-6 连续X射线能谱随吸收物质厚度的变化

## 二、影响X射线衰减的因素

通过对X射线穿过物体时的衰减规律的讨论,可以看出,决定其衰减程度的因素有四个。一是X射线本身的性质,另外三个是吸收物质的性质,即物质的密度,原子序数和每千克物质含有的电子数。

### (一)射线性质对衰减的影响

一般地讲,入射光子的能量越大,X射线的穿透力就越强。在10~100keV能量范围内,X射线与物质间的作用截面,随着入射光子能量的增加而减小,因此线性衰减系数随着入射光子能量的增大而减小,穿过相同的吸收体,射线束的高能成分透射率变大。表5-1给出的是不同能量的单能X射线通过10cm厚的水模型时透过光子的百分数。显然,随着光子能量增加,透过光子所占的百分数亦增加。其中,低能光子绝大部分通过光电效应而被衰减,只有极少数的低能光子透过。随X射线能量的增加,康普顿散射占了优势。这是因为光电衰减系数与X射线能量的三次方成反比,而康普顿衰减系数与X射线的能量一次方成反比。但作为总体效应,不管哪种作用占优势,都可以说,射线能量越高,衰减越少。

表5-1 通过10cm的水单能窄束X射线透过百分数

| 能量/keV | 透过百分数/% | 能量/keV | 透过百分数/% |
|---|---|---|---|
| 20 | 0.04 | 60 | 13.0 |
| 30 | 2.5 | 80 | 16.0 |
| 40 | 7.0 | 100 | 18.0 |
| 50 | 10.0 | 150 | 22.0 |

### (二)物质原子序数对衰减的影响

从第四章可知,光电衰减系数与原子序数Z的四次方成正比,而康普顿衰减系数与原子序数成正比。因此,原子序数越高的物质,吸收X射线也越多。

透射量随入射线能量的增加而增加的规律,对低Z物质是正确的,对高Z物质则不然,当射线能量增加时,透过量还可能突然下降。这种矛盾现象的产生,是由于原子的K边界限吸收造成的。实验表明用能量稍低于88keV的X射线照射1mm厚的铅板,测得透过的光子数占12%;然后将能量调至稍高于88keV,测得透过的光子数几乎为零。这是因为铅的K结合能是88keV,故发生了边界限吸收所致。图5-7显示了铅和锡两条衰减曲线。在锡的K边界吸收限(29keV)处,其质量衰减系数发生突变并超过了82号元素铅。这一反常现象一直延续到88keV(铅的K边界吸收限)。显然,在29~88keV之间,50号元素锡比82号元素铅对X射线具有更强的衰减本领。在诊断X射线能量范围内,锡比铅具有更好的屏蔽防护性能。

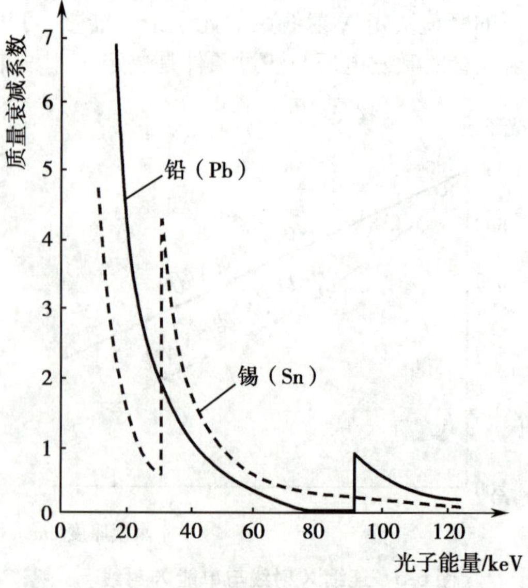

图5-7 铅和锡两条衰减曲线

### (三)物质密度对衰减的影响

X射线的衰减与物质密度成正比关系。这是因为密度加倍,则单位体积内的原子、电子数也加倍,故相互作用的概率也就加倍。人体内除骨骼外,其他组织的有效原子序数相差甚微,但由于密度不同,便形成衰减的差别,而产生了X射线影像。

### (四)每克电子数对衰减的影响

射线的衰减与一定厚度内的电子数有关。显然,电子数多的物质比电子数少的物质更容易衰减X射线。每克电子数一般用电子·克$^{-1}$做单位。表4-1列出了某些常见物质的密度和每克电子数。由表4-1可见,除氢以外的所有物质的每克电子数大致相同。若用电子·克$^{-1}$乘以密度就得到每立方

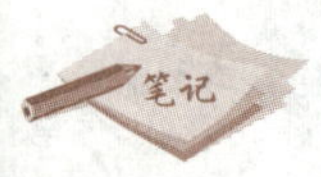

厘米的电子数，即电子数·克$^{-1}$×克·（厘米）$^{-3}$=电子数·（厘米）$^{-3}$。

由于随着原子序数的提高，中子数的增长比电子数的增长要快，所以原子序数高的元素比原子序数低的元素每克电子数要少。

## 三、X 射线的滤过

医用 X 射线属于连续能谱。这种 X 射线通过人体时，绝大部分低能成分都被皮肤和表浅几厘米的组织吸收。由于低能光子不能透过人体，对形成 X 射线影像不起任何作用，但却大大增加了被检者的皮肤照射量。为了获得最佳影像质量，同时尽量减少无用的低能光子对人体皮肤和表浅组织的伤害，就需要根据连续 X 射线在物质中的衰减规律，采用恰当的滤过措施，兼顾应用与防护的双重目的。在 X 射线管出口放置一定均匀厚度的金属，预先把 X 射线束中的低能成分吸收掉，将 X 射线的平均能量提高，这种过程就是所谓滤过，所用的金属片叫滤过板。这如同使用不同网眼的筛子一样，让需要的通过，不需要的筛去。X 射线的滤过分固有滤过和附加滤过两部分。

### （一）固有滤过

X 射线管组装体本身的滤过叫固有滤过。它包括 X 射线管的玻璃管壁、绝缘油、管套上的窗口和不可拆卸的滤过板（图 5-8）。固有滤过一般都用铝当量表示，所谓铝当量（mmAl）是指一定厚度的铝板与其他滤过材料相比较，对 X 射线具有相同的衰减效果，则此铝板厚度（mm）就是该滤过材料的铝当量。一般诊断 X 射线机的固有滤过在 0.5~2mmAl。

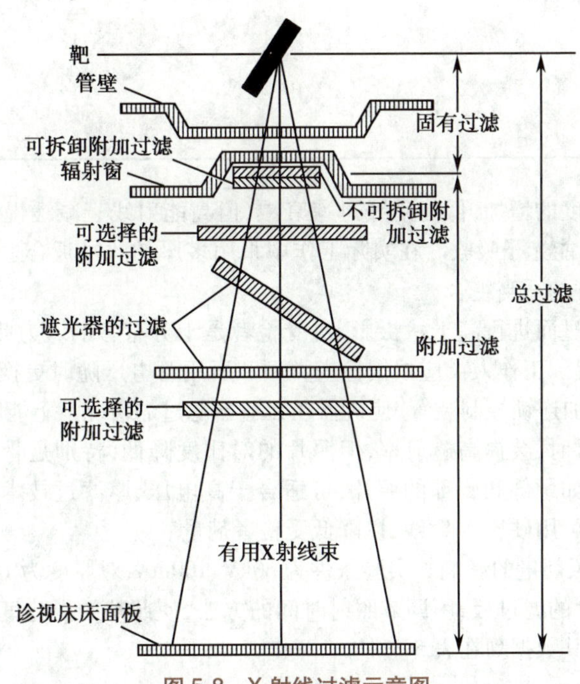


图 5-8　X 射线过滤示意图

个别特殊情况需要使用低滤过 X 射线，因为滤过虽然可以提高 X 射线的平均能量，但却降低了组织的对比度。在一般 X 射线摄影中这种降低无关紧要，但对软组织摄影，若降低对比度就会严重影响照片质量。铍窗口就是为产生低滤过而设计的，由于铍的原子序数（Z=4）低，它比玻璃窗口能透过更多的低能射线。这种 X 射线管具有最小的固有滤过，适于软组织特别是女性乳房的 X 射线摄影和表层放射治疗。

### （二）附加滤过

附加滤过包括用工具可拆卸的附加滤过板、可选择的附加滤过板、遮光器中反光镜和有机玻璃窗的滤过等。

1. 滤过板的选择　理想的滤过板应把一切无用的低能成分吸收掉，而让有用的高能成分全部透过。实际上没有这样的物质，但我们可以选择某种物质使它通过光电作用能大量地吸收低能成分，而高能成分通过时仅有极微量的康普顿散射吸收和光电效应吸收，使绝大部分高能射线通过。在 X 射

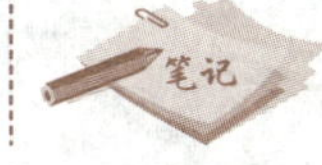

线诊断中通常都用铝和铜作滤过板。铝的原子序数是13，对低能射线是很好的滤过物质；铜的原子序数是29，对高能射线是很好的滤过物质。

应该注意的是，高原子序数物质不能单独作滤过板使用，而应从X射线管窗口由里向外，按滤过板的原子序数由高到低依次排列，组成复合滤过板使用。例如铜不能单独作滤过板，它经常和铝结合为复合滤过板。一个复合滤过板可以包括两层或更多层的不同物质，在使用时高原子序数的铜要面向X射线管，低原子序数的一层铝面向被检者。这是因为光电作用在铜内能产生8keV的特征辐射，这种射线能增加被检者的皮肤照射量，可用铝层把它吸收掉，至于铝的特征辐射只有1.5keV，空气即把它全部吸收。

2. 滤过板的厚度　表5-2为各种能量光子在穿过不同厚度的铝滤过板时，衰减单能光子的百分数。

表5-2　不同厚度的铝滤过板对不同能量的单能X射线衰减的百分数

| 光子能量/keV | 1mm Al | 2mm Al | 3mm Al | 10mm Al |
|---|---|---|---|---|
| 10 | 100 | 100 | 100 | 100 |
| 20 | 58 | 82 | 92 | 100 |
| 30 | 24 | 42 | 56 | 93 |
| 40 | 12 | 23 | 32 | 73 |
| 50 | 8 | 16 | 22 | 57 |
| 60 | 6 | 12 | 18 | 48 |
| 80 | 5 | 10 | 14 | 39 |
| 100 | 4 | 8 | 12 | 35 |

可见，随着滤过板厚度的增加，低能射线迅速衰减，但高能射线衰减缓慢。2mm的铝滤过板能把20keV以下的绝大部分低能光子吸收。在实际工作中采用多厚的滤过板合适，应根据具体检查类型，考虑管电压和滤过板厚度的适当组合。

必须指出，使用低滤过而进行高千伏摄影，对受检者是十分有害的。为此，在X射线机出线口处应设置更换滤过板的装置。工作人员应根据检查类型和所用管电压随时更换附加滤过板的厚度。在X射线机的设计上，应增加连锁控制装置，使机器在无适当滤过的情况下不能曝光，以避免出现差错。

当增加管电压和滤过时，会提高透射率，但照片的对比度降低，特别是骨的对比度减小。当骨的对比度不占重要地位时，如颈部和胸部的照片，可适合于高电压、厚滤过技术。另外，用钡检查时，由于钡本身的对比度高，故可用硬质X射线，以降低受检者剂量。

3. 滤过板厚度对受照剂量的影响　实验条件为60kV、100mA，对厚度为18cm的骨盆模型照相，从零开始依次增加不同厚度的滤过板，用调节照射时间的方法，使照片的黑化度相同。每次都用仪器测出入射皮肤处的照射量，其数据列在表5-3中。

表5-3　滤过板厚度对照射量的影响（60kV、100mA）

| 滤过板厚度/mmAl | 皮肤照射量/（$C \cdot kg^{-1}$） | 照射量下降百分数/% |
|---|---|---|
| 0 | $6.14\times10^{-4}$（2 380mR） | 0 |
| 0.5 | $4.78\times10^{-4}$（1 850mR） | 22 |
| 1.0 | $3.28\times10^{-4}$（1 270mR） | 47 |
| 3.0 | $1.20\times10^{-4}$（465mR） | 80 |

由以上实验数据可见，使用3mm的铝滤过，就可使受检者皮肤照射量下降80%。这一实验事实告诉我们，厚滤过技术对降低受检者剂量的重要意义。

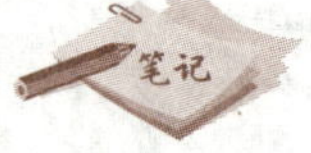


4. 滤过与投照时间　滤过板可有选择地大量吸收低能量光子，但对高能成分也有一定衰减。为弥补这一损失，在X射线摄影中一般采用适当增加照射时间的办法来解决。实验表明采用高千伏、厚滤过摄影虽然照射时间延长了,但受照剂量却大幅度降低了。

5. 楔形或梯形滤过板　在投照部位的厚度相差太多的情况下,会使照片一边黑化度太浓,另一边黑化度太淡,造成诊断困难。为此可使用楔形或梯形滤过板来补偿这种差别,如图 5-9 所示。楔形或梯形滤过板薄的部分吸收的射线较少,使更多的射线通过患者的厚部位。在投照技术中,也经常利用在增感盒内的胶片上盖一层黑纸的方法来调节照片的浓度。例如,肺部一侧有积液,另一侧正常,则可在正常的一侧增感盒内加上一层黑纸,便可使两侧黑化度趋于一致。

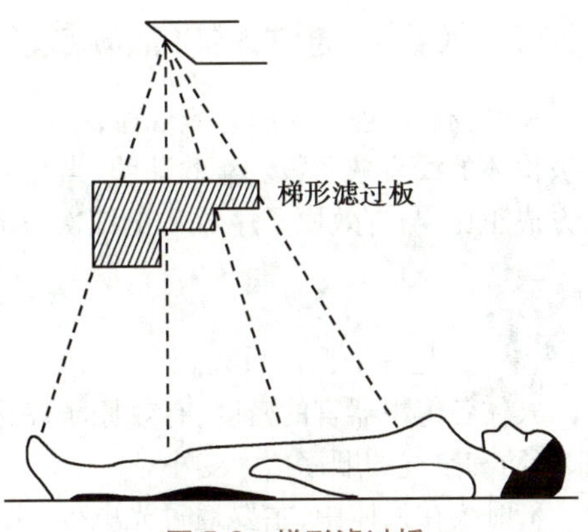

图 5-9　梯形滤过板

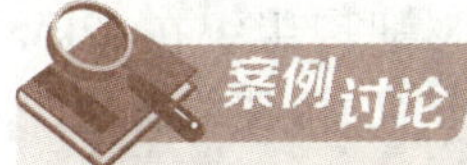


有同学认为,X 射线摄影时加过滤板费时费力,不加也一样。这位同学的想法对吗?

案例讨论

## 第三节　诊断放射学中 X 射线的衰减

X 射线束射入体内,一部分被吸收散射,另一部分通过人体沿原方向传播。透过的 X 光子按特定形式分布,便形成了 X 射线影像。应该看到,透过的光子与衰减的光子都具有同等的重要性。如果全部的光子都透过,则胶片呈现均匀黑色,没有任何影像;如果所有的光子都被吸收,则胶片呈现一片白色,也不能形成影像。因此,X 射线影像是人体的不同组织对射线不同衰减的结果。所以研究 X 射线在人体中的衰减规律,应首先了解人体各组织器官的元素构成、分布、密度及衰减系数等基本情况。

### 一、人体的构成元素和组织密度

人体骨骼由胶体蛋白和钙质组成,其中钙质占 50%~60%[钙质中 $Ca_3(PO_4)_2$ 占 85%;$CaCO_3$ 占 10%;$Mg_3(PO_4)_2$ 占 5%];软组织内水占 75%,蛋白质、脂肪及碳水化合物占 23%,其余 2%是 K、Na、Cl、Fe 等元素。

人体内除少量的钙、磷等中等原子序数的物质外,其余全由低原子序数物质组成。人体吸收 X 射线最多的是由 $Ca_3(PO_4)_2$ 组成的门牙,吸收 X 射线最少的是充满气体的肺。

在研究 X 射线衰减规律时,经常用到有效原子序数($\bar{Z}$)一词,所谓有效原子序数是指在相同照射条件下,1kg 复杂物质与 1kg 单质所吸收的辐射能相同时,则此单质的原子序数(Z)就称为复杂物质的有效原子序数($\bar{Z}$)。在医用诊断 X 射线的能量范围内,有效原子序数的计算公式为

$$\bar{Z}=\left(\sum a_i Z_i^{2.94}\right)^{\frac{1}{2.94}} \tag{5-8}$$

其中,$a_i$ 为第 i 种元素在单位体积中电子数的占有比率,$Z_i$ 为第 i 种元素的原子序数。例如水($H_2O$)中的氧对应的电子数比率为 2.68∶3.34,氢的电子数比率为 0.665∶3.34,氧、氢的原子序数分别为 8 和 1,代入上式可得水的有效原子序数为 7.42。公式(5-8)的近似公式为

$$\bar{Z}=\left(\frac{a_1Z_1^4+a_2Z_2^4+\cdots\cdots+a_nZ_n^4}{a_1Z_1+a_2Z_2+\cdots\cdots+a_nZ_n}\right)^{1/3} \tag{5-9}$$

其中,$a_i$ 为第 i 种元素原子在分子中的原子个数,$Z_i$ 为第 i 种元素的原子序数。例如,氧原子在水分子中的个数为 1,氢原子的个数为 2,代入上式可得到占人体成分大部分的水的有效原子序数为

$$\bar{Z}_{水}=\left(\frac{2\times1^4+1\times8^4}{2\times1+1\times8}\right)^{1/3}=(410)^{1/3}=7.43$$

一些正常人体组织的密度和有效原子序数见表 4-1。

## 二、X 射线通过人体的衰减规律

X 射线通过被检体的衰减规律，一般采用单能宽束 X 射线的指数减弱规律，见式(5-5)。式中的 $\mu$ 为被检体的线衰减系数。实验证明，当光电吸收为主时，被检体的线衰减系数与 X 光子的波长 $\lambda$ 的三次方成正比，与有效原子序数 $\bar{Z}$ 的四次方成正比，还与组织密度 $\rho$ 成正比，即

$$\mu=K\lambda^{3}\bar{Z}^{4}\rho \tag{5-10}$$

式中 $K$ 是一个比例系数。

人体各组织器官的密度、有效原子序数和厚度不同，对 X 射线的衰减程度各异，一般按骨骼、肌肉、脂肪和空气的顺序由大变小。

X 射线在人体中，主要通过光电效应和康普顿效应两种作用形式使其衰减。图 5-10 是以肌肉和骨骼为例，示出对不同能量的 X 射线在两种组织中分别发生两种效应的比率。图 5-10 是以总衰减为 100%，而把两种效应的衰减作为总衰减的一部分描出的曲线。由图 5-10 可见，对肌肉组织在 42kV 时，两种效应各占 50%，在 90kV 时，康普顿效应已占到 90%。骨的有效原子序数较高，由曲线所包围的面积可见，在骨骼中发生光电效应的概率是肌肉的 2 倍。在 73kV 时两种作用概率相等。

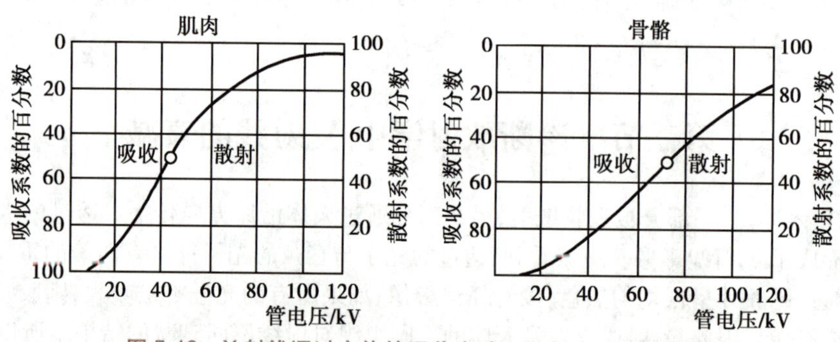


图 5-10 X 射线通过人体的吸收衰减和散射衰减所占比例

表 5-4 列出人体不同组织的线衰减系数。我们应掌握查表方法，并会用表中提供的数据研究问题。

表 5-4 人体不同组织的线衰减系数 $\mu$

| 管电压/kV | 脂肪/$m^{-1}$ | 肌肉/$m^{-1}$ | 骨/$m^{-1}$ |
|---|---|---|---|
| 40 | $0.339\,3\times10^{2}$ | $0.401\,2\times10^{2}$ | $2.443\,4\times10^{2}$ |
| 50 | $0.265\,3\times10^{2}$ | $0.293\,3\times10^{2}$ | $1.417\,9\times10^{2}$ |
| 60 | $0.219\,6\times10^{2}$ | $0.245\,5\times10^{2}$ | $0.967\,7\times10^{2}$ |
| 70 | $0.200\,9\times10^{2}$ | $0.221\,3\times10^{2}$ | $0.734\,2\times10^{2}$ |
| 80 | $0.190\,5\times10^{2}$ | $0.207\,6\times10^{2}$ | $0.604\,7\times10^{2}$ |
| 90 | $0.183\,2\times10^{2}$ | $0.199\,4\times10^{2}$ | $0.540\,8\times10^{2}$ |
| 100 | $0.180\,1\times10^{2}$ | $0.194\,2\times10^{2}$ | $0.486\,5\times10^{2}$ |
| 110 | $0.177\,4\times10^{2}$ | $0.190\,6\times10^{2}$ | $0.453\,0\times10^{2}$ |
| 120 | $0.175\,5\times10^{2}$ | $0.188\,2\times10^{2}$ | $0.429\,8\times10^{2}$ |
| 130 | $0.174\,2\times10^{2}$ | $0.186\,4\times10^{2}$ | $0.413\,2\times10^{2}$ |
| 140 | $0.173\,2\times10^{2}$ | $0.185\,2\times10^{2}$ | $0.401\,0\times10^{2}$ |
| 150 | $0.172\,4\times10^{2}$ | $0.184\,2\times10^{2}$ | $0.391\,8\times10^{2}$ |

现在以手部拍片为例，说明 X 射线在人体不同组织中的衰减差别。先用 40kV X 射线拍片，由表 5-4 查得骨骼是肌肉线衰减系数的 6.1 倍 $\left(\frac{\mu_{骨}}{\mu_{肌肉}}=\frac{2.443\,4\times10^{2}}{0.401\,2\times10^{2}}=6.1\right)$，可见手骨和手部肌肉如此之大的衰减差别，在照片上可呈现高对比度。然后改用 150kV 拍片，这时骨的线衰减系数仅是肌肉的 2.1 倍 $\left(\frac{\mu_{骨}}{\mu_{肌肉}}=\frac{0.391\,8\times10^{2}}{0.184\,2\times10^{2}}=2.1\right)$，其影像对比度将明显下降。这是因为 40kV 时是光电效应为主，而

150kV 时几乎全部是由康普顿效应造成的吸收差别。

## 第四节 X 射线的临床应用

放射线在医学上的广泛应用，给人类带来了巨大的医疗利益，同时也伴随一定危害。了解射线在医学上的应用原理及其发展概况，对在实践中正确应用射线具有重要意义。

### 一、常规 X 射线检查技术

#### （一）X 射线透视

X 射线透视（X-ray fluoroscopy）检查是医学上常用的方法之一。其基本原理是，当一束强度均匀的 X 射线穿过人体时，由于体内不同组织或器官对 X 射线的吸收本领不同，透过人体后的 X 射线就携带了人体内部解剖结构的信息，投射到荧光屏上，就可以显示出肉眼可见的明暗不同的荧光影像。观察和分析这种影像，就能诊断人体组织器官的正常和异常，这就是 X 射线透视。

传统的 X 射线透视，医生和受检者都在暗室近台操作，致使工作人员和受检者都受到过多的 X 射线的照射。采用影像增强器后，可把荧光亮度增强数千倍，用闭路电视在明室观察，视觉灵敏度高，提高了透视的准确性；同时，透射的 X 射线强度大，幅度降低，受检者被 X 射线照射的量大大减少，医生隔室操作，基本不受 X 射线的照射。

X 射线透视不仅可以观察器官的形态，而且可以观察器官的活动情况，是胃肠道造影检查、骨折复位手术、介入放射学等采用的基本方法。由于人体器官透视影像产生重叠、组织密度或厚度差别小等原因，形成的影像存在分辨率不高、不能记录等局限性。

#### （二）传统胶片 X 射线摄影

摄影是 X 射线检查的另一种基本方法。其原理是透过人体带有信息的 X 射线潜影照射在胶片上，致使胶片感光，然后通过显影、定影、脱水等过程便在 X 射线照片上产生 X 射线影像。

X 射线胶片比透视荧光屏分辨率高，因此，X 射线摄影比透视能发现更多有诊断价值的影像，而且可永久保存，便于会诊和复查对比。测试表明一次摄影的剂量不足荧光透视的 1/8。因此，X 射线摄影将逐步取代荧光透视。

将造影剂引入所需要检查的器官或周围组织，使其形成密度或原子序数的明显差别，从而改变与周围器官的对比度，以显示器官的形态和功能。这种利用引入造影剂进行 X 射线检查的方法，称为 X 射线造影检查。

造影剂可分为阳性造影剂和阴性造影剂。阳性造影剂是指有效原子序数大、密度高、能强烈吸收 X 射线的物质。这类造影剂有做胃肠道检查的钡剂（硫酸钡）和做血管造影检查的碘剂等。阴性造影剂是指有效原子序数低、密度小、对 X 射线吸收极弱的空气、氧气和二氧化碳等气体。全身有空腔和管道的部位，都可做造影检查。造影检查扩大了 X 射线的检查范围，但需精心操作，以获得满意的检查结果，并保证患者安全。

PPT：透视与摄影

#### （三）数字化 X 射线成像技术

1. 计算机 X 射线摄影（computed radiography，CR） 是将 X 射线透过人体后的信息记录在影像板（image plate，IP）上，经读取装置读取，再由计算机算出一个数字化图像，复经数字/模拟转换器转换，在荧屏上显示出灰阶图像。

CR 系统由激光扫描仪、影像板和数字图像工作站组成。

用普通 X 射线机对装于暗盒内的 IP 曝光，X 射线穿过被照体到达 IP，形成潜影。激光扫描仪利用激光扫描的原理逐点逐行地将存储在 IP 上的 X 射线影像信号读出来，并转换成数字信号输入到计算机中。在计算机显示器上电信号被重建为可视影像，根据诊断需要对图像进行数字处理。在完成对影像的读取后，由激光扫描仪对 IP 上的残留信号进行消影处理，为下次使用做好准备，IP 的寿命一般在一万次左右。

CR 的优点是：①宽容度大，摄影条件易选择。②可降低投照时的辐射量：CR 可在 IP 获取的信息基础上自动调节放大增益，最大幅度地减少 X 射线曝光量，降低患者的辐射损伤。③影像清晰度较普通片高。④对影像可进行后期处理，对曝光不足或过度的胶片可进行后期补救。⑤可进行图像传输、存储。⑥IP 可重复使用。从目前情况看，CR 的时间分辨率较差，不能满足动态器官结构的显示。

CR与X射线摄影的区别主要表现在以下几点：①由于普通摄影X射线照片的影像受多种因素（发生器、洗片机、定位、技术、暗室条件等）的影响，几乎不可能再现相同的影像，而CR的再现性可达100%，且数字影像可按原始状态或经过处理后的状态在工作站上反复多次打印。②X射线照片不能同时在多个场合观看影像，而CR可在多个场合同时观看影像。③普通摄影影像密度、对比度由kV、mAs和胶片类型决定，对于曝光过度或曝光不足的影像无法进行观看，而对患者重复曝光造成对患者的辐射损害。CR的对比度、亮度可由影像处理参数来控制，既能得到质量高的照片，又可避免重复曝光。④X射线照片受周围环境冷、热、潮湿的影响，胶片保存需要占用大量空间，CR不受环境影响，且存储、提取方便。

2. 直接数字化X射线摄影系统（digital radiography，DR） 是由电子暗盒、扫描控制器、系统控制器、影像监视器等组成，是直接将X射线光子通过电子暗盒转化为数字化图像。

DR除具有与CR相同的优点外，因为是直接摄影，比CR的成像环节少，减少了信息丢失。但DR电子暗盒费用昂贵，还需改装已有的X射线机设备，而CR的IP可重复使用，无需对现有的X射线机进行改造，因此DR比CR费用高。CR系统更适用于X射线平片摄影，DR系统则较适用于透视与点片摄影及造影检查。

3. 数字减影 虽然使用造影剂能使要观察器官的影像密度与周围其他组织影像密度区分开，但得到的影像仍是重叠的。若将使用造影剂前后的两副图像相减，则去掉了没有造影剂部分的图像，得到了有造影剂部分的图像，这就是减影。用计算机进行这种图像的减影处理就是数字减影。数字减影技术在临床上不仅常用于血管造影，即数字减影血管造影（digital subtraction angiography，DSA），也可应用于其他组织或器官。

## 二、介入放射技术

介入放射学（interventional radiology，IVR）是以影像诊断为基础，在医学影像诊断设备（X射线、超声、CT、MRI）的引导下，利用穿刺针、导管及其他介入器材，通过经皮穿刺途径或通过人体原有孔道，插至病变部位进行诊断性造影和治疗，或采集组织进行细胞学及生化检查。

介入放射学是在影像诊断学、选择或超选择性血管造影、细针穿刺和细胞病理学等新技术基础上发展起来的。它包括两个基本内容：①以影像诊断学为基础，利用导管等技术，在影像监视下对一些疾病进行非手术治疗。②在影像监视下，利用经皮穿刺、导管等技术，取得组织学、细菌学、生理和生化资料，以明确病变的性质。

介入放射学在影像医学的引导下，为现代医学诊疗提供了新的给药途径和手术方法。与传统的给药途径和手术方法相比较，具有更直接有效、更简便微创。

介入放射学是20世纪80年代初传入我国，并迅速发展起来的一门融医学影像学和临床治疗于一体的新兴边缘学科，涉及人体消化、呼吸、骨科、泌尿、神经、心血管等多个系统疾病的诊断和治疗。尤其对以往认为不治或难治的病症（各种癌症、心血管疾病），介入放射学开拓了新的治疗途径，且简便、安全、创伤小、合并症少、见效快。它是在影像学方法的引导下采取经皮穿刺插管，对患者进行药物灌注、血管栓塞或扩张成形等"非外科手术"方法诊断和治疗各种疾病。由于其在疾病诊疗方面拥有传统的内、外科学不具备的（具有微创性；可重复性强；定位准确；疗效高、见效快；并发症发生率低；多种技术的联合应用；简便易行）独有特点，其在现代医疗诊治领域已迅速确立了重要地位。介入放射学的发展与普及，使患者有了更多的康复机会，其日益成为人们选择性治疗的首选方法，备受患者关注和欢迎。

0504

PPT：CR与DR

## 三、计算机断层成像技术

X射线计算机体层摄影（computed tomography，CT）是近二十年来迅速发展起来的计算机与X射线相结合的诊断技术。

X-CT是用经过高度准直的窄束X射线，对人体体层面进行扫描。X射线管与探测器作为同步转动的整体，分别位于人体两侧的相对位置。检查中X射线束从各个方向对被探查的断面进行扫描，位于对侧的探测器接收透过断面的X射线，然后将这些X射线信息转变为电信号，再由模拟/数字转换器转换为数字信号输入计算机进行处理，最后由图像显示器用不同的灰度等级显示出来，就成为一幅X-CT图像。

X-CT检查的特点是诊断的准确率高。以往的传统X射线检查，是把复杂的人体结构重叠在一张平片上，无法分清楚细微结构。X-CT是人体的断面图像，它具有不重叠、层次分明、对比度高和密度分辨力强等特点。X-CT使图像信号数字化后，可储存、转录，不仅能观察形态变化，还可提供质变的数

据，使诊断水平明显提高。X-CT 简便、安全、无痛苦。

X-CT 装置发展很快，从发明至今的 20 多年时间里，设备不断更新换代。螺旋 CT 采用滑环技术使 X 射线管连续旋转，连续扫描，在短时间内进行不间断的数据采集，以得到大量信息。先进的 X-CT，成像时间短，计算机后处理技术提高，使得 CT 新技术的开发有了条件，如仿真内窥镜技术及人体器官的再现技术等都是 CT 技术在临床领域的应用。

0505

PPT：X-CT

## 四、利用 X 射线的肿瘤放射治疗技术

电离辐射可用于肿瘤的放射治疗，简称放疗。肿瘤细胞自身分裂繁殖活跃，它对放射线的敏感性比发育成熟的正常细胞大得多。放疗就是利用放射线的这一生物效应特性，再加上适当的控制措施，从而达到抑制和破坏肿瘤组织、最大限度保护正常组织的治疗目的。

皮肤和表浅组织的肿瘤，通常利用低能 X 射线或加速器产生的电子线进行近距离的照射治疗。深部肿瘤多采用医用电子直线加速器产生的高能 X 射线进行治疗。加速器可根据治疗需要调整 X 射线能量，其能量从几个 MeV 到数十个 MeV。

X 刀、γ 刀是以 X-CT、磁共振和血管造影图像为诊断依据，利用计算机进行三维重建、立体定位，制订精确的照射方案，利用医用电子直线加速器产生的高能 X 射线或 $^{60}$Co 产生的 γ 射线作放射源，进行大剂量窄束定向集中照射的技术。它不用手术开颅就能对颅内肿瘤或病灶进行准确的定向照射治疗，并能最大限度地减少正常组织的损伤，是一种高效、精确、无血、无痛的非手术治疗方法。

介入放射学是 X 射线诊断与治疗相结合的一门新技术。它是在 X 射线电视、X-CT 等导向下将穿刺针或导管插入人体某部位进行 X 射线诊断，同时还能取得组织学、细菌学和生物化学的诊断资料，亦可施行简易治疗。

X 射线除本身的治疗作用外，临床上的许多手术和治疗都需要 X 射线技术的帮助。例如，骨折复位、心脏起搏器的安装、体内取石等都离不开 X 射线透视、拍片和 X-CT 检查的配合。

## 本章小结

X 射线在介质中的衰减取决于射线能量、照射野大小、介质的组成与结构。对于单能窄束 X 射线而言，由于不考虑散射线因素，其在介质中的衰减遵循指数规律；对于连续能量及有一定照射野的 X 射线束，射线束的衰减不仅仅要考虑由于介质吸收所造成的射线束平均能量随着射线穿透深度的变化，同时还要考虑 X 射线在介质中产生的散射线变化。由于人体结构的组织不均匀性，X 射线在穿过不同组织、器官时衰减、吸收不同，产生的散射线强度也不同，临床应用 X 射线必需充分考虑各种因素的影响以获得具有良好的空间分辨率及组织密度对比度的医学影像。

扫一扫，测一测

## 思考题

1. 根据宽束连续能量 X 射线衰减的规律，解释临床 X 射线摄影应用滤过板的意义。

2. 根据诊断 X 射线的衰减规律，思考不同肢体部位 X 射线摄影时，为提高影像清晰度及对比度应如何选择 X 射线摄影条件？

（李洪霞）

# 第六章 常用的辐射量与单位

学习目标

1. 掌握：描述辐射场强度的常用辐射量，正确理解照射量、吸收剂量、当量剂量及有效剂量的关系。

2. 了解：辐射测量的意义。

辐射效应的研究和辐射的应用，离不开对辐射的计量，需要有各种辐射量和单位来表征辐射源的特性，描述辐射场的性质，度量辐射与物质相互作用时能量的传递及受照物体内部的变化程度和规律。

X射线发现后首先应用于医学，便沿用医药学中"剂量"一词来描述，于是电离辐射的计量也称辐射剂量。几十年来，各种射线在医学上的应用愈加广泛，辐射剂量学有了很大发展，辐射量和单位的概念也经历了较大演变。

国际上选择和定义辐射量及其单位的权威组织是"国际辐射单位和测量委员会"（international commission on radiological units and measurements，ICRU）。ICRU主要为临床放射学、放射生物学、辐射防护学等领域提出电离辐射量和单位的定义，建议这些量的测量和应用方法以及推荐这一领域内最新的数据和知识。历年来，ICRU发表了许多报告，提出了一系列建议，最近二十年来由于科学技术的迅速发展和实际应用的需要，以及ICRU所做的大量工作，现在已经有了一套较为完善的电离辐射量和单位，对辐射计量的研究发展成为一门专门的学科——辐射剂量学。辐射防护学使用的量和单位也包括在其中。

本章以ICRU报告为基础，介绍常用的辐射量和单位。

## 第一节 描述电离辐射的常用辐射量和单位

电离辐射存在的空间称为辐射场，它是由辐射源产生的，如X线机产生的X线场和放射性核素产生的射线场。在射线的应用过程中我们需要定量了解、分析射线在辐射场中的分布，这种分布既可以用粒子注量、能量注量等描述辐射场性质的量来直接表示，也可以用照射量来间接表示。

### 一、描述辐射场性质的量

#### （一）粒子注量

图6-1所示的是一个非平行辐射场的情况。假若从辐射场中某点P为中心划出一个小的球形区域，由图可见，粒子可以从各个方向进入球体。如球体（通过球心P的）截面积为$da$，从各个方向进入该小球体的粒子的总数为$dN$，则$dN$除以$da$而得的商，即定义为辐射场P点处的粒子注量$\Phi$。有

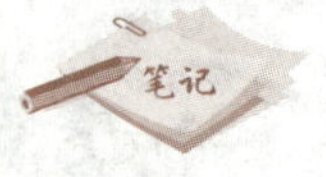

PPT：粒子注量

$$\Phi=\frac{\mathrm{d}N}{\mathrm{d}a} \tag{6-1}$$

可见粒子注量就是进入具有单位截面积的小球的粒子数。

在单向平行辐射场的特殊情况下，粒子的注量等于通过与辐射进行方向垂直的单位面积的粒子数。粒子注量的国际单位(SI)是米$^{-2}$($m^{-2}$)。

实际遇到的辐射场，其中每个粒子不可能都具有相同的能量。即使从辐射场出发时其初始能量相同(单能)，但进入物质后，由于相互作用，其能量逐渐减少，最后为零。因此辐射场任何一点，其射线粒子具有从 $E_{max}$ 到0的各种可能能量，此时，粒子注量计算公式为

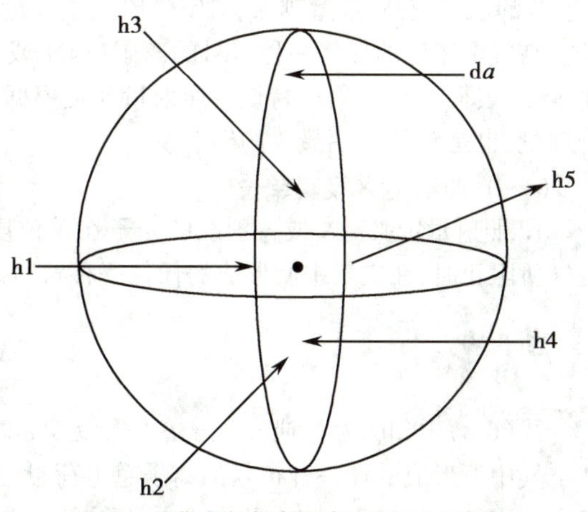

图 6-1 非平行辐射场粒子注量示意图

$$\Phi=\int_0^{E_x}\Phi_E\mathrm{d}E \tag{6-2}$$

式中，$\Phi_E$ 表示单位能量间隔内的粒子注量，它等于进入小球的能量介于 $E$ 和 $E+\mathrm{d}E$ 之间的粒子数除以该球体的截面积所得的商。

在辐射防护中，常用粒子注量率 $\phi$ 表示单位时间内进入单位截面积的球体内的粒子数，即

$$\phi=\frac{\mathrm{d}\Phi}{\mathrm{d}t} \tag{6-3}$$

### (二)能量注量

除了用粒子数目，还可以用通过辐射场中某点的粒子的能量来表征辐射场的性质，即能量注量。它用于计算间接致电离辐射在物质中发生的能量传递以及物质对辐射的吸收。

能量注量 $\Psi$，是指进入单位截面积小球的所有粒子能量(不包括静止能量)的总和。

PPT：能量注量

如果进入截面积为 $\mathrm{d}a$ 的球体内的所有粒子的能量总和为 $\mathrm{d}E_{fL}$，则能量注量为

$$\Psi=\frac{\mathrm{d}E_{fl}}{\mathrm{d}a} \tag{6-4}$$

能量注量的 SI 单位是"焦耳·米$^{-2}$"($J\cdot m^{-2}$)。

对于平行的辐射场，能量注量 $\Psi$ 可定义为通过与粒子运动方向垂直的单位面积的粒子能量的总和。

同样，能量注量率可定义为单位时间内进入单位截面积小球内的所有粒子能量总和。即

$$\psi=\frac{\mathrm{d}\Psi}{\mathrm{d}t} \tag{6-5}$$

### (三)能量注量和粒子注量的关系

能量注量与粒子注量都是描述辐射场性质的辐射量，前者是通过辐射场中某点的粒子能量，后者是通过辐射场中某点的粒子数，显然如果能知道每个粒子的能量 $E$，即可将能量注量和粒子注量联系起来。

$$\Psi=\Phi\cdot E \tag{6-6}$$

若辐射场不是单能的，且粒子能量具有谱分布时，则辐射场某点的能量注量为

$$\Psi=\int_0^{E_x}\Phi_E\mathrm{d}E \tag{6-7}$$

## 二、照射量

X 或 γ 射线与空气发生相互作用时产生次级电子，这些次级电子会进一步与空气作用导致空气电离，从而产生大量正负离子。次级电子在电离空气的过程中，最后全部损失了本身的能量。X 或

笔记

γ 射线的能量越高、数量越大，对空气电离本领越强，被电离的总电荷量也就越多。因此，可用次级电子在空气中产生的任何一种符号的离子(电子或正离子)的总电荷量，来反映 X 或 γ 射线对空气的电离本领，表征 X 或 γ 射线特性。照射量就是根据其对空气电离本领的大小来度量 X 或 γ 射线的一个物理量，也是 X 线沿用最久的辐射量。

### (一) 照射量 X 及其单位

1. 照射量定义　X 或 γ 射线的光子在单位质量空气中产生出来的所有次级电子，当它们完全被空气所阻止时，在空气中所形成的任何一种符号离子的总电荷量的绝对值。即

$$X=\frac{\mathrm{d}Q}{\mathrm{d}m} \tag{6-8}$$

式(6-8)中，d$Q$ 为 X 或 γ 光子在质量为 d$m$ 的空气中，产生的全部次级电子均被阻止于空气中时，在空气中所形成的任一种符号的离子总电荷量的绝对值。根据照射量的定义可知：d$Q$ 并不包括在所考察的空气 d$m$ 中释放出来的次级电子所产生的轫致辐射被吸收后而产生的电离电量；照射量是一个从射线对空气的电离本领角度说明 X 或 γ 射线在空气中的辐射场性质的量，它不能用于其他类型的辐射(如中子或电子束等)，也不能用于其他的物质(如组织等)。

由于照射量的基准测量中存在着某些目前无法克服的困难，它只适用于射线能量在 10keV 到 3MeV 的射线。

2. 照射量的单位　照射量的 SI 单位为库仑·千克$^{-1}$(C·kg$^{-1}$)，没有专用名称。仍在沿用的照射量的专用单位为伦琴，用符号 R 表示。

$$1\mathrm{R}=2.58\times10^{-4}\mathrm{C\cdot kg^{-1}}$$

因而，$1\mathrm{C\cdot kg^{-1}}=3.877\times10^{3}\mathrm{R}$

### (二) 照射量率 $\dot{X}$ 及其单位

单位时间内照射量的增量称为照射量率，用字母 $\dot{X}$ 表示。定义为 d$X$ 除以 d$t$ 所得的商，即

$$\dot{X}=\frac{\mathrm{d}X}{\mathrm{d}t} \tag{6-9}$$

式中，d$X$ 为时间间隔 d$t$ 内照射量的增量。

照射量率 $\dot{X}$ 的 SI 单位为库仑·千克$^{-1}$·秒$^{-1}$(C·kg$^{-1}$·s$^{-1}$)。其过去沿用至今的专用单位是伦琴，或其倍数，或其分倍数除以适当的时间而得的商，如伦·秒$^{-1}$(R·s$^{-1}$)、伦·分$^{-1}$(R·min$^{-1}$)、毫伦·时$^{-1}$(mR·h$^{-1}$)等。

0.3cm$^3$ 空气体积，标准状态下其中包含的空气质量是 0.388mg，若被 X 线照射 5min，在其中产生的次级电子在空气中形成的正离子(或负离子)的总电荷量为 $10\times10^{-9}$C。此时，被照空气处的 X 射线照射量和照射量率各是多少？

根据题意已知：d$m$=0.388mg=$3.88\times10^{-7}$kg，d$Q$=$10\times10^{-9}$C，d$t$=5min

所以照射量 $X$ 及照射量率 $\dot{X}$ 分别为：

$$X=\frac{\mathrm{d}Q}{\mathrm{d}m}=\frac{10\times10^{-9}}{3.88\times10^{-7}}\mathrm{C\cdot kg^{-1}}=2.58\times10^{-2}\mathrm{C\cdot kg^{-1}}$$

$$\dot{X}=\frac{\mathrm{d}X}{\mathrm{d}t}=\frac{2.58\times10^{-2}}{5}\mathrm{C\cdot kg^{-1}\cdot min^{-1}}=5.16\times10^{-3}\mathrm{C\cdot kg^{-1}\cdot min^{-1}}$$

案例讨论

## 三、比释动能

照射量是以电离电量的形式间接反映 X 或 γ 射线在空气中的辐射强度的量，它不能反映出射线

在吸收介质中能量的转移过程。射线的吸收及其引起的效应直接取决于射线在介质中的能量转移，当间接致电离辐射与物质相互作用时，首先是间接致电离粒子将能量传递给直接致电离粒子，然后直接致电离粒子在物质中引起电离、激发，粒子能量最后被物质所吸收。辐射剂量学中以比释动能描述间接致电离粒子与物质相互作用时，传递给直接致电离粒子的能量。

### （一）比释动能 $K$ 及单位

1. 比释动能 $K$　比释动能是指间接致辐射与物质相互作用时，在单位质量物质中由间接致辐射所产生的全部带电粒子的初始动能之总和。即

$$K=\frac{\mathrm{d}E_{tr}}{\mathrm{d}m} \tag{6-10}$$

式中，$\mathrm{d}E_{tr}$ 为间接致电离辐射在指定物质的体积元 d$m$ 内，释放出来的全部带电粒子的初始动能总和，单位为焦耳(J)。d$m$ 为所考虑的体积元内物质的质量，单位为千克(kg)。

2. 比释动能的单位　比释动能的 SI 单位是焦耳·千克$^{-1}$(J·kg$^{-1}$)，并给以专名“戈瑞”，简称“戈”，以“Gy”记之。以此纪念为测量吸收剂量而奠定空腔电离理论的科学家 H. Gray。

$$1\mathrm{Gy}=1\mathrm{J}\cdot\mathrm{kg}^{-1}$$

同样，亦有毫戈瑞(mGy)、微戈瑞(μGy)等，其间关系为：

$$1\mathrm{Gy}=10^{3}\mathrm{mGy}=10^{6}\mu\mathrm{Gy}$$

例如，物质中某点的比释动能为 1 戈瑞时，即表示由间接致辐射在这一点处单位质量的物质(如处在空气中的小块组织)中，传递给直接致电离粒子(如电子)的初始功能的总和为 1 焦耳·千克$^{-1}$。

### （二）比释动能率 $\dot{K}$ 及其单位

间接致电离辐射单位时间在介质中产生的比释动能称为比释动能率，用字母 $\dot{K}$ 表示。即

$$\dot{K}=\frac{\mathrm{d}K}{\mathrm{d}t} \tag{6-11}$$

式中，d$K$ 为比释动能在时间间隔 d$t$ 内的增量。

比释动能率的 SI 单位是戈瑞或其倍数，或其分倍数除以适当的时间单位而得的商，如戈·秒$^{-1}$(Gy·s$^{-1}$)、毫戈·时$^{-1}$(mGy·h$^{-1}$)等。

## 四、吸收剂量

比释动能所描述的是间接致电离辐射在介质中转移给次级带电粒子的能量，次级带电粒子的能量一部分用于电离、激发，另一部分转化为轫致辐射。射线所引起的各种效应只与其在介质中用于电离和激发的能量有关，这部分能量是射线真正在介质中所“沉积”的能量，射线在介质中“沉积”的能量越多，即介质吸收的辐射能量越多，则由辐射引起的效应就越明显。辐射剂量学以“吸收剂量”来衡量物质吸收辐射能量的多少，并以此研究能量吸收与辐射效应的关系。

### （一）吸收剂量 $D$ 及其单位

1. 吸收剂量　辐射所授予单位质量介质 d$m$ 中的平均能量 $\mathrm{d}E_{en}$ 定义为吸收剂量。即

$$D=\frac{\mathrm{d}E_{en}}{\mathrm{d}m} \tag{6-12}$$

式中，$\mathrm{d}E_{en}$ 为平均授予能。它表示进入介质 d$m$ 的全部带电粒子和不带电粒子能量的总和，与离开该体积的全部带电粒子和不带电粒子能量总和之差，再减去在该体积内发生任何核反应所增加的静止质量的等效能量。

授予某一体积内物质的平均能量越多，则吸收剂量越大。不同物质吸收辐射能的本领是不同的。因此讨论吸收剂量，必须说明是什么物质的吸收剂量。

2. 吸收剂量的单位　吸收剂量的 SI 单位是焦耳·千克$^{-1}$(J·kg$^{-1}$)，其专名与比释动能的单位相同，同为“戈瑞”，简称“戈”，以“Gy”记之。

放射治疗剂量学中，在计算患者剂量和处方剂量时，为了方便起见，通常使用厘戈瑞（cGy）作为吸收剂量单位，1Gy＝100cGy。

暂时沿用的专用单位是拉德，其符号为“rad”。

$$1\text{rad}=10^{-2}\text{Gy}$$

应该强调，以戈瑞为单位的吸收剂量适用于任何电离辐射及受到照射的任何物质。

### （二）吸收剂量率 $\dot{D}$ 及其单位

各种电离辐射的生物效应，不仅与吸收剂量的大小有关，还与吸收剂量的速率有关，因此引入吸收剂量率的概念。一般说来，吸收剂量率（$\dot{D}$）表示单位时间内吸收剂量的增量。即

$$\dot{D}=\frac{\mathrm{d}D}{\mathrm{d}t} \tag{6-13}$$

式中 $\dot{D}$ 为吸收剂量率。其SI单位用焦耳·千克$^{-1}$·秒$^{-1}$（$\text{J}\cdot\text{kg}^{-1}\cdot\text{s}^{-1}$）表示，其专名为戈·秒$^{-1}$（$\text{Gy}\cdot\text{s}^{-1}$）。

吸收剂量率的单位亦可用戈或其倍数，或其分倍数除以适当的时间而得的商表示，如毫戈·时$^{-1}$（$\text{mGy}\cdot\text{h}^{-1}$）、戈·时$^{-1}$（$\text{Gy}\cdot\text{h}^{-1}$）、戈·分$^{-1}$（$\text{Gy}\cdot\text{min}^{-1}$）等。

质量为0.2g的物质，10s内吸收电离辐射的平均能量为100erg（尔格），求该物质的吸收剂量和吸收剂量率。

根据题意已知：$\mathrm{d}m=0.2\text{g}=2\times10^{-4}\text{kg}$，$\mathrm{d}E_{en}=100\text{erg}=10^{-5}\text{J}$，$\mathrm{d}t=10\text{s}$

则该物质的吸收剂量和吸收剂量率为：

$$D=\frac{\mathrm{d}E_{en}}{\mathrm{d}m}=\frac{10^{-5}}{2\times10^{-4}}\text{Gy}=0.05\text{Gy}=50\text{mGy}$$

$$\dot{D}=\frac{\mathrm{d}D}{\mathrm{d}t}=\frac{50}{10}\text{mGy}\cdot\text{s}^{-1}=5\text{mGy}\cdot\text{s}^{-1}$$

## 五、吸收剂量、比释动能及照射量之间的关系和区别

以上给出了辐射剂量学中三个比较重要的辐射量：吸收剂量 $D$、比释动能 $K$ 和照射量 $X$。照射量是以间接的方式反映辐射场强度，而吸收剂量和比释动能则是从射线能量转移的角度反映物质在与射线相互作用时，物质所吸收的射线能量。它们之间既相互关联，又有本质区别。

### （一）带电粒子平衡

对于辐射剂量学，带电粒子平衡是一个重要概念。为叙述方便，这里以“电子平衡”为例进行讨论。

设有一束X或γ射线在空气中通过，如图6-2所示。将空气体积分成1、2、3、4…若干等份，设光子束在每个等份空气中产生的次级电子的射程为3层，每个次级电子的能量相同，次级电子在每一层中产生6个电离粒子。每个电离粒子的能量相同。由图6-2可见，在第一层中电离粒子只有6个，第二层中则有12个，第三层达到18个。假设光子束在介质中没有衰减，从第三层开始，前层进入到该层的次级电子数等于该层出射的次级电子数，进入到该层的电离粒子（电离电量）等于产生于该层的次级电子在本层以外产生的电离粒子（电离电量），这种现象称之为带电粒子平衡。如果进行照射量测量，选择第一层作为测量体积，这时该体积内产生的次级电子并没有全部消耗在该体积中，而是在第二层、第三层也产生了电离粒子，由此，在该体积内测量的电离电量就不能反映照射量的定义。如果将测量体积选在第三层或以后各层，从图中可见，进入到该层内的次级电子等于从该层中出射的次级电子数量。收集该层中的电离电量则可反映该处照射量。设 $\mathrm{d}E_{\mathrm{en}}$ 为介质中某体元吸收的能量，$\mathrm{d}E_{\mathrm{tr}}$ 为射线转移给该体元的能量，$\mathrm{d}E_{\mathrm{out}}$ 为次级电子从体元中带出的能量，$\mathrm{d}E_{\mathrm{in}}$ 为体元外产生的次级电子带入体元的能量，则

$$\mathrm{d}E_{\mathrm{en}}=\mathrm{d}E_{\mathrm{tr}}-\mathrm{d}E_{\mathrm{out}}+\mathrm{d}E_{\mathrm{in}}$$

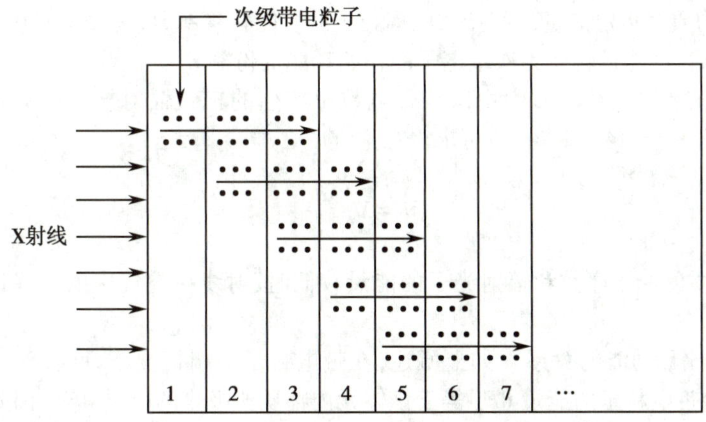


图 6-2　X 射线所致带电粒子平衡示意图

当达到“电子平衡”时

$$dE_{out}=dE_{in}\text{，则有}$$

$$dE_{en}=dE_{tr}$$

从以上分析可见，达到带电粒子平衡的条件是：在介质中体元周围的辐射场是均匀的，且体元周围的介质厚度等于或大于次级带电粒子在该介质中的最大射程。

### （二）比释动能和吸收剂量随物质深度的变化

根据带电粒子平衡条件，物质表面的任意点不存在带电粒子平衡，因此，对介质表面（或表层）一点，射线转移给介质的能量要大于介质在该点真正吸收的能量，所以吸收剂量小于比释动能。随着介质深度的增加，起源于浅层的次级电子越来越多地进入考察点，使其吸收剂量急剧增加，当深度等于带电粒子的最大射程时，达到了电子平衡，吸收剂量就等于比释动能，此时，吸收剂量达到最大值。如果入射辐射在物质中的衰减可以忽略，比释动能为恒值，这种平衡将在更深的深度上保持下去，如图 6-3（a）所示。假若入射辐射在物质中有衰减，在平衡厚度以后，将出现吸收剂量大于比释动能，且均按指数规律成一定比例减少，如图 6-3（b）所示。

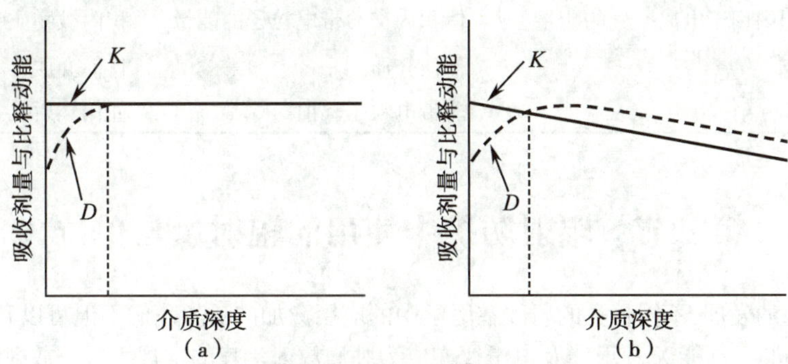


图 6-3　吸收剂量与比释动能随介质深度变化的相对关系

### （三）照射量、吸收剂量与比释动能的相互关系

1. 照射量与比释动能的关系　对于单能 X 或 γ 射线，空气中某点的照射量 X 与同一点上的能量注量 $\Psi$ 有如下关系

$$X=\Psi\cdot\frac{\mu_{en}}{\rho}\cdot\frac{e}{\omega} \tag{6-14}$$

式中，$\mu_{en}/\rho$ 表示对于给定的单能 X 或 γ 射线，空气的质能吸收系数；$e$ 为离子的电荷，$e=1.602\ 1\times10^{-19}$C；$\omega$ 为带电粒子在空气中每形成一个离子对消耗的平均能量，$\omega=33.85$eV。

对于一种给定的单能间接致电离辐射，辐射场中某点的比释动能 $K$ 与能量注量 $\Psi$ 之间存在下列关系

$$K=\Psi\cdot\frac{\mu_{tr}}{\rho} \tag{6-15}$$

式中，$\mu_{tr}/\rho$ 是物质对指定能量的间接致电离粒子的质能转移系数，它表示间接致电离粒子在物质穿行单位长度路程时，其能量转变为次级电子的初始动能的份额。

在带电粒子平衡及射线在介质中由次级带电粒子产生的韧致辐射损失的能量忽略不计的前提下，$\mu_{tr}/\rho=\mu_{en}/\rho$，由公式(6-14)和(6-15)可求得在空气中

$$K=X\cdot\frac{\omega}{e} \tag{6-16}$$

一般在吸收物质的原子序数和辐射光子的能量较低时，射线在空气中的比释动能及照射量可用上式表达。

2. 吸收剂量与比释动能的关系　如上所述，在带电粒子平衡情况下，间接致电离辐射在质量为 $\mathrm{d}m$ 内的物质中交给带电粒子的能量 $\mathrm{d}E_{tr}$ 等于该体元内物质所吸收的能量 $\mathrm{d}E_{en}$，因此

$$D=\frac{\mathrm{d}E_{en}}{\mathrm{d}m}=\frac{\mathrm{d}E_{tr}}{\mathrm{d}m}=K$$

上式表明，在带电粒子平衡的条件下，不考虑带电粒子因韧致辐射的产生而损耗的能量，吸收剂量等于比释动能。不过，带电粒子的一部分能量有可能转变为韧致辐射而离开质量元 $\mathrm{d}m$，此时虽存在带电粒子平衡，但吸收剂量并不等于比释动能。这时候两者的关系为：

$$D=K(1-g)$$

其中，$g$ 是带电粒子能量转化为韧致辐射的份额。然而，除了高能电子外，一般韧致辐射所占的份额 $g$ 都是很小的，可忽略不计。

3. 照射量、比释动能和吸收剂量间的区别　照射量、比释动能和吸收剂量是概念完全不同的辐射量，三个量之间在相同的条件下又存在着一定的关系，但又有着本质的区别，主要体现在它们在剂量学中的含义和适用范围上，表6-1列出了三个辐射量之间的区别。

表 6-1　照射量、比释动能和吸收剂量间区别对照表

| 辐射量 | 照射量 | 比释动能 | 吸收剂量 |
|---|---|---|---|
| 剂量学含义 | 表征 X、γ 射线在所关心的体积内用于电离空气的能量 | 表征非带电粒子在所关心的体积内交给带电粒子的能量 | 表征任何辐射在所关心的体积内被物质吸收的能量 |
| 适用介质 | 空气 | 任何介质 | 任何介质 |
| 适用辐射类型 | X、γ 射线 | 非带电粒子辐射 | 任何辐射 |

## 第二节　辐射防护中使用的辐射量与单位

随着科学技术的发展，不同种类的射线在医学中的应用愈加广泛。我们不但可以利用 X 射线进行医学影像学的检查，同时，高能 X、γ 射线及电子线亦成为肿瘤放射治疗的常规手段。放射线的广泛使用，不可避免地带来了被检者和工作人员的防护问题，定量测量、表述被照个人及受检群体实际受到的或可能受到的辐射照射，成为辐射防护中一个重要的问题，由于不同生物组织、不同种群、不同器官对射线的反应灵敏性不同，使用上一节中所定义的描述辐射的量不足以表达射线对生物组织的损伤。为此，在辐射防护中使用的辐射量必须同时考虑不同种类的射线在不同组织中所产生的生物效应的影响。

### 一、当量剂量

#### （一）当量剂量 $H_T$ 及单位

尽管吸收剂量可以用来说明生物体所受照射时吸收的射线能量，但被吸收的辐射剂量与引起某些已知的生物效应的危险性往往不能等效。这是因为当辐射类型与其他条件发生变化时，某一生物辐射效应与吸收剂量之间的关系也将随之发生改变。因此，必须对吸收剂量进行加权，使修正后的吸收剂量比单纯的吸收剂量能更好地同辐射所致有害效应的概率或严重程度相联系。在辐射防护中，将个人或集体实际接受的或可能接受的吸收剂量根据组织生物效应加权修正，经修正后的吸收剂量

在放射防护中称之为当量剂量。

对于某种辐射 R 在某个组织或器官 T 中的当量剂量 $H_{T \cdot R}$ 可由下列公式给出

$$H_{T \cdot R}=w_R \cdot D_{T \cdot R} \tag{6-17}$$

式中，$w_R$ 为与辐射 R 能量相关的吸收剂量修正因子，也叫作辐射权重因子；$D_{T \cdot R}$ 为辐射 R 在组织或器官 T 中产生的平均吸收剂量。

需要说明的是：在辐射防护中，我们感兴趣的往往不是受照体某点的吸收剂量，而是某个器官或组织吸收剂量的平均值。$w_R$ 正是用来对某器官或组织的平均吸收剂量进行修正的。

由于 $w_R$ 无量纲，因此当量剂量的 SI 单位与吸收剂量相同，即焦耳·千克$^{-1}$（$J \cdot kg^{-1}$），其专名是希沃特（Sv）（表 6-2）。$1Sv=1J \cdot kg^{-1}$。

**表 6-2　辐射权重因子 $w_R$**

| 辐射类型 | 能量范围 | 辐射权重因子 $w_R$ |
|---|---|---|
| 光子 | 所有能量 | 1 |
| 电子和 μ 子 | 所有能量 | 1 |
| 中子 | <10keV | 5 |
| | 10~100keV | 10 |
| | 100keV~2MeV | 20 |
| | 2~20MeV | 10 |
| | >20MeV | 5 |
| 质子 | >2MeV | 5 |

当辐射场由具有不同 $w_R$ 值的不同类型和/或不同能量的辐射构成时，组织或器官 T 总的当量剂量为各辐射在该组织或器官上形成的当量剂量的线性叠加，即

$$H=\sum_R w_R \cdot D_{T \cdot R} \tag{6-18}$$

某工作人员全身同时均匀受到 X 射线和能量在 10~100keV 范围的中子照射，其中 X 射线的吸收剂量为 10mGy，中子的吸收剂量为 3mGy。根据式（6-18），该工作人员所吸收的当量剂量：

$$H=\sum_R w_R \cdot D_{T \cdot R}=w_X \cdot D_X+w_n \cdot D_n=(1\times10+10\times3)\text{mSv}=40\text{mSv}$$

由于中子的辐射权重远大于 X 射线，因此受到混合辐射照射时当量剂量主要由中子贡献，由此可见即使接收相同的吸收剂量，辐射种类不同对受照者产生的生物学影响也是不同的。

### （二）当量剂量率及单位

当量剂量率（$\dot{H}$）是指单位时间内组织或器官 T 所接受的当量剂量。若在 d$t$ 时间内，当量剂量的增量为 d$H_T$，则当量剂量率

$$\dot{H}_T=\frac{dH_T}{dt} \tag{6-19}$$

当量剂量率的 SI 单位为希沃特·秒$^{-1}$（$Sv \cdot s^{-1}$）。

## 二、有效剂量

当量剂量是不同射线类型对组织或器官形成辐射危害的度量，但是两种不同组织或器官即使吸收的当量剂量相同，其所产生的生物学效应也有可能完全不同。因为不同组织或器官对辐射的敏感程度是不同的。因此在辐射防护领域中我们必须考虑使用（引入）一个能够反映辐射对生物体损害的辐射量来描述辐射所产生的“损害效应”的大小。

### （一）辐射效应的危险度

辐射对人体的损害按照国际放射防护委员会(international commission on radiation protection, ICRP)划分标准:受小剂量、低剂量率辐射的人群,引起的辐射损害主要是随机性效应(严重遗传性疾患和辐射诱发的各种致死癌症),而且假定随机性效应发生的概率与剂量存在着线性无阈的关系,并用危险度因子来评价辐射引起的随机性效应的危险程度。

危险度(或称危险度系数)即器官或组织接受单位当量剂量(1Sv)照射引起随机性损害效应的概率。辐射致癌的危险度是用死亡率来表示的;辐射致遗传损害的危险度是用严重遗传疾患的发生率来表示的。ICRP 所规定的组织器官危险度的数值列于表 6-3 中。

表 6-3　人体器官或组织的危险度

| 组织 | 辐射效应 | 危险度/$Sv^{-1}$ | 组织 | 辐射效应 | 危险度/$Sv^{-1}$ |
|---|---|---|---|---|---|
| 性腺 | 遗传效应 | $4\times10^{-3}$ | 甲状腺 | 甲状腺癌 | $5\times10^{-4}$ |
| 乳腺 | 乳腺癌 | $2.5\times10^{-3}$ | 骨表面 | 骨癌 | $5\times10^{-4}$ |
| 红骨髓 | 白血病 | $2\times10^{-3}$ | 其余组织* | 癌 | $5\times10^{-3}$ |
| 肺 | 肺癌 | $2\times10^{-3}$ | 合计 | | $1.65\times10^{-2}$ |

*:其余组织中不包括手、前臂、足、踝、皮肤和眼晶体。胃肠道受照时,胃、小肠、大肠上段、大肠下段分别作为四个单独的器官。

可见均为 1Sv 当量剂量,对于不同的器官和组织,辐射效应的危险度是不同的。为了表征不同器官和组织在受到相同当量剂量情况下,对人体导致有害效应的严重程度的差异,引进了一个表示相对危险度的权重因子 $w_T$,即

$$w_T=\frac{\text{组织 T 接受 1Sv 时的危险度}}{\text{全身均匀受照 1Sv 时的总危险度}}$$

不同组织或器官,其危险度权重因子不同,其值列于表 6-4。

表 6-4　不同组织或器官的辐射危险度权重因子 $w_T$

| 组织 T | $w_T$ | 组织 T | $w_T$ |
|---|---|---|---|
| 性腺 | 0.20 | 甲状腺 | 0.05 |
| 乳腺 | 0.05 | 骨表面 | 0.01 |
| 红骨髓 | 0.12 | 其余组织* | 0.05 |
| 肺 | 0.12 | 合计 | 1.00 |

*:选取其他五个接受最高当量剂量的器官或组织;每一个的 $w_T$ 取作 0.06;所有其他剩下的器官或组织照射可忽略不计。

### （二）有效剂量 $E$

对放射性工作人员来讲,其在工作中身体所受的任何照射,几乎总是不止涉及一个组织,为了计算所受到照射的组织带来的总危险度,评价辐射对其所产生的危害,针对辐射产生的随机性效应引进有效剂量 $E$。

$$E=\sum_T w_T\cdot H_T \tag{6-20}$$

式中,$H_T$ 为组织 T 受到的当量剂量;$w_T$ 为组织 T 的权重因子。

可见,有效剂量是以辐射诱发的随机性效应的发生率为基础,表示当身体各部分受到不同程度照射时,对人体造成的总的随机性辐射损伤。

因为 $w_T$ 没有量纲,所以有效剂量 $E$ 的单位和当量剂量 $H$ 的单位一样。

[例]　某次胸部检查(胸片或胸透)患者各组织器官受到的当量剂量(mSv)见表 6-5,试比较患者接受的有效剂量。

表 6-5　器官剂量/mSv

| 当量剂量及危险度权重因子 | 性腺 | 乳腺 | 红骨髓 | 肺 | 甲状腺 | 骨表面 | 其余组织 |
|---|---|---|---|---|---|---|---|
| $H_{胸片}$ | 0.01 | 0.06 | 0.25 | 0.05 | 0.08 | 0.08 | 0.11 |
| $H_{胸透}$ | 0.15 | 1.30 | 4.1 | 2.3 | 0.16 | 2.6 | 0.85 |
| $w_T$ | 0.20 | 0.05 | 0.12 | 0.12 | 0.05 | 0.01 | 0.30 |

解：利用式(6-20)有

$$E_{胸片}=(0.20\times0.01+0.05\times0.06+0.12\times0.25+0.12\times0.05+0.05\times0.08+0.01\times0.08+0.30\times0.11)\text{mSv}$$
$$=0.0788\text{mSv}$$

$$E_{胸透}=(0.20\times0.15+0.05\times1.30+0.12\times4.1+0.12\times2.3+0.05\times0.16+0.01\times2.6+0.30\times0.85)\text{mSv}$$
$$=1.224\text{mSv}$$

此次胸透患者接受的有效剂量相当于16次胸片的有效剂量。

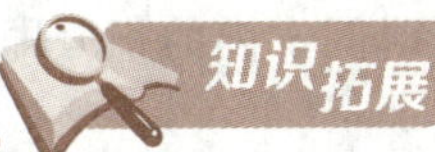


**当量剂量H与有效剂量E的关系**

无论是医学影像学检查还是肿瘤的放射治疗，多数的医疗照射都是非均匀照射，被检者在接受了医疗照射以后其总的当量剂量是受到辐射照射的各个器官(T)的当量剂量 $H_T$ 之和。而有效剂量则是与这样一个非均匀照射产生相同随机性效应的全身均匀照射所对应的当量剂量。由这一当量剂量的全身均匀照射所致的随机性效应的概率与由身体各个器官或组织实际接受的当量剂量所致的随机性效应的诱发概率相等，有效剂量的"有效"则源于此。

当量剂量和有效剂量是基于平均值并且用于放射防护限制目的的量，常用于对照放射防护标准要求进行比较和评价。当量剂量和有效剂量均不可以直接测量，需要借助无量纲的辐射权重因子和组织权重因子并按照ICRP现行有效的基本建议书所推荐的方法进行计算。

目前估算有效剂量及器官当量剂量的通行方法是基于蒙特卡洛(Monte Carlo)算法的计算机模拟软件，如芬兰辐射与核安全局(STUK-Radiation and Nuclear Safety Authority)开发的PCXMC。

PPT：当量剂量与有效剂量

## 三、集体当量剂量和集体有效剂量

随着人们物质生活水平的提高、医疗条件的改善，基于医疗检查目的的放射性检查频度越来越高，放射线从业人员亦越来越多，由于辐射的随机性效应，仅以一定的概率发生在某些个体身上，并非受到照射的每个人都会发生。因而在评价某个群体所受的辐射危害时，将采用集体当量剂量或集体有效剂量。

### (一)集体当量剂量 $S_T$

某一群体的集体当量剂量 $S_T$ 为

$$S_T=\sum_i H_{Ti}N_i \tag{6-21}$$

式中，$S_T$ 为集体当量剂量，单位名称为人·希沃特；$H_{Ti}$ 为受照射群体中第i组内 $N_i$ 个成员平均每人在全身或任一特定器官或组织内的当量剂量。

若群体中所有 $N$ 个个体受到同类辐射的照射，每个个体受到的平均当量剂量均为 $H$ 时，则群体的集体当量剂量 $S_T$ 为：

$$S_T=H\cdot N \tag{6-22}$$

其单位为人·希沃特。

### (二)集体有效剂量 $S_E$

某一群体的集体有效剂量为受照群体中每一个成员的有效剂量之和，即

$$S_E=\sum_i E_iN_i \tag{6-23}$$

式中，$N_i$ 为该群体中全身或任一器官受到平均有效剂量为 $E_i$ 的那部分人员的人数。

集体有效剂量的单位与集体当量剂量的单位相同。

若群体中的所有 $N$ 个个体受到同类的辐射照射，每个个体所受的平均有效剂量均为 $E$ 时，则该群体集体有效剂量 $S_E$ 为

$$S_E=E\cdot N \tag{6-24}$$

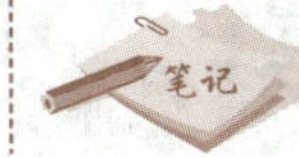

集体当量剂量和集体有效剂量是一个广义量，可应用于全世界居民、一个国家居民、一个群体以至一个人。

## 四、待积当量剂量和待积有效剂量

为定量计算放射性核素进入体内造成的内照射剂量，辐射防护中引入了待积当量剂量和待积有效剂量。

### （一）待积当量剂量

人体单次摄入放射性物质后，某一特定器官或组织 T 中接受的当量剂量率在时间 $\tau$ 内的积分即为待积当量剂量，有

$$H_T(\tau)=\int_{t_0}^{t_0+\tau} \dot{H}_T(t)\,dt \tag{6-25}$$

式中，$t_0$ 表示摄入放射性核素的时刻；$\tau$ 表示放射性核素对器官或组织 T 照射的时间期限（以年为单位）；$\dot{H}_T(\tau)$ 是对应于器官或组织 T 在 $t$ 时刻的当量剂量率。

待积当量剂量的 SI 单位是 Sv。

### （二）待积有效剂量

如果将单次摄入放射性核素后各器官或组织的当量剂量乘以组织权重因子 $w_T$，然后求和，就得到待积有效剂量：

$$E(\tau)=\sum_T w_T \cdot H_T(\tau) \tag{6-26}$$

待积有效剂量单位同样为 Sv。

## 本章小结

对射线强度的度量是合理应用射线的基础。照射量是以辐射在空气中产生电离电量多少来间接表征射线强度的物理量，通过测量辐射在空气介质中产生的电离电量，考虑空气与介质在密度、组成的差异就可以获得辐射与介质作用后在介质中沉积的能量，即辐射剂量。当量剂量与有效剂量是从辐射防护角度引入的物理量，它不仅反映了射线与组织作用射线能量的沉积，还包含了生物组织受到辐射照射所产生的生物学效应。

扫一扫，测一测

## 思考题

1. 在关于照射量的定义中，有关电离电量 $dQ$ 是 X 射线在 $dm$ 中产生的次级电子在 $dm$ 中电离激发所产生的吗？
2. 射线与介质作用时，产生的次级电子在什么条件下才满足“带电粒子平衡”？
3. 当量剂量与有效剂量的区别是什么？

（王鹏程　侯立霞）

# 第七章　放射线的测量

学习目标

1. 掌握：照射量、吸收剂量测量的方法及肿瘤放射治疗剂量学计算的基本概念。
2. 熟悉：诊断 X 射线辐射剂量学评价测量方法。
3. 了解：放射线测量的基本方法。

在应用放射线进行诊断和治疗中，我们需了解放射源所输出的射线强度，以确定所采取的照射量是否符合临床的要求；需要定量测量被照射的肢体或病灶所吸收的射线剂量的大小，从而判断能否达到预期的疗效；需要对 X、γ 射线或其他类型的辐射所形成的射线场进行定量测量，以判断对辐射所设置的屏蔽以及为工作人员所提供的放射防护水平能否达到所规定的安全标准。

通常在医学放射诊断治疗过程中，所涉及的射线的测量可分成两种情况。一是辐射场分布的测量，如机房内射线分布、机房外透射线、散射线强度、放射源输出量的大小等。这种情况通常我们以照射量大小来反映射线强度的分布，因此，人们建立了照射量的测量方法。二是放射学诊断、治疗中被检者、患者所接收的吸收剂量的测量。虽然照射量与吸收剂量相比，是一个辅助量，但直到现在，它的测量仍然是很重要的。这是因为，由测得某点的照射量可以方便地换算出其他物质中的吸收剂量。

放射线与物质相互作用可以产生各种效应，这些效应都可以成为射线测量的基础。如应用射线的电离作用、热作用、感光作用、荧光作用可以制作各种电离室、闪烁计数器、荧光玻璃剂量计、热释光剂量计和胶片剂量计等。在对射线测定时，应根据实际情况，考虑仪器的测量量程、能量响应、读数建立时间、仪器的灵敏度及精确度等因素。

## 第一节　照射量的测量

照射量实际上是以 X、γ 射线在空气中产生的电离电荷的数量来反映射线强度的物理量，对照射量的测量就涉及如何收集、测量 X、γ 射线所产生的微量电离电荷。在实际应用中，电离电荷的收集、测量是通过空气电离室来实现的。

### 一、自由空气电离室

为了测定 X、γ 射线照射量，必须满足照射量定义的要求，设法隔离质量已知的空气，然后测量在给定质量的空气中由 X、γ 射线释放出来的次级电子在空气中所产生的任何一种符号的离子总电荷量。自由空气电离室（也称标准电离室）是根据照射量的定义设计的，是对照射量进行直接绝对测量的标准仪器。自由空气电离室结构特点如图 7-1 所示。

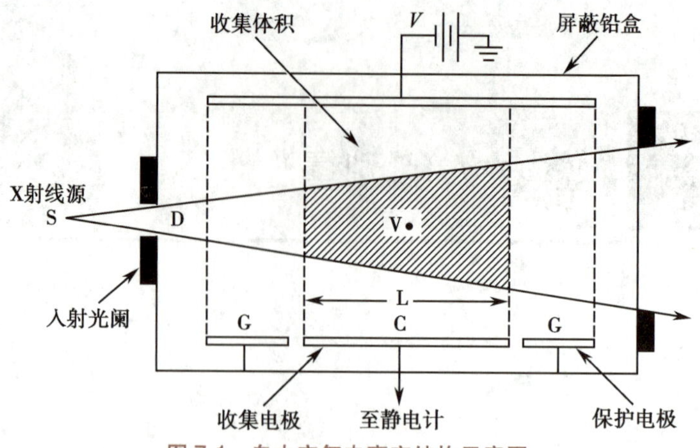


图 7-1　自由空气电离室结构示意图

电离室有两个光栏,射线束从入射光栏射入,从出口光栏射出。标准电离室的工作气体就是空气。电离室有两个极性相反的平行电极,下面的极板由三部分组成:中间一个收集电极和外侧两个保护电极。收集电极用来收集电离室内产生的某一种符号的离子,它被接到测量电荷的静电计上。保护电极与收集电极相互隔开,但具有相同的电位,用以使收集电极上的电场均匀,保证中间区域的电力线垂直于电极。

图 7-1 中阴影部分称为"测量体积 V",即 X 线束通过的正对收集电极的那部分空气体积,也就是需要隔离的、并且质量已知的那部分空气的体积。当 X 线从 X 线管焦点发出射入电离室后,在整个电离室内都会产生电离。因此,电离室的电极板与 X 线束边缘的距离应大于次级电子在空气中的射程,使得电子在其能量耗尽之前不能直接跑到电极,从而保证电子完全阻止在空气之中,其能量全部用于在电离室内引起空气电离。

图中与收集电极 C 相对的体积为"收集体积",即收集电极上方次级电子产生电离的那部分体积。凡在"收集体积"内产生的离子,其中的一种符号的离子将在电场作用下全部移向收集电极。

为了消除使"收集体积"外产生的次级电子在"测量体积"内电离电荷的贡献,"收集体积"周围空气厚度必须大于次级电子的最大射程,从而使次级电子在电离室内达到"电子平衡"。

在电子平衡条件下,收集电极收集到的一切离子是由"测量体积"内被 X 线击出的次级电子所形成的,设这些被收集的离子总电荷量为 $Q$(库仑)。"测量体积"内空气的质量为 $m$,有

$$m=\rho \cdot V \tag{7-1}$$

式(7-1)中,$\rho$ 为标准状况下(0℃,760mmHg)的空气密度。$V$ 为"测量体积"内空气的有效体积。X 射线的照射量 $X$ 为

$$X=\frac{Q}{M}=\frac{Q}{\rho \cdot V}$$

但是必须注意,由于入射口至"测量体积"间空气对 X 射线的吸收、离子复合、散射光子形成的多余电子、阻止于电离室壁中的电子损失以及由于温度与气压偏离标准状况而引起的空气密度的变化等,很难完全达到电子平衡及空气质量的稳定。因此,所测照射量往往偏离正确值,须进行适当校正。

## 二、实用型电离室

标准型电离室体积庞大,应用技术较为复杂,当 X、γ 光子能量较高时,建立"电子平衡"的空气厚度较大,因此它只能作为标准电离室放置在国家标准实验室内,作为次级标准计量仪使用,而不能作为现场测量仪器。如果我们将"收集体积"外的空气进行压缩如图 7-2(a)、(b)所示,则既能满足"电子平衡"条件,同时又可以大大缩小电离室体积。压缩的空气壁可用空气等效材料代替,从而可以制成实用型空气等效电离室。电离室壁材料与空气的有效原子序数越接近,则实用型电离室与标准电离室的等效性越好。

由于使用了空气等效材料代替空气室壁,实用型电离室在体积上就可以大大减小,因此能够方便在辐射现场测量。

### （一）实用型电离室室壁

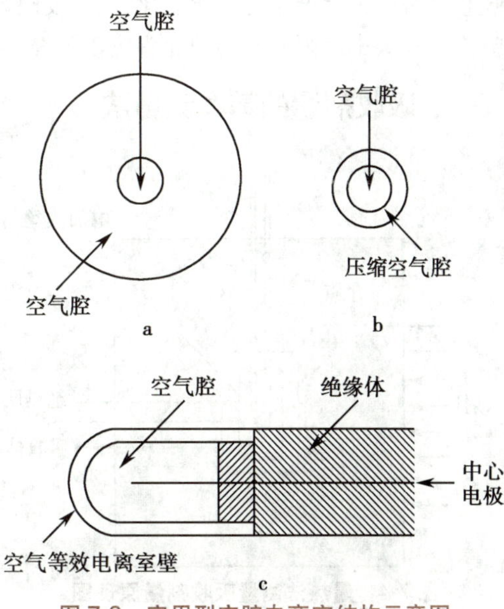

图 7-2　实用型空腔电离室结构示意图

图片：电离室结构

图 7-2(c)是一个典型的实用型柱形电离室示意图。电离室室壁材料与中心电极的有效原子序数和自由空气基本等效。这一前提可以保证电离室室壁内释放的次级电子的能谱与空气相似。最常用的室壁材料有石墨、电木或塑料。实际上室壁材料的有效原子序数一般低于空气的有效原子序数，结果造成室壁电子在空气腔内产生的电离略小于在自由空气电离室中产生的电离；但中心电极的原子序数通常比较大，它的尺寸和它在电离室中的位置、几何形状可为上述损失提供补偿。

由于不同能量的 X、γ 射线产生的次级电子的射程不同，故应选用不同厚度室壁的电离室。目前，一般常用与空气等效的材料做成不同厚度的平衡罩，当测定较高能 X、γ 射线时，需在原来电离室室壁上套上适当厚度的平衡罩。

### （二）电离室的校准

实用型电离室可直接用于照射量的测量。条件是：①它与空气等效；②它的空气腔体积能够准确得知；③它的室壁厚度足以提供电子平衡。但实用型电离室很难同时满足上述条件。为此，在实际中，需要用自由空气电离室来对实用型电离室做校准刻度。通过使用两种电离室同时测量已知强度的 X、γ 射线源，给出实用型电离室测量校准因子，用于校正实用型电离室所测照射量值。

电离室在使用一段时间后仍需校准，校对时室温一般为 20℃，气压为 760mmHg。但在实际应用时，往往偏离校正时的气温和气压，造成测量误差，故对所测的数值应进行温度、气压校正。其校正系数 $K_{TP}$ 为

$$K_{TP}=\frac{273.2+t}{293.2}\times\frac{760}{P} \tag{7-2}$$

其中，$t$ 为测量时气温（℃）；$P$ 为测量时气压（mmHg）。

## 三、电离电荷测量电流

由于 X、γ 射线在电离室中产生的电离电荷量非常小，所形成的电离电流为 $10^{-6}\sim10^{-15}$A，因此测量如此微弱的电流信号就要求其测量电路要有较强的抗干扰性，有较高的输入阻抗，有较大的放大倍数。一般情况下，我们不直接测量电离电流，而是通过一个积分放大器，将电离电流在一个积分电容上充电，通过测量积分电容两端的积分电压来推算积分电荷量。图 7-3 为常用的电荷测量电路。

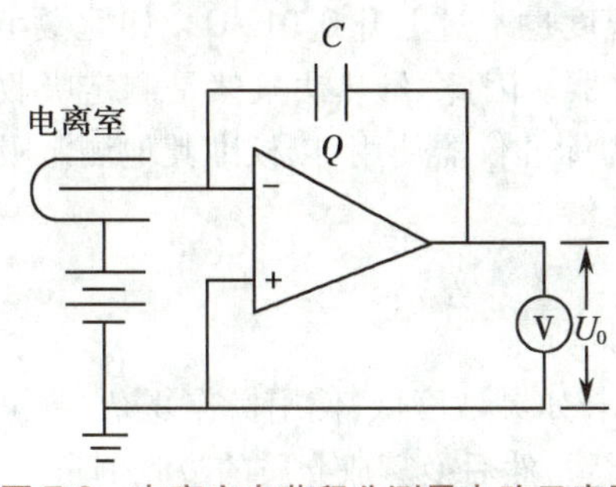

图 7-3　电离室电荷积分测量电路示意图

根据运算放大器工作原理，有

$$U_0=-\frac{Q}{C} \tag{7-3}$$

图片：实用型电离室

式(7-3)中，$U_0$ 为输出电压；$C$ 为积分电容；$Q$ 为电离电荷量。

# 第二节　吸收剂量的测量

对医学和辐射防护学有意义的量是物质中某点的吸收剂量。根据吸收剂量的定义，为了测定物质中某点的吸收剂量，需要测量射线在介质中该点沉积的能量的大小。然而直接测量射线在该点沉积的能量是很困难的，通常情况下要利用探头取代该点为中心的一小块物质，用该探头测量物质中该

点吸收射线能量后产生的理化变化，间接反映该点吸收的射线能量，经过适当校准、刻度，从而给出该点吸收剂量大小。因此选用的探头应该足够小，使它的引入并不显著地干扰原来辐射场的分布。

## 一、吸收剂量的基本测量法

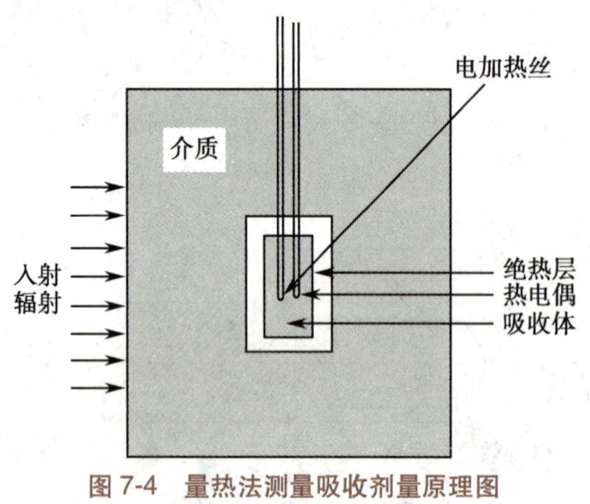


图 7-4 量热法测量吸收剂量原理图

任何一种物质，当其受到辐射照射后，其吸收的射线能量将以热的形式表现出来，吸收的能量越大，产生的热量亦越高。将介质吸收的能量与其释放的热量进行已知的吸收能量与热量的刻度，就可以定量给出吸收剂量的大小。量热计正是基于这样的原理制成的。图 7-4 为量热剂量计原理示意图。

在吸收介质内要测定吸收剂量的部位，放一小体积的吸收体，用它作为吸收剂量量热计的敏感材料，它与周围介质必须达到热绝缘。吸收体吸收了射线能量后，温度升高，借助微型测温器件（热电偶或热敏电阻）测出吸收体温升，计算出吸收体吸收的能量，以求出小块吸收体材料中的吸收量 $D$。

$$D=\frac{\mathrm{d}\varepsilon}{\mathrm{d}m}\approx\frac{\mathrm{d}E}{\mathrm{d}m} \tag{7-4}$$

式(7-4)中，$\mathrm{d}m$ 为吸收体质量；$\mathrm{d}\varepsilon$ 为射线授予该吸收物体的平均能量；$\mathrm{d}E$ 为以热量形式出现的能量。

在实际测量中，以热量形式出现的能量并非是直接测量出来的，而是根据导热系统计算出来的。其具体做法是：把已知的电能 $\mathrm{d}E_c$，通过导线引入电加热丝对吸收体加热，观察其相应的温升 $\mathrm{d}T_c$，这样 $\mathrm{d}E_c/\mathrm{d}T_c$ 便表示每单位温升相应的能量吸收。

在射线照射过程中，若测得吸收体的温升 $\mathrm{d}T$，并忽略其他因素的影响，则可利用下式求得吸收体的吸收剂量。

$$D=\frac{\mathrm{d}E_c}{\mathrm{d}T_c}\cdot\frac{\mathrm{d}T}{\mathrm{d}m} \tag{7-5}$$

但是，射线照射物质时所产生的热量非常微小。例如，水吸收 1 戈瑞的吸收剂量时，其温升只有 $2.4\times10^{-4}$℃。再如，通常量热计常用石墨作吸收体，石墨吸收 1Gy 的吸收剂量时，温升约为 $1.4\times10^{-3}$℃。即使在 X 射线治疗中，组织吸收 50Gy 的吸收剂量时，温度也不过上升 0.012℃。如此微小的温度变化，通常很难进行测量，必须借助非常灵敏的微型测温仪器。因此，量热法虽然是测定吸收剂量的标准方法，但是，因为制造和使用时技术较为复杂，只能作为标准仪器使用，以校准其他测定吸收剂量的仪器。

## 二、电离室测量法

如上所述，量热法测量辐射在介质中的吸收剂量有很多限制，如灵敏度低、使用操作复杂，测量结果不能随时显示。因此，吸收剂量的现场测量大多通过测量照射量，然后换算成介质的吸收剂量。

### （一）空气介质中的吸收剂量

已知 1 个电子电量 $e=1.6\times10^{-19}$C。在空气中产生一对离子所需要的平均电离能量 $\omega=33.73$eV，又 $1\text{eV}=1.60\times10^{-19}$J，因此，在满足电子平衡的前提下，1 库仑·千克$^{-1}$ 的照射量，能使每千克标准空气吸收射线的能量为

$$D_{\text{空气}}=\frac{1\text{ 库仑}\cdot\text{千克}^{-1}}{1.6\times10^{-19}\text{ 库仑}\cdot\text{电子电量}^{-1}}\times33.73\text{ 电子伏}\cdot\text{电子电量}^{-1}\times1.6\times10^{-19}\text{ 焦耳}\cdot\text{电子伏}$$
$$=33.73\text{ 焦耳}\cdot\text{千克}^{-1}=33.73\text{ 戈瑞}$$

若在空气中已测知某点处 X 射线的照射量为 $X$，那么这一点空气的吸收剂量为

$$D_{空气}=33.73\cdot X \text{ 戈瑞} \tag{7-6}$$

对于 X、γ 射线，在空气中最容易测得的是照射量（$X$），按式（7-6）即可计算出空气的吸收剂量 $D_{空气}$。

### （二）任意介质中的吸收剂量

在实际工作中，常常需要知道其他物质的吸收剂量，尤其在对辐射效应的研究中以及在放射治疗剂量计算时，需要知道生物组织中某点处的吸收剂量。直接测量组织的吸收剂量是有困难的，往往借助体模进行测量。

设没有体模存在时，射线在空间一点的能量注量为 $\Psi$，根据吸收剂量与能量注量的关系，在电子平衡条件下，该点空气吸收剂量为

$$D_{空气}=\Psi\cdot\left(\frac{\mu_{en}}{\rho}\right)_{空气} \tag{7-7}$$

式（7-7）中 $\left(\frac{\mu_{en}}{\rho}\right)_{空气}$ 为射线在空气中的质能吸收系数。

当体模存在时，在体模内该点的吸收剂量为

$$D_{物质}=\Psi\cdot\left(\frac{\mu_{en}}{\rho}\right)_{物质} \tag{7-8}$$

式（7-8）中 $\left(\frac{\mu_{en}}{\rho}\right)_{物质}$ 为射线在介质中的质能吸收系数。由此

$$D_{物质}=\frac{\left(\frac{\mu_{en}}{\rho}\right)_{物质}}{\left(\frac{\mu_{en}}{\rho}\right)_{空气}}\cdot D_{空气}=f\cdot X \tag{7-9}$$

式（7-9）中 $f=\frac{\left(\frac{\mu_{en}}{\rho}\right)_{物质}}{\left(\frac{\mu_{en}}{\rho}\right)_{空气}}$

$f$ 为照射量-吸收剂量转换系数，或称照射量-吸收剂量转换因子。它是以"库仑·千克$^{-1}$"或"伦琴"表示的照射量换算为以"戈瑞"为单位的吸收剂量的一个系数。

转换系数 $f$ 值决定于光子能量和受照射物质的性质。表 7-1 列出了水、肌肉和骨骼等不同能量光子的 $f$ 系数值。由表 7-1 可见，对于低能光子即使照射量相同（如均为 $2.58\times10^{-4}$ 库仑·千克$^{-1}$），骨的吸收剂量也要比肌肉高 3～4 倍，而脂肪的吸收剂量却只有肌肉的一半左右。但当光子能量超过 200keV 后，对于相同的照射量，各种物质的吸收剂量都非常接近。

若求某种物质的吸收剂量时，只要在物质中待测点位置留个小腔，然后把电离室放入小腔，测出小腔内空气的照射量 $X$，再根据 $f$ 值，就可以计算出物质中该点处的吸收剂量（$D_{物质}$）。

［例 1］　已测知 $^{60}$Co-γ 射线在空气中某点处的照射量为 $0.1\text{C}\cdot\text{kg}^{-1}$，求空气中该点处的吸收剂量 $D_{空气}$。

解：根据题意已知 $X=0.1\text{C}\cdot\text{kg}^{-1}$，所以空气中吸收剂量为：

$$\begin{aligned}D_{空气}&=33.73X\\&=33.73\times0.1\text{Gy}\\&=3.373\text{Gy}\end{aligned}$$

［例 2］　用电离室测得体模内一点空气照射量率为 $2.58\times10^{-5}\text{C}\cdot\text{kg}^{-1}\cdot\text{h}^{-1}$，已知光子的能量为 0.1MeV。求处于体模内同一位置吸收剂量率。

表 7-1 不同光子能量对应几种物质的 $f$ 值

| 光子能量/Mev | 水/(Gy/C·Kg$^{-1}$) | 骨骼/(Gy/C·Kg$^{-1}$) | 肌肉组织/(Gy/C·Kg$^{-1}$) |
|---|---|---|---|
| 0.010 | 35.35 | 137.21 | 35.85 |
| 0.020 | 34.15 | 163.95 | 35.50 |
| 0.030 | 33.68 | 170.16 | 35.27 |
| 0.040 | 34.03 | 160.47 | 35.62 |
| 0.050 | 34.57 | 138.76 | 35.89 |
| 0.060 | 35.08 | 112.79 | 36.01 |
| 0.080 | 36.12 | 74.03 | 36.40 |
| 0.10 | 36.74 | 56.20 | 36.74 |
| 0.20 | 37.71 | 37.95 | 37.33 |
| 0.30 | 37.44 | 36.36 | 37.09 |
| 0.40 | 37.44 | 35.97 | 36.98 |
| 0.50 | 37.44 | 35.85 | 37.09 |
| 0.60 | 37.44 | 35.85 | 37.09 |
| 0.80 | 37.40 | 35.66 | 37.05 |
| 1.0 | 37.40 | 35.74 | 37.05 |
| 2.0 | 37.44 | 35.70 | 36.98 |
| 3.0 | 37.29 | 35.97 | 36.98 |
| 4.0 | 37.13 | 36.05 | 36.74 |
| 5.0 | 36.98 | 36.20 | 36.59 |
| 6.0 | 37.21 | 36.78 | 36.78 |
| 8.0 | 37.05 | 37.05 | 36.59 |
| 10.0 | 36.24 | 37.21 | 36.01 |

解：已知：$\dot{X}=2.58\times10^{-5}\mathrm{C}\cdot\mathrm{kg}^{-1}\cdot\mathrm{h}^{-1}$

查表得：$f_{水}=36.74\mathrm{Gy/C}\cdot\mathrm{kg}^{-1}$

所以：$\dot{D}_{水}=36.74\times2.58\times10^{-5}\mathrm{Gy}\cdot\mathrm{h}^{-1}=9.48\times10^{-4}\mathrm{Gy}\cdot\mathrm{h}^{-1}$

### （三）放射治疗校准剂量的测量

放射治疗的校准剂量是指治疗射线在测量体模内某深度处的吸收剂量或吸收剂量率。对高能 X 或 γ 射线、电子线，通常选择在体模内最大剂量点深度。校准剂量测量用体模，一般为水体模或有机玻璃、聚苯乙烯体模。大小为 30cm×30cm×30cm 或 40cm×40cm×40cm。测量使用时在最大照射野边缘至少要有 5cm 的富余。水箱应备有电离室插孔，孔与电离室要密合，不能有空隙。

测量时将电离室插入测量孔内固定好。测量前，电离室在水箱中至少放置 15 分钟，以保证温度平衡。选择被测照射野大小（一般为 10cm×10cm，源-体模表面距离一般为 100cm），测量水箱内温度、大气压，以备计算空气密度修正因子（$K_{tp}$）。开机出射线，至少读取 3~5 个读数，并取其平均读数 $M$。此时测量点处的吸收剂量公式如下：

对 X 线或 γ 射线：$D_{dc}=M\cdot K_{tp}\cdot N_c\cdot F$

对电子束：$D_{dc}=M\cdot K_{tp}\cdot N_c\cdot C_E$

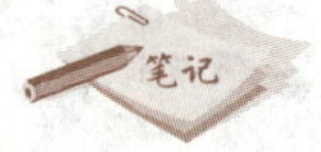

式中，$D_{dc}$ 为测量点处水体模中的吸收剂量，单位为 cGy；$M$ 为剂量仪表读数，单位为 $\mathrm{C}\cdot\mathrm{kg}^{-1}$，$N_c$ 为剂量仪的校准因子；$K_{tp}$ 为空气密度修正因子，且

$$K_{tp}=\frac{273.2+t}{293.2}\times\frac{P_0}{P} \tag{7-10}$$

其中，$t$、$P$ 为测量时的水温(℃)和大气压；$P_0$ 为标准大气压，与 $P$ 的单位一致。仪表校准时以 20℃、1 013kPa 为标准条件。$F$(cGy/C·kg$^{-1}$)为照射量-吸收剂量转换因子，它与辐射质有关，X 线的照射量-吸收剂量转换因子如表 7-2 所示。高能电子线的转换因子 $C_E$(cGy/C·kg$^{-1}$)如表 7-3 所示。

**表 7-2　校准深度及照射量-吸收剂量转换因子 F**

| 射线质(半价层或核素名称) | | $F$/(×10$^3$cGy/C·kg$^{-1}$) | 射线质 | | $F$/(×10$^3$cGy/C·kg$^{-1}$) |
|---|---|---|---|---|---|
| 0.5mmAl | X 线 | 3.45 | 2MV | X 线 | 3.68 |
| 1mmAl | X 线 | 3.41 | 4MV | X 线 | 3.64 |
| 2mmAl | X 线 | 3.37 | 6MV | X 线 | 3.64 |
| 4mmAl | X 线 | 3.37 | 8MV | X 线 | 3.60 |
| 6mmAl | X 线 | 3.41 | 10MV | X 线 | 3.60 |
| 8mmAl | X 线 | 3.45 | 12MV | X 线 | 3.57 |
| 0.5mmCu | X 线 | 3.45 | 14MV | X 线 | 3.57 |
| 1mmCu | X 线 | 3.53 | 16MV | X 线 | 3.53 |
| 1.5mmCu | X 线 | 3.60 | 18MV | X 线 | 3.53 |
| 2mmCu | X 线 | 3.64 | 20MV | X 线 | 3.49 |
| 3mmCu | X 线 | 3.68 | 25MV | X 线 | 3.49 |
| 4mmCu | X 线 | 3.72 | 30MV | X 线 | 3.45 |
| $^{137}$铯，$^{60}$钴 | γ 射线 | 3.68 | 35MV | X 线 | 3.41 |

**表 7-3　高能电子线的转换因子 $C_E$/(×10$^3$cGy/C·kg$^{-1}$)***

| 体模深度/cm | 电子线能量/MeV | | | | | | | | | | | | |
|---|---|---|---|---|---|---|---|---|---|---|---|---|---|
| | 4 | 5 | 6 | 8 | 10 | 12 | 14 | 15 | 16 | 18 | 20 | 23 | 25 |
| 0.5 | 3.53 | 3.49 | 3.45 | 3.41 | 3.37 | — | — | — | — | — | — | — | — |
| 0.7 | 3.53 | 3.49 | 3.45 | 3.41 | 3.37 | — | — | — | — | — | — | — | — |
| 1.0 | 3.53 | 3.53 | 3.49 | 3.45 | 3.37 | 3.33 | 3.29 | 3.29 | 3.26 | 3.26 | 3.22 | 3.22 | 3.18 |
| 1.5 | 3.49 | 3.57 | 3.53 | 3.45 | 3.41 | 3.37 | 3.33 | 3.29 | 3.29 | 3.26 | 3.26 | 3.22 | 3.18 |
| 2.0 | — | 3.49 | 3.57 | 3.49 | 3.45 | 3.37 | 3.33 | 3.33 | 3.29 | 3.26 | 3.26 | 3.22 | 3.22 |
| 3.0 | — | — | — | 3.57 | 3.49 | 3.45 | 3.37 | 3.37 | 3.33 | 3.29 | 3.26 | 3.26 | 3.22 |
| 4.0 | — | — | — | — | 3.57 | 3.49 | 3.45 | 3.41 | 3.37 | 3.33 | 3.29 | 3.26 | 3.26 |
| 5.0 | — | — | — | — | — | — | 3.49 | 3.45 | 3.45 | 3.37 | 3.33 | 3.29 | 3.26 |
| 6.0 | — | — | — | — | — | — | 3.57 | 3.53 | 3.49 | 3.45 | 3.37 | 3.33 | 3.29 |
| 7.0 | — | — | — | — | — | — | — | 3.57 | 3.57 | 3.49 | 3.41 | 3.37 | 3.33 |
| 8.0 | — | — | — | — | — | — | — | — | — | 3.57 | 3.49 | 3.41 | 3.37 |
| 9.0 | — | — | — | — | — | — | — | — | — | — | 3.57 | 3.45 | 3.41 |
| 10.0 | — | — | — | — | — | — | — | — | — | — | — | 3.53 | 3.45 |
| 11.0 | — | — | — | — | — | — | — | — | — | — | — | 3.57 | 3.53 |
| 12.0 | — | — | — | — | — | — | — | — | — | — | — | — | 3.57 |

*：本表适用于轴和电子束入射方向垂直的圆柱形电离室，电离室内径约 6cm。

## 三、吸收剂量的其他测量方法

除了利用电离室进行吸收剂量测量以外，在实际测量时，由于射线强度的差别及电离室体积的限制，为满足不同的测量要求，还可以采用其他的测量方法测量吸收剂量。

### （一）热释光测量元件及其剂量读出装置

热释光剂量仪一般由热释光测量单元——热释光剂量片及其读出装置构成。热释光剂量片为具有晶格结构的固体粉末，根据测量要求可制成散装粉末、烧结圆片、热压方片或圆棒等形状。由于晶格内含有杂质或其中的原子，离子缺位、错位，造成晶格缺陷从而形成带电中心。晶格缺陷带电中心，具有吸引、束缚异性电荷的本领。辐射照射剂量元件时，晶格中原子的价电子获得能量脱离原子束缚变为自由电子，自由电子会被带电中心吸引，从而重新被束缚。剂量片吸收的辐射能量越多，则束缚于带电中心的电子数目越多。当对热释光剂量片加热时，会使带电中心束缚的价电子脱离吸引重新变为自由电子，同时释放出能量。该能量以可见光形式释放出来。发光强度与束缚中心释放的电子数成正比，而电子数又与物质吸收辐射能量有关。经过适当标定，则可以测量剂量片所在位置吸收剂量。

热释光元件的品种很多，但以氟化锂（LiF）材料最为常见。LiF 的有效原子序数为 8.2，接近空气和生物组织的有效原子序数，用来做测量元件比较合适。除此以外，$Li_2B_4O_7$(Mn)、$CaF_2$($M_2$)、BeO、$CaSO_4$(Mn)和 $CaSO_4$(Dy)等亦可作为剂量测量元件。由于热释光剂量片可以制成各种形状、各种大小，因此常常用来作为放射线工作人员个人剂量监测使用。

热释光剂量片测量装置是用来读出剂量片所存储的辐射能量的装置，被照射过的热释光元件，放入热释光测读仪的加热单元中加热，元件受热发光，经滤光后照射到光电倍增管上。并将其转化为电流信号，经电流/频率转换后，以脉冲频率形式输送给计数系统，用以打印记录。

0704

PPT：热释光剂量计

热释光剂量元件经加热后，其储存的能量信息会全部释放，因此它不能重复读数，但是热释光剂量元件可以重复使用，用高温退火炉对元件加温后，其因受到射线照射后进入带电中心陷阱中的电子全部逸出，恢复辐射之前的状态。

热释光剂量计由于其灵敏度高，量程范围宽、体积小、重量轻、携带方便、材料来源丰富，得以广泛应用于 X、γ 射线的个人剂量监测以及辐射场所和环境监测。

### （二）胶片剂量测定法

当射线穿过感光胶片时，胶片中的灵敏物质如溴化银便形成潜影，经过化学处理（显影、定影）后，其光学密度发生变化，密度变化的程度与胶片吸收辐射能量的多少有关，这种关系在一定的剂量范围内呈线性。在实际应用中，选择特定胶片，控制剂量水平在感光曲线的线性范围内，即可用光学密度曲线来表示相对的剂量曲线。

临床放射治疗中主要用胶片剂量仪来获得一组完整的剂量曲线或复杂照射技术的等剂量曲线。这种方法比较方便和快捷，它已广泛地应用于高能光子和电子束的测量中。

0705

图片：胶片剂量计

由于胶片在受到辐射照射后形成的潜影在显影、定影过程中受环境因素影响较大，在实际应用中，要注意胶片冲洗温度及方法，最好采用自动控制系统控制药液温度。因为高温、高湿环境会使潜影有很大的衰退，而且这种冲洗变化还会影响密度值所对应的剂量值。对于不同的辐射，感光胶片密度与剂量值的响应也不同。另外，胶片使用前应用不透光的黑纸密封好。

### （三）半导体剂量仪

根据半导体理论，在两种导电类型半导体材料结合在一起时，在其结合部会形成一个空间电荷区，它的作用犹如两个电极之间绝缘层，当射线照射到空间电荷区时，会产生电离，从而产生带电粒子，带电粒子在空间电场作用下向两极移动，在外电路形成电离电流。电离电流的大小正比于入射辐射的强度，因此，半导体探测器工作原理类似于空气电离室工作原理，因此，有人称半导体探测器为“固体电离室”。

半导体探头一般用硅材料制成，由于它的密度远远高于空气密度，故和空气电离室相比较，半导体剂量仪有极高的灵敏度，探头可以做得很小，相同体积半导体剂量仪要比空气电离室灵敏上万倍。

目前半导体剂量仪广泛应用于患者治疗过程的剂量监测以及体模内剂量分布的测量。

同其他剂量仪一样，半导体使用过程中也受到许多因素的影响，如环境温度、照射野大小、能量以及脉冲式辐射场中剂量率的影响。

图片：半导体剂量计

## 第三节　射线质的测定

射线的质即射线的能量，它决定了射线在物质中的穿透能力。在放射诊断和治疗中，根据射线能量大小的不同，其表征的方法也有所不同。射线质的测定是临床剂量学的一个重要内容。

### 一、400kV 以下 X 线质的测定

X 线能谱是连续的，对放射诊断及治疗来讲，直接测量射线能谱的分布是困难的。临床上关心的是射线的穿透能力。低能 X 线穿透能力的大小一般用半价层来表示。所谓半价层是使原射线强度衰减一半所需要的某种吸收材料的厚度。半价层的值越大，射线的穿透本领越强。

根据半价层的定义，可以用实验方法来测定 X 线的半价层。测量时，将不同厚度的吸收片（铝片或铜片）一片一片地叠加，同时测出射线穿透不同厚度的吸收片后的射线量，然后做出厚度对射线量的坐标曲线。最后从曲线上查出使射线量减少一半的吸收片厚度，此厚度即为被测 X 线的半价层。

测定半价层时应注意：测定的半价层必须针对直接用于治疗的 X 线，也就是说要明确所使用的管电压、滤过板条件、测量装置的几何安置。尽管管电压相同，若滤过板不同，半价层也不一样。

### 二、高能 X 线能量的测定

医用直线加速器加速电子到同一额定能量产生的医用高能 X 线，由于实际电子能量及滤过情况不同，会存在很大差异。从加速器射出的高能 X 线也是一个连续谱，通常采用水体模中 1/2 最大剂量深度（也称半值深度，用 *HVD* 表示）法，即用水体模中射线中心轴上 50% 剂量深度来确定 X 线的质。或者用测定 10cm 和 20cm 两个深度处的电离比 $J_{10/20}$ 确定射线质。半值深度与高能射线平均能量的关系如表 7-4 所示。

表 7-4　高能 X 线能量与水 *HVD* 的关系*

| 射线能量/MV | 最大剂量深度/cm | 50%剂量深度/cm | 射线能量/MV | 最大剂量深度/cm | 50%剂量深度/cm |
|---|---|---|---|---|---|
| 4 | 1 | 13.8 | 15 | 3 | 20.0 |
| 6 | 1.5 | 15.5 | 18 | 3 | 21.3 |
| 8 | 2 | 17.1 | 20 | 3 | 21.8 |
| 10 | 2.5 | 18.1 | 22 | 4 | 22.7 |
| 12 | 2.5 | 18.8 | 24 | 4 | 23.5 |

*：该表使用的测量条件是源-皮距（*SSD*）= 10cm，照射野（A）= 10cm×10cm。

半值深度法方便易行，大部分医院都采用。但 X 线中存在的电子污染使剂量曲线中的峰值吸收剂量增加，影响高能 X 线能量测定。

日常射线能量的监测用一个简易监测能量的体模进行。如果每次校正测量均为 50%，就说明能量没有变化，如误差超过 5%，就应对机器进行调整。

### 三、高能电子束能量的测定

放射治疗所用的电子线多为加速器产生。表征加速器电子线能谱一般用三个能量参数：最大能量、对应于能谱峰位的最可几能量、平均能量。由于电子线的穿透能力较弱，加之电子线在空气中的散射，在到达患者体表位置处，其平均能量变化较大。从应用角度来看，人们主要对体模表面或人体

表面射线能量，以及体模内或人体内一定深度的射线能量感兴趣。在实际测量时，通过测量体模内射线中心轴上的深度剂量分布，得出相应电子线的最大射程等参数，按照 ICRU 推荐经验公式，确定体模表面及参考深度处电子线平均能量。

## 第四节　医用诊断 X 射线检查技术的辐射剂量学评价

医用诊断 X 线检查包括 X 线摄影技术、X 线透视技术及 X 线计算机断层成像技术等。近年来由于计算机及 X 射线探测技术的快速发展，诊断 X 线检查技术得以实现数字化。数字成像技术的应用使得 X 线影像的传输、存储及后处理方便、快捷。但是新技术的应用也带来了相关的问题，如图像噪声与成像质量的关系、成像质量与曝光量的关系、曝光量与被检者辐射剂量学关系等。由于不同 X 线检查方法具有不同技术特点，因此通常采用不同的剂量学概念来合理评价不同检查技术所涉及的辐射剂量学问题。

1. 入射剂量（incident dose，ID）　是指 X 线摄影时投射到被检者体表部位的 X 线所致空气吸收剂量，它不包含被检者对 X 射线所形成的背向散射。在测量入射剂量时，通常将电离室或半导体剂量计置于被检者皮肤表面射线束中心位置，测量时不设置体模或被检者，探测器在空气中直接测量。入射剂量代表了 X 射线曝光时将会在被检者体模表面位置处产生的空气吸收剂量。由于实际测量时并不设置被检者或体模，因此它不包含背向散射线所致吸收剂量。入射剂量的国际单位为 Gy。

2. 表面入射剂量（entrance surface dose，ESD）　是指 X 线摄影成像时，受检者体表处照射野中心的空气吸收剂量。显然 ESD 与所选择的曝光条件有关，管电流越大、曝光时间越长、ESD 就越大，同时由于曝光时选择的管电压不同，射线的平均能量不同，人体的被照部位的背向散射也会有差别，这也会影响表面入射剂量的大小。表面入射剂量的国际单位为 Gy，可以将电离室、半导体剂量计或热释光剂量片直接置于 X 线射野中心，在患者皮肤表面进行测量。

ESD 通常用于 X 线摄影时被检者受照剂量的间接评价，通过测量 ESD 可以推算单次曝光被检者照射野内组织或器官的吸收剂量或有效剂量。表面入射剂量可以理解为入射剂量与被检者或体模背向散射剂量之和。图 7-5 为 ID 和 ESD 测量示意图。

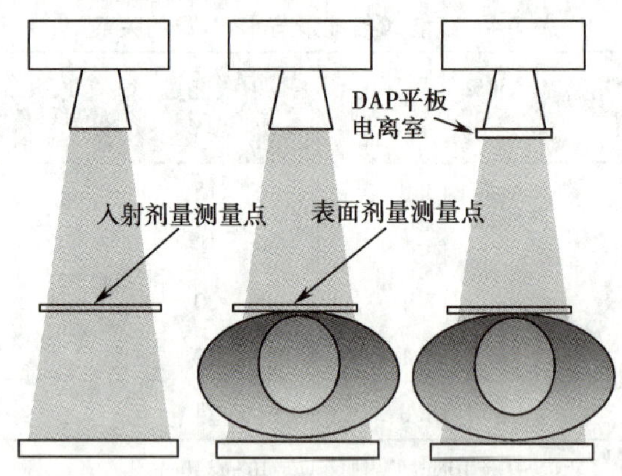


图 7-5　X 射线摄影被检者辐射剂量评价示意图

3. 剂量面积之积（dose-area product，DAP）　是指照射到人体表面的 X 射线束的横截面积与照射野内平均空气吸收剂量的乘积。面积剂量之积通常采用平板电离室测量，测量时平板电离室置于准直器下方，X 射线束穿过平板电离室，因此电离电流大小与照射到电离室的面积成正比，与电离室与 X 线源之间的距离成反比。由图 7-6 可见，测量的剂量面积之积与电离室所在位置无关，当 X 线机管电流固定时，DAP 大小反映了照射面积和射线强度之和，因此 DAP 常被用于透视检查时被检者剂量评估。

4. CT 剂量指数（computed tomography dose index，CTDI）　CT 机的 X 射线束结构和 X 射线管的运动与普通 X 射线机有明显区别，受检者的剂量分布与普通 X 射线照射截然不同，不能用常规 X 射线机

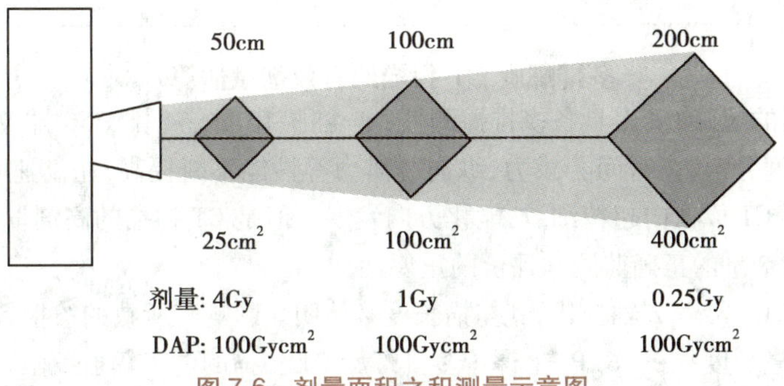


图 7-6　剂量面积之积测量示意图

的患者入射体表剂量(ESD)表示。单次扫描几乎所有初始射线集中照射到厚度为 T 的一个薄层截面上,构成一个截面较清楚的区域,其宽度远远大于扫描层。这是因为 CT 机 X 射线束的发散、模体散射和线束半影区等的联合作用。对于多次扫描,某一层面上剂量分布受到来自其他层面的照射,而使该层面剂量增加,整个层面上剂量分布形状和幅度取决于扫描层数和层与层之间距离,以及单次扫描剂量分布的性质等。CT 机问世以来很多学者对 CT 剂量测量进行了研究,直到 80 年代中期,世界各国对 CT 剂量测量取得了较为一致的认识,即目前采用的两种表达方法:单次扫描 CT 剂量指数(CTDI)和多次扫描平均剂量(MSAD)。CTDI 是指沿着垂直于断层平面方向(Z 轴)上的吸收剂量分布 $D(z)$,除以 X 线管在 360°的单次旋转时产生的断层切片数 $N$ 与标称厚度 $T$ 之积的积分。积分区间可以取-7T 到+7T,也可以取-50mm 到+50mm。在后者积分区间所得积分称为 $CTDI_{100}$,即:

$$CTDI_{100}=\int_{-50\text{mm}}^{+50\text{mm}}\frac{D(z)}{NT}\text{d}z$$

测量 CT 剂量指数需选用组织等效材料制成的均质聚甲基丙烯酸酯柱形体模。头部体模直径 160mm,体部体模直径 320mm,体模高度不小于 140mm。体模中钻有能够容纳辐射探测器的孔,孔直径一般取 13mm,探测孔平行于体模的中心对称轴,中心孔位于体模中心,其他以 90°间隔分布于体模表面下方 10mm 处。由于 $CTDI_{100}$ 在模体表层向中心不同深度呈线性的变化,在实际检测中分别测量 $CTDI_{100}$(中心孔)和 4 个分别成 90°间隔的 $CTDI_{100}$(周边孔),对 4 个周边孔 $CTDI_{100}$ 测量值取平均,计算加权 $CTDI_w$,其表达式为:

图片:CTDI 测量体模

$$CTDI_w=\frac{1}{3}CTDI_{100}(\text{中心})+\frac{2}{3}CTDI_{100}(\text{周边})$$

现代 CT 扫描多为多层(排)扫描或多层螺旋连续扫描,国际电工委员会(IEC)建议用容积 CT 剂量指数 $CTDI_{vol}$ 反映整个扫描容积内的平均剂量,它与扫描螺距有密切关系。

案例讨论

$$CTDI_{vol}=CTDI_w/D=(NT/d)\cdot CTDI_w$$

式中:$D$ 为多层扫描之层间距(即扫描螺距);$N$ 为一次扫描产生的总层数;$T$ 为扫描层厚,$d$ 为 X 线管每旋转 1 周诊视床移动的距离。三个 CT 剂量指数可以由图 7-7 形象概括。$CTDI_{100}$ 反映的是 X-CT 在标准体模中某一点所沉积的 X 射线能量;$CTDI_w$ 是 CT 扫描在某一断层平面上的平均剂量状况;$CTDI_{vol}$ 是多排螺旋 CT 在整个扫描容积体积内的平均辐射剂量。

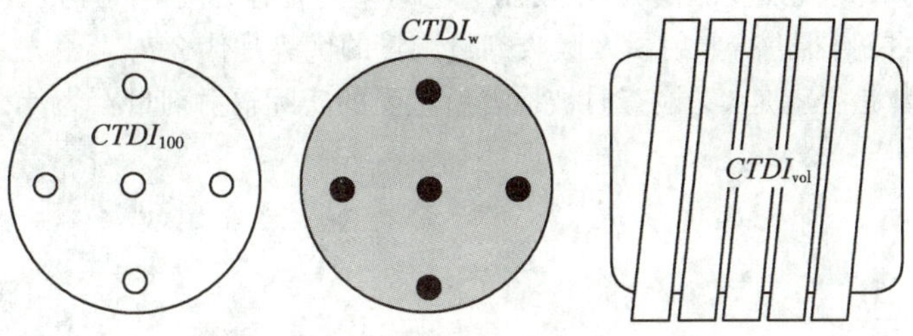


图 7-7　三个 CT 剂量指数比较示意图

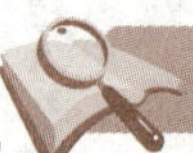

知识拓展

## 多排螺旋 CT 扫描的有效剂量估算

目前临床应用的螺旋 CT 多具备多排探测器，如 4 排、16 排、64 排、256 排，甚至 320 排。X-CT 的空间分辨力、密度分辨力、时间分辨力、纵向分辨力等性能不断提高，超高速、薄层、各向同性扫描技术的应用使得 CT 成像向超精细、功能化方向发展。但是 CT 扫描的高剂量、CT 检查的高频度也凸显了对被检者剂量的正确监测和评价的重要性。

多层螺旋扫描 CT 沿着 Z 轴扫描，其扫描长度必然明显影响其所致的被检者的辐射剂量，为此类比于 DAP，用剂量长度乘积（DLP）来评价多排螺旋 CT 扫描的电离辐射危险。

$$DLP = i\sum nCTDI_{w} \cdot nT \cdot N \cdot C$$

式中，i 为 X-CT 扫描序列数，$N$ 为螺旋扫描圈数，$nT$ 为每旋转一圈的标称线束准直器宽度，C 为 X 射线管每旋转一周的管电流与曝光时间之积，而 $nCTDI_{w}$ 则表示与所用管电压和总标称限束准直器宽度相对应的归一的加权 CT 剂量指数。多排螺旋 CT 扫描的全身有效剂量可以利用多排螺旋 CT 扫描的容积 CT 剂量指数 $CTDI_{vol}$ 及其扫描长度 $L$ 之积计算出剂量长度乘积 $DLP$，然后再乘以特定的转换系数 k 来估算。k 值的大小可以通过蒙特卡洛模拟算法计算得出，也可以由国际权威机构，如欧盟委员会（CEC）关于 X-CT 的质量标准指南或其他文献给出。

CTDI 的测量是当今对 CT 机的剂量性能进行直接比较的一个很重要的实用量。上述 CT 剂量测量为进一步估算受检者器官的当量剂量和有效剂量提供了数据基础。

本章小结

射线测量涉及射线强度测量及辐射剂量学测量。电离室及半导体探测器是射线强度测量的最常用传感器，自由空气电离室由于体积及测量条件所限只能作为标准仪器使用，指型电离室和半导体探测器常作为现场仪器使用。量热计是吸收剂量的标准测量方法，但其灵敏度低，受环境温度影响大，不适合现场测量。吸收剂量通常采用照射量转换的方法获得。在评价诊断 X 线检查技术中的辐射剂量学问题时，需针对响应的检查技术使用不同的剂量学参量。

扫一扫，测一测

思考题

1. 不同能量的 X 射线强度测量时，所使用的电离室为何需更换不同厚度、尺寸的平衡帽？
2. 使用半导体探测器进行照射量及吸收剂量测量的优势是什么？
3. CT 剂量指数是否就是 CT 检查时被检者所接受的实际辐射剂量？为什么？

（王鹏程）

# 第八章　放射治疗剂量学

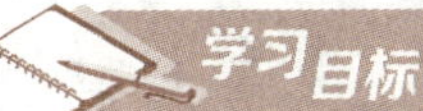


1. 掌握:肿瘤放射治疗剂量学计算的基本概念。
2. 熟悉:影响辐射剂量分布的因素。
3. 了解:肿瘤放射治疗的基本概念及肿瘤放射治疗的基本方法。

肿瘤的放射治疗就是利用各种射线对肿瘤及其侵犯的组织进行一定剂量照射,从而控制肿瘤细胞生长、增殖的一种物理治疗技术。放射治疗不同于放射影像诊断,其最大区别在于利用了射线与生物组织作用产生生物损伤这一基本原理。由于组织吸收射线剂量不同,所表现出的生物效应有很大差异,因此放射治疗疗效很大程度依赖于肿瘤所吸收的辐射剂量的大小,临床放射治疗剂量学的一项很重要任务就是确定射线在患者体内的分布及为达到确定的治疗剂量而应采用的照射方式、射线能量。本章将简要介绍放射治疗剂量学中的基本概念及剂量学体系。

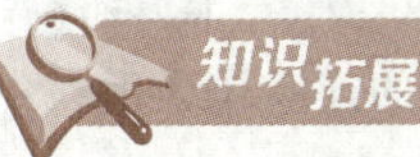


**肿瘤放射治疗技术的发展**

肿瘤放射治疗技术经历了100余年发展历程。1895年德国物理学家伦琴发现了X射线,1896年居里夫人、贝克勒尔发现了镭,这两种放射源的发现标志着人类使用放射线进行肿瘤放射治疗的历史开始。20世纪初,Bergonie和Tribondeau建立的细胞放射敏感性法则及有关辐射效应研究,奠定了放射治疗的生物学基础。20世纪中叶,以$^{60}$Co治疗机、电子直线加速器为代表的高能射线束外照射治疗技术的应用开创了现代肿瘤放射治疗的新局面。20世纪80年代以后,放射物理学、辐射剂量学、计算机技术以及医学影像技术的发展,极大提高了肿瘤放射治疗的物理精度,改善了正常组织的防护和剂量分布,肿瘤放射治疗作为肿瘤治疗的常规治疗手段,在各级医疗服务机构广泛应用。进入21世纪,精确放射技术成为当今放射治疗发展的标志。适形放疗(conformal radiation therapy,CRT)、立体定向放射外科(stereotactic radio-surgery,SRT)、三维适形、三维调强放射治疗(three-dimensional conformal intensity modulation radiation therapy,IMRT)已经成为21世纪放射治疗学的主流技术。

## 第一节　放射治疗剂量学基本概念

### 一、放射治疗常用的放射源及照射方式

放射治疗所用的放射源和辐射源大致有以下三类。

### （一）可释放出 α、β 和 γ 射线的各种放射性核素

$^{60}Co$、$^{192}Ir$（$^{192}$铱）、$^{226}Ra$ 等放射源均为常用放射治疗用放射源。$^{60}Co$ 放射源其射线平均能量为 1.25MeV，半衰期为 5.3 年，即可以封装于外照射治疗机——$^{60}Co$ 治疗机，用于深部肿瘤的外照射治疗，也可以封装于后装治疗机进行肿瘤的内照射治疗。

### （二）常压 X 线治疗机和各类医用加速器

临床常用的医用加速器主要有电子直线加速器，能产生高能 X 射线和高能电子束。加速器产生的高能 X 射线与常压 X 射线相比，具有皮肤剂量低、深部剂量高、骨吸收剂量少、全身剂量小的优点，且半影区较小。它常用于治疗深部肿瘤，如鼻咽癌、肺癌、食管癌、胰腺癌、泌尿系和妇科肿瘤等。直线加速器产生的高能电子束具有特殊的剂量特性，适用于治疗浅表和偏心性肿瘤（如皮肤癌和唇癌），胸壁和颈部术后残余或复发病灶，深度为 1~10cm 的上呼吸道和消化道癌瘤（可用混合照射）以及淋巴结恶性病变的补充治疗和浅淋巴结转移治疗，还用于术中放射治疗。近年来利用高能质子及重离子在组织内射程末端的高电离本领及高电离密度特性，质子及重离子加速器开始应用于肿瘤放射治疗临床，相比于医用电子直线加速器产生的 X 射线和电子线，质子及重离子束对特定肿瘤的放射治疗具有更好的生物损伤，对正常组织及关键器官具有更好的保护作用。

图片：质子束与 9 野 X 射线束放疗剂量分布对照

### （三）放射治疗的常规治疗方法

各类放射源在实际临床应用中有两种基本照射方法：①体外照射，亦称远距离放射治疗，是指放射源位于体外一定距离的照射治疗。放射线经过皮肤和部分正常组织集中照射身体内的肿瘤部位，是目前临床使用的主要照射方法。它又可分为三种照射技术，即固定源-皮距（*SSD*）技术、固定源-轴距（*SAD*）技术和旋转照射技术。②体内照射，亦称近距离照射。近距离治疗是将密封放射源直接放入被治疗的组织内或放入人体的天然腔内（如鼻咽、食管、气管、宫腔等部位）进行局部照射。内照射技术分为五类：腔内、管内、组织间插入、术中和敷贴治疗。

## 二、放射治疗物理学有关的名词

### （一）射线源

在没有特别说明的情况下，一般指放射源前表面的中心，或产生射线的靶面中心，对电子束取在出射窗或其散射箔所在的位置。

### （二）射线中心轴

表示射线束的中心对称轴线。临床上一般用放射源与最后一个限束器中心的连线作为射线中心轴。

### （三）照射野（*A*）

表示射线中心轴垂直于体模时，线束投照在体模表面的面积。对于旋转治疗或对于固定源-轴距照射，截面取在旋转中心的深度处。临床剂量学中规定体模内 50% 同等剂量曲线的延长线交于体模表面的区域为照射野的大小。

### （四）参考点

一般情况下，为剂量计算或测量参考点。通常规定为体模表面下射线中心轴上的一点。体模表面到参考点的深度为参考深度（$d_0$），如 400kV 以下 X 线，参考点取在体模表面（$d_0=0$），对高能 X 射线或 γ 射线参考点取在体模表面下最大剂量点位置，其位置随能量而定（$d_0=d_m$）。

### （五）校准点

校准点指的是体模内射线中心轴上指定的剂量测量点。体模表面到校准点的深度为校准深度。在进行外照射放射治疗剂量计算时，通常我们要事先测量治疗机在校准点的校准剂量率。

### （六）源-皮距

源-皮距（source surface distance，SSD）表示沿射线中心轴从射线源到体模表面的距离。对于高能加速器，临床习惯用 $SSD=100$cm，对于 $^{60}Co$ 治疗机，一般 $SSD=75$cm 或 80cm。

### （七）源-瘤距

源-瘤距（source tumor distance，STD）表示射线源沿射线中心轴到肿瘤中心的距离。

### （八）源-轴距

源-轴距（source axis distance，SAD）表示射线源到机架旋转中心的距离。

### （九）人体体模

当X(γ)射线以及高能电子束入射到人体时，会发生散射和吸收，能量和强度逐渐损失。研究这些变化，不可能在人体内直接进行，往往用一种组织等效材料做成的模型代替人的身体，简称体模。最常用的体模材料是水、聚苯乙烯、有机玻璃、石蜡等。

## 三、射线中心轴上百分深度剂量

射线进入人体或体模后，人体或体模内的吸收剂量随深度的增加而不断变化，这种变化随射线能量、组织深度、照射野面积以及源-皮距等改变而有不同的变化。

### （一）百分深度剂量（percentage depth dose，PDD）

百分深度剂量是指体模内射野中心轴上任一深度 $d$ 处的吸收剂量 $D_d$ 与参考点深度 $d_0$ 处吸收剂量 $D_0$ 之比的百分数，即

$$PDD=\frac{D_d}{D_0}\times 100\% \tag{8-1}$$

图 8-1 为百分深度剂量的定义示意图。对深部 X 线（≤400kVp），其参考深度选择在体模表面（$d_0=0$）；而对高能 X 线，参考深度选择在峰值吸收剂量深度（$d_0=d_m$）。

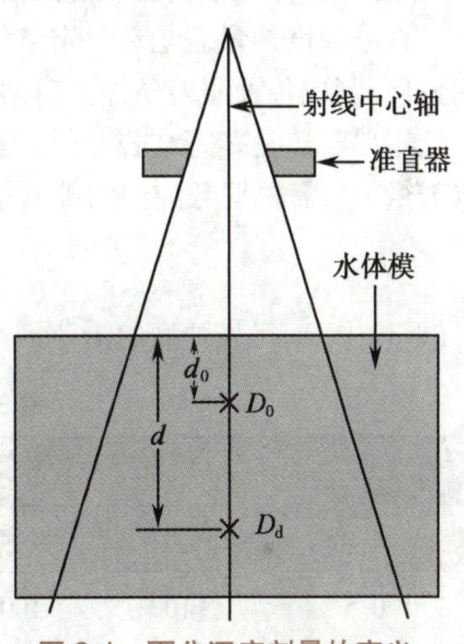

图 8-1 百分深度剂量的定义

### （二）影响百分深度剂量的因素

1. 组织深度的影响 当高能光子入射到患者或体模表面后，与组织和介质相互作用，在体模表面及相续的深层区域产生次级电子。由于体模表面不满足次级电子平衡，且射线强度随组织深度的增加而按指数和反平方定律减少，因此在体表下一定深度处，吸收剂量存在一个峰值（最大剂量点），这种吸收剂量在体模内具有最大剂量的现象称为剂量建成效应。当百分深度剂量的参考点深度选择在最大剂量点深度时，在此深度前百分深度剂量随深度增加而增加，在最大剂量点之后，随深度的增加而减少。如 8MV X 射线，$SSD=100$cm，照射野 10cm×10cm，在 0.5cm、1.0cm、2.0cm、5.0cm 及 10.0cm 时，$PDD$ 分别为 75.0、93.0、100.0、89.5、71.0。

2. 深度剂量随射线能量变化 当射线能量增大时，射线的穿透力提高，因此射线轴上同一深度，其吸收剂量增大，百分深度剂量也随射线能量的增加而增大。如在 $SSD=10$cm，照射野 10cm×10cm 时，用 6MV X 射线在 10cm 深度时，深度剂量为 67.6%，而用 15MV X 射线时，深度剂量可达 76.7%。

3. 照射面积对深度剂量的影响 总的说来，照射面积增大，同一深度的百分深度剂量随之加大。但当照射野面积很大时，射野边缘的散射线对中心轴上的剂量贡献减少，因此，此时百分深度剂量随面积增加变缓，并逐渐达到饱和。放射治疗时，通常情况下需要事先将各种标准照射野及不同深度处百分深度剂量利用三维水体模测量列表。

剂量计算时百分深度剂量直接从百分深度剂量表 8-1 中查得。表中的照射野均是方形野，而放射治疗最常见的是矩形和不规则野。矩形照射野的百分深度剂量要比同面积方形照射野的小，因此矩形野在体模内某点的百分深度剂量，不能直接用同面积方形野在该点的百分深度剂量代替。对于这些野的百分深度剂量如何查得，引入了等效方野的概念。所谓等效方野，其物理意义是如果使用的矩形野或不规则野在其照射野中心轴上的百分深度剂量与某一方形野的百分深度剂量相同时，该方形野叫作所使用的矩形或不规则照射野的等效照射野。最精确的计算方法是用原、散射线分别计算。临床上经常使用近似的几何计算方法或者简便的面积/周长比法，即如果使用的矩形野和某一方形野的面积/周长比值相同，则认为这两种照射野等效，射野百分深度剂量相同。设矩形野的长、宽分别为 $a$ 和 $b$，等效方形野的边长为 $c$，根据面积/周长比

图片：深度剂量分布测量三维水箱

相同的方法有

$$\frac{c^2}{4c}=\frac{a\cdot b}{2(a+b)}$$

即

$$c=\frac{2\cdot a\cdot b}{(a+b)} \tag{8-2}$$

例如：对 8cm×10cm 矩形野，利用公式（8-2）求得其等效方野边长 $c=8.9$cm。

4. 源-皮距对百分深度剂量的影响　在同一深度下，射线能量、照射面积不变的情况下，源-皮距越小，百分深度剂量越小，且百分深度剂量随深度变化越快。源-皮距越大，百分深度剂量也越高。在实际应用当中，为了在较深部位达到较高的百分深度剂量，必要时可以适当增加源-皮距，但是必须注意源-皮距的增大仅仅使射线束中心轴上的百分深度剂量提高，但射线轴上的各点的绝对剂量率数值则按距离平方反比法则降低。

### （三）百分深度剂量表的应用

百分深度剂量表是在一定条件下，在体模（一般为水）中经实测后而制成的，如表 8-1 所示。为使用方便，制成各种照射条件下（能量、照射野、浓度及源-皮距）的百分深度剂量表供选择使用。临床上不论用单野还是多野结合照射，均由医师设计定野，进行剂量分配。对每一照射野应给予的最大参考点剂量 $D_m$，需根据分配到的肿瘤量，经查百分深度剂量（$PDD$）后计算得出处方剂量

$$D_m=D_T/PDD \tag{8-3}$$

式（8-3）中 $D_T$ 代表肿瘤的治疗剂量。

表 8-1　$^{60}$Co 百分深度剂量表（$SSD$=50cm）

| 治疗深度/cm | 照射野面积/(cm×cm) | | | | | | | |
|---|---|---|---|---|---|---|---|---|
| | 0 | 4×4 | 6×6 | 8×8 | 10×10 | 12×12 | 15×15 | 20×20 |
| 0.5 | 100 | 100 | 100 | 100 | 100 | 100 | 100 | 100 |
| 1 | 94.6 | 96 | 96.7 | 97.1 | 97.5 | 97.6 | 97.7 | 97.7 |
| 3 | 76.8 | 81.6 | 83.6 | 84.7 | 85.4 | 85.8 | 86.2 | 86.7 |
| 5 | 62.6 | 68.8 | 71.3 | 72.9 | 74 | 74.6 | 75.4 | 76.4 |
| 10 | 37.8 | 43.8 | 46.2 | 48.1 | 49.7 | 50.9 | 52.5 | 54.7 |
| 15 | 23.3 | 27.9 | 29.9 | 31.6 | 33.2 | 34.6 | 36.3 | 38.8 |
| 20 | 14.5 | 17.8 | 19.4 | 20.9 | 22.2 | 23.6 | 25.4 | 27.9 |

高能 X（γ）射线由于具有穿透力强、深度剂量高、横向散射少等优点，临床上主要用于体内深部位肿瘤的放射治疗。而加速器产生的电子线，由于其穿透力小，能量沉积快，临床上主要用于位于体表或表浅部位的肿瘤治疗。

### （四）等剂量曲线

在制订临床放射治疗计划时，有时需要知道整个照射野内的剂量分布，甚至照射野邻近区域的剂量分布，临床上通常用等剂量曲线来反映射线在体内的剂量分布。把体模内过射线中心轴的平面上剂量相同的点连接起来形成的一组曲线称为等剂量曲线。等剂量曲线直观反映了射线束在体内离轴方向的剂量变化。通常按照 10%等剂量间隔绘制，且归一于线束中心轴的最大剂量点。图 8-2 为膀胱肿瘤放射治疗时，在过肿瘤中心的横断面上的等剂量曲线。图中阴影部分为所需要治疗的肿瘤区域。射线采用 MV X 射线，照射野为 9cm×9cm。由图 8-2 中可以观察、对比射线剂量在肿瘤内及周围的相对分布状况。

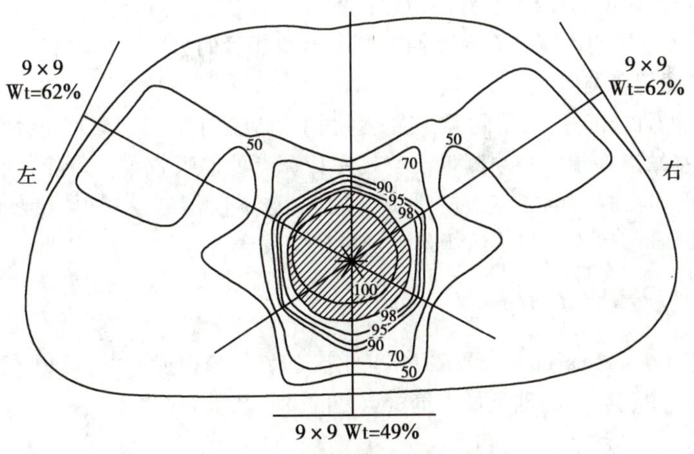


图 8-2　膀胱肿瘤等剂量分布图

## 四、射线中心轴上组织空气比

由于现代放射治疗机技术的发展，加速器、$^{60}$Co 治疗机的广泛使用，使固定源-皮距照射技术逐步被等中心照射技术所取代。在使用等中心照射技术进行放射治疗时，射线束的旋转中心点一般位于肿瘤中心，线束旋转时源-皮距随之发生变化，由于百分深度剂量随源-皮距改变而改变，因此使用百分深度剂量进行等中心照射技术的剂量计算就变得较为繁琐。为此放射治疗剂量学引入了组织空气比。

### （一）组织空气比

组织空气比（tissue air ratio，TAR）（图 8-3）是指：体模内射线中心轴上任一点吸收剂量 $D_{\mathrm{d}}$ 与没有体模时，空间同一位置上空气吸收剂量 $D_{\mathrm{fs}}$ 之比。即

$$TAR=\frac{D_{\mathrm{d}}}{D_{\mathrm{fs}}} \tag{8-4}$$

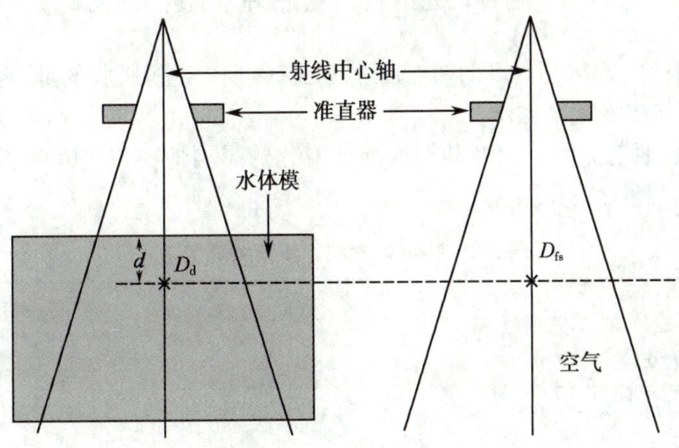


图 8-3　组织空气比定义

### （二）影响组织空气比的因素

1. 组织空气比与源-皮距无关　由于组织空气比是空间同一位置的两点的剂量之比，$D_{\mathrm{d}}$ 与 $D_{\mathrm{fs}}$ 的不同之处在于两者的散射条件不同，因此组织空气比 $TAR$ 与源-皮距无关。这就使在等中心放疗或旋转照射治疗时，应用组织空气比进行剂量计算变得非常方便。

2. 组织深度的影响　由于剂量建成效应的存在使组织空气比在最大剂量深度以内随深度增加而增大，在最大剂量点达到最大，在此深度之后，随深度增大而减小。临床剂量学中将最大剂量点处的组织空气比称为背散射因子，用 $BSF$ 表示：$BSF=TAR(d_{\mathrm{m}})$

背散射因子代表了体模的存在对空间一点剂量的影响。

3. 照射野与射线能量的影响　*TAR* 随照射野及射线能量的增大而增大，其受射野面积与射线能量之影响，与百分深度剂量类似。

组织空气比克服了百分深度剂量随源-皮距变化，不适应等中心照射时剂量计算的困难，但组织空气比 *TAR* 的一个根本缺点在于它必须测量出空气中计算点处的吸收剂量。随着射线能量的增加，为达到次级电子平衡而加在测量电离室上的平衡帽加大，这不仅使测量变得困难，而且会增加测量误差。为解决上述问题 Holt 等人提出了组织最大剂量比的概念。

## 五、组织最大剂量比

组织最大剂量比（tissue maximum ratio，TMR）的定义为：体模内射野中心轴上任意一点的吸收剂量 $D_d$ 与空间同一点体模中射野中心轴上最大剂量点处的吸收剂量 $D_m$ 之比。

$$TMR=\frac{D_d}{D_m} \tag{8-5}$$

图 8-4 为组织最大剂量比测量示意图。

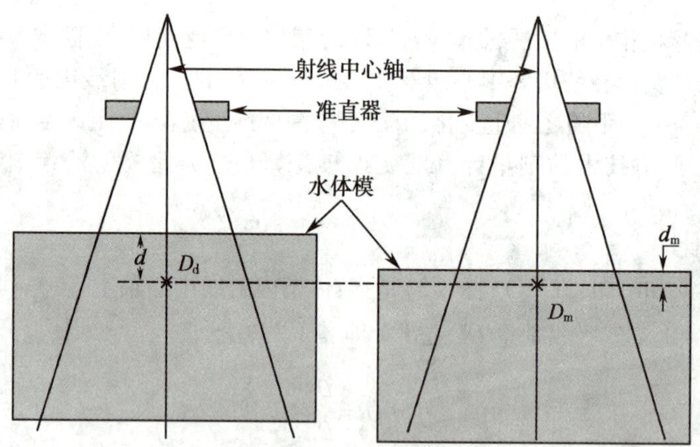


图 8-4　组织最大剂量比测量示意图

由于组织最大剂量比 *TMR* 所涉及的两点剂量都是指体模内组织吸收剂量，避开了空气中吸收剂量测量，因此，解决了 *TAR* 测量的困难。

*TMR* 受射线能量、照射野大小以及随组织深度变化的影响情况与 *TAR* 相类似。表 8-2 所示为 4MV X 射线组织最大剂量比。

表 8-2　4MV X 射线组织最大剂量比

| 治疗深度/cm | 照射野面积/（cm×cm） | | | | | | | |
|---|---|---|---|---|---|---|---|---|
| | 0×0 | 4×4 | 6×6 | 8×8 | 10×10 | 12×12 | 15×15 | 20×20 |
| 1.0 | 1.000 | 1.000 | 1.000 | 1.000 | 1.000 | 1.000 | 1.000 | 1.000 |
| 5.0 | 0.817 | 0.874 | 0.894 | 0.909 | 0.914 | 0.919 | 0.922 | 0.931 |
| 10.0 | 0.635 | 0.679 | 0.713 | 0.739 | 0.759 | 0.773 | 0.785 | 0.802 |
| 15.0 | 0.495 | 0.535 | 0.565 | 0.591 | 0.614 | 0.631 | 0.647 | 0.668 |
| 20.0 | 0.384 | 0.407 | 0.438 | 0.462 | 0.482 | 0.501 | 0.521 | 0.549 |

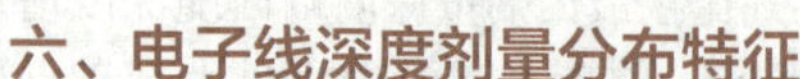

## 六、电子线深度剂量分布特征

电子线中心轴百分深度剂量的定义与 X 射线相同。与 X 射线深度剂量分布不同的是，电子线深

度剂量分布曲线具有明显的高剂量坪区和剂量跌落区。主要表现在体表到最大剂量点深度剂量分布比较均匀，超过最大剂量点，剂量跌落迅速。因此，高能电子线本身的剂量特性决定了它只适用于治疗表浅的病变，而且单野照射较好。由于电子线的等剂量分布曲线易受人体曲面、斜入射和空气间隙的影响，且电子线的百分深度剂量、输出剂量等随照射条件的改变而变化，所以临床应用中应注意照射时尽量保持射野中心轴垂直于人体表面，并保持限光筒端面至皮肤的正确距离。在进行电子线治疗时必须充分考虑上述因素。

案例讨论

## 第二节　放射治疗剂量计算实例

百分深度剂量 *PDD*、组织空气比 *TAR* 及组织最大剂量比 *TMR* 通常用来进行临床剂量计算。本节根据其概念，结合临床实际举例说明剂量计算方法。

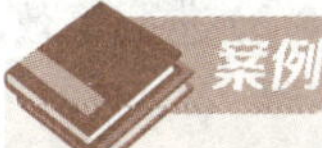


一位患者，接受半价层为 3mmCu 的 X 射线照射治疗。该机在距 X 射线管焦点 50cm 处，照射野为 8cm×8cm 时，X 射线机输出照射量率为 $100\text{R}\cdot\text{min}^{-1}$，肿瘤深度为 5cm，在此深度处，照射野为 8cm×8cm 时，其百分深度剂量 $PDD(d=5\text{cm},8\text{cm}\times8\text{cm},SSD=550\text{cm})=64.8\%$，背散射因子 $BSF=1.2$，空气照射量-组织吸收剂量转换因子 $f=0.95\text{cGy}\cdot\text{R}^{-1}$。据此，达到肿瘤的治疗剂量为 200cGy 的开机时间应该设定为多少？

首先得到自由空气中吸收剂量率与照射量率的转换，空气中剂量率 $\dot{D}_{\text{fs}}$：

$\dot{D}_{\text{fs}}$ = 照射量率×照射量吸收剂量转换因子 $=100\times0.95\text{cGy}\cdot\text{min}^{-1}=95\text{cGy}\cdot\text{min}^{-1}$

由 BSF 得到最大剂量深度处的吸收剂量率：

$$\dot{D}_{\text{m}}=\dot{D}_{\text{fs}}\times BSF=95\times1.2\text{cGy}\cdot\text{min}=114\text{cGy}\cdot\text{min}^{-1}$$

根据肿瘤治疗剂量 $\text{D}_{\text{T}}=200\text{cGy}$，由 PDD 得到最大剂量深度处的吸收剂量，即处方剂量：

$$D_{\text{m}}=\frac{D_{\text{T}}}{PDD}\times100\%=\frac{200}{0.648}\times100\%\text{cGy}=308.6\text{cGy}$$

最后计算得到开机照射时间：

$$T=\frac{D_{\text{m}}}{\dot{D}_{\text{m}}}=\frac{308.6}{114}\text{min}=2.71\text{min}$$

由此可见，在进行治疗时间设定前，必须测定治疗机的输出剂量率，输出剂量率可以是距离射线源特定距离处的空气照射量率或者空气吸收剂量率，并由此根据射线中心轴上一定深度处的肿瘤剂量和百分深度剂量值计算出处方剂量点处的处方剂量值，再根据治疗机输出剂量率计算出治疗时间。

一位肿瘤患者，以 $^{60}\text{Co}$ 进行照射治疗。设治疗机在距源 80.5cm 处，空气吸收剂量率 $D_{\text{fs}}=150\text{cGy}\cdot\text{min}^{-1}$，照射野 10cm×10cm 时，$SSD=80\text{cm}$，百分深度剂量 $PDD=64.1\%$，背散射因子 $BSF=1.036$，试计算肿瘤深度 $d=8\text{cm}$，治疗剂量 $D_{\text{T}}=200\text{cGy}$ 时，治疗机开机时间。

根据背散射因子的定义，体内最大剂量点处校准剂量率：

$$\dot{D}_{\text{m}}=D_{\text{fs}}\times BSF=150\times1.036\text{cGy}\cdot\text{min}^{-1}=155.4\text{cGy}\cdot\text{min}^{-1}$$

则为达到200cGy的治疗剂量，在最大剂量点处的处方剂量：

$$D_{m}=\frac{D_{T}}{PDD}\times 100\%=\frac{200}{64.1}\times 100\% cGy=312cGy$$

治疗机开机时间：

$$T=\frac{D_{m}}{\dot{D}_{m}}=\frac{312}{155.4}min=2.01min$$

实际肿瘤放射治疗中，百分深度剂量(PDD)、组织空气比(TAR)、组织最大剂量比(TMR)等，通常都是以标准照射野(如方形射野)、不同的靶区深度及一定的源皮距条件进行测量并汇总成数据表，如表8-1、表8-2所示。如果实际治疗患者所用到的照射野不是方形射野，则可以按照式(8-2)进行等效射野变换，将矩形野的治疗剂量计算问题转换为方形野(规则野)的治疗剂量计算。

一位肿瘤患者，在$^{60}$Co治疗机上应用等中心照射技术进行肿瘤治疗，已知源轴距$SAD=80cm$等中心点处照射野为6cm×12cm，没有体模存在时，在该点处$^{60}$Co治疗机输出空气剂量率为$120cGy\cdot min^{-1}$，照射野为8cm×8cm时，组织空气比$TAR(d=10cm,8cm\times 8cm)=0.618$，试计算肿瘤深度为10cm，肿瘤剂量为200cGy时，$^{60}$Co治疗机开机时间。

根据式(8-2)，照射野6cm×12cm的等效方野边长：

$$c=\frac{2\cdot a\cdot b}{a+b}=\frac{2\times 6\times 12}{6+12}cm=8cm$$

根据组织空气比的定义，靶区所在位置的空气吸收剂量：

$$D_{fs}=\frac{D_{T}}{TAR}=\frac{200}{0.681}cGy=293.7cGy$$

已知在该点处校准剂量率为：$\dot{D}_{fs}=120cGy\cdot min^{-1}$

由此计算治疗时间：

$$T=\frac{D_{fs}}{\dot{D}_{fs}}=\frac{293.7}{120}min=2.45min$$

肿瘤放射治疗时，为了提高治疗效果，要求在尽可能减小正常组织受照射前提下，增大肿瘤受照剂量。为此可以采用旋转照射技术。治疗时将射线束以肿瘤中心为旋转轴，连续或按一定间隔角度进行旋转照射，以此在肿瘤区域形成高剂量区，同时避免周围正常组织过量照射。

在旋转照射时，由于患者体表轮廓的起伏，不同角度上其*SSD*不同，因此剂量计算时应使用*TAR*或*TMR*。

## 第三节　近距离放射治疗剂量学

近距离放射治疗是腔内放射治疗和组织间放射治疗的总称。它是指将密封的放射源连同相应的治疗器具(施用器)置于人体腔管肿瘤附近或经插针植入瘤体内的治疗技术。近距离放射治疗时，由于放射源离瘤体较近，肿瘤组织受照剂量较高，而周围的正常组织由于剂量的迅速跌落，受照剂量较低，与外照射放射治疗相比，其在肿瘤内形成的高剂量分布均匀性较差。为了达到较好的治

疗效果，通常情况下将外照射放射治疗技术与近距离放射治疗技术联合使用。近年来，随着放射源、后装机和治疗计划系统的发展，内照射治疗范围已发展到全身各类肿瘤，如鼻咽癌、食管癌、乳腺癌、直肠癌、支气管癌、胰腺癌、膀胱癌等。治疗技术亦涉及腔管、组织间、模板、敷贴及术中照射五大类。

## 一、辐射源

可用于近距离治疗的辐射源主要是γ辐射源，常用的有$^{226}$Ra 源、$^{137}$Cs($^{137}$ 铯)源、$^{60}$Co 源、$^{192}$Ir 源。

### (一) $^{226}$Ra 源

$^{226}$Ra 是一种天然放射性核素，其半衰期为 1590 年，经一系列衰变后转变为稳定的$^{226}$Pb，临床应用的镭是它的硫酸盐，封在各种形状的铂铱合金封套内。1mg 镭经 0.5mm 铂铱外壳滤过后，距离镭源 1cm 处每小时的照射量为 $2.1\times10^{-3}$c · kg$^{-1}$，放出的γ射线平均能量为 0.83MeV。由于它半衰期过长，衰变过程中产生氡气，需要厚的防护层等。在医学上逐渐被$^{60}$Co、$^{137}$Cs 等人工放射性核素代替。

### (二) $^{137}$Cs 源

$^{137}$Cs 是人工放射性核素，其γ射线能量为 0.66MeV，半衰期为 33 年。$3.7\times10^{7}$Bq(1mCi) $^{137}$Cs 源在距离 1cm 产生的照射量率为 $8.4\times10^{-4}$C · kg$^{-1}$。$^{137}$Cs 在组织内具有与镭相同的穿透力和类似的剂量分布，其物理特点和防护方面比镭优越，是取代镭的最好核素。由于$^{137}$Cs 的化学提纯存在着问题，其放射性比度无法做的太高，因此，$^{137}$Cs 源只能做成柱状或球形放射源，用于中低剂量率腔内照射。

### (三) $^{192}$Ir 源

$^{192}$Ir 是一种人工放射性核素，它是由$^{191}$ 铱在原子反应堆中经热中子轰击而生成。其γ射线的平均能量为 350keV。由于$^{192}$Ir 的γ能量范围使其在水中的衰减恰好被散射建成所补偿，在距离 5cm 的范围内任意点的剂量与距离平方的乘积近似不变，且$^{192}$Ir 的粒状源可以做的很小，使其点源的等效性好，便于计算。其半衰期为 74.5 天，故铱源是较好的近距离放射治疗用放射源。常用于高剂量率腔内照射和组织间插植。

$3.7\times10^{7}$Bq(1mCi)$^{192}$Ir 源在距源 1cm 处每小时的照射量率为 $1.26\times10^{-3}$C · kg$^{-1}$。$^{192}$Ir 的半价层为 24mmPb，是较易防护的放射源。

### (四) $^{60}$Co 源

$^{60}$Co 也是人工放射性核素，其半衰期为 5.3 年，γ射线的平均能量为 1.25MeV，剂量分布与镭相似，因此也可作为镭的替代物，制成钴针、钴管等。由于其放射性活度高，且容易得到，因此在近距离照射时，多用作高剂量率腔内照射。

## 二、放射源周围的剂量分布

现代近距离放射治疗所用的射线源多为点源，利用计算机控制点源在体腔内按照一定的时间间隔步进位移，可以得到治疗所需要的各种剂量分布。放射源周围剂量分布计算，在考虑距离平方反比法则的同时，还应考虑源的自吸收、源内的多次散射和源的几何形状等诸多因素。

### (一) 点源辐射

点源被认为是各向同性的，其周围某一点处的照射量率与其源的距离的平方成反比，其计算公式是

$$\dot{X}=\frac{\Gamma\cdot A}{r^{2}} \tag{8-6}$$

式(8-6)中，$\Gamma$ 为放射源的照射量率常数，它表示距密封源单位距离位置上，由单位活度的放射源产生的照射量率。$r$ 为其某一点距离源的距离。$A$ 为该源的放射性活度。

### (二)线辐射源

对于一个长度为 $L$ 的线状源,设其总活度为 $A$,与它相距为 $r$ 处 P 点的照射量率可以看成是由组成该线源的无数个点状源在该点形成的照射量的积分。将线源分成无数个点源,设其中一个长度为 d$x$,如图 8-5 所示。

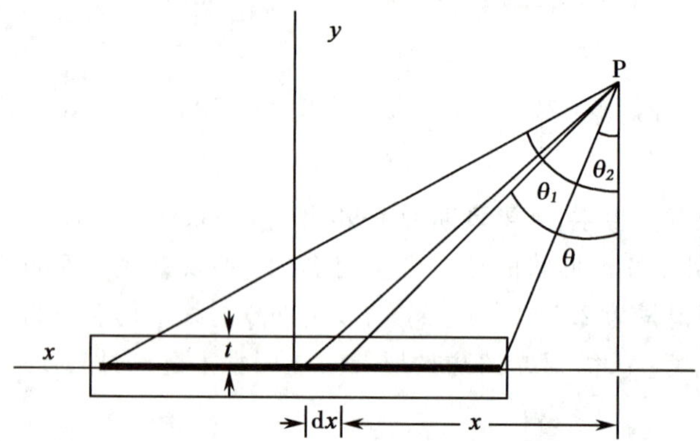


图 8-5 活性长度为 $L$ 的线源附件一点的照射量率计算

点源 d$x$ 在 P 点的照射量率为

$$\mathrm{d}I=\frac{A}{L}\cdot\Gamma\cdot\mathrm{d}x\cdot\frac{e^{-\mu\cdot t\cdot\sec\theta}}{r^2}$$

其中,$r=y\sec\theta$;$x=y\tan\theta$;$\mathrm{d}x=y\sec^2\theta\mathrm{d}\theta$

P 点的总照射量率为

$$I=\int_{\theta_1}^{\theta_2}\mathrm{d}I=\frac{A\cdot\Gamma}{L\cdot y}\int_{\theta_1}^{\theta_2}e^{-\mu\cdot t\sec\theta}\mathrm{d}\theta \tag{8-7}$$

式(8-7)中,$\Gamma$ 为照射量率常数;$t$ 为源的壁厚;$\mu$ 为放射源密封材料的线性衰减系数。

现代近距离治疗使用的放射源趋向于微型化,以近似于点源来模拟线源,常用的方式为源步进运动,控制其在不同位置的停留时间来模拟线源。

放射源在空气中任一点的照射量率考虑到当放射源植入人体后,周围组织对辐射的吸收和散射,利用常用的 Meisberger 三次多项式校正法,就可以得到体内(体模内)一点的吸收剂量率。即

$$\frac{\text{水中照射量}}{\text{空气中照射量}}=A+Br+Cr^2+Dr^3 \tag{8-8}$$

式(8-8)中,$r$ 为距放射源的距离(1~10cm)。$A$、$B$、$C$、$D$ 为不同放射性核素的多项式系数。

## 三、腔内治疗剂量学

腔内治疗是指把放射源置于自然体腔内肿瘤附近,以射线对该部位肿瘤进行局部照射的放疗技术。该技术在历经近百年的发展已建立起一套完整的剂量学体系和治疗技术与设备。特别是近年来由计算机控制的放射源后装技术的广泛使用,使腔内治疗技术更加安全、可靠、完善。

腔内照射技术临床应用最广泛的是对妇科宫颈癌的治疗,疗效显著,其腔内治疗范围包括宫颈、宫体及宫旁组织,盆壁组织一般采用体外照射。妇科肿瘤的腔内照射采用的施源器由两部分组成,一部分是直接植入宫腔内的宫腔管,另一部分是植入阴道内、紧贴在宫颈部的阴道容器。宫颈癌的治疗始于 20 世纪初的腔内镭疗,随后逐步发展。其剂量学系统可分为传统腔内放疗剂量学系统和现代 ICRU 剂量学系统。

### (一)传统腔内放疗剂量学体系

传统(或经典)的腔内治疗方法主要有三大系统,即斯德哥尔摩系统、巴黎系统和曼彻斯特系统。

斯德哥尔摩系统于 1914 年已形成,其特点是采用较高强度源分次照射。该治疗系统放射源施治

器包括不同长度的宫腔管及不同宽度的阴道容器以包绕宫颈。腔内治疗分次进行，一般为 2~3 次，每次治疗时间为 20~24 小时，曾被称为“大剂量率、短时间”分次治疗。

巴黎系统的特点是采用低强度源，长时间照射。此种治疗方法于 1919 年形成，其宫颈管含镭 33. 3mg。阴道容器为 3 个独立的球形容器，中间的球形容器对着宫颈口，两侧的贴在穹窿处，中间以弹簧条支撑。其治疗时间为 6~8 天，以低剂量率、长治疗时间连续治疗为特点。

上述两系统的剂量计算方法基本以毫克小时（mg · h）为单位，即放射源的总强度（毫克）与治疗时间的乘积。

曼彻斯特系统（图 8-6）是由巴黎系统演变发展起来的。根据宫腔的不同深度和阴道的大小，分为长、中、短三种宫腔管和大、中、小尺寸的阴道卵形容器，临床治疗中，以 A 点及 B 点作为剂量参考点。A 点是指宫颈口上方 2cm、宫腔轴线旁 2cm 的位置；B 点为过 A 点横截面并距宫腔轴线旁 5cm 的位置（A、B 点也有按相对施用器位置来确定的），其治疗方式为：分两次照射，每次约 72 小时，间隔 1 星期，总照射的时间为 140 小时，A 点剂量约为 8 000cGy。

至今，曼彻斯特系统所提出 A、B 点的概念，仍然为世界各国的许多治疗中心所广泛使用。

### （二）ICRU 所推荐的腔内治疗剂量学体系

ICRU 在其 38 号报告中力图使宫颈癌的放射治疗规范化，以便不同的放射治疗中心对宫颈癌的腔内放射治疗具有统一的、规范的、准确的剂量学描述。ICRU 在其 38 号报告中定义了参考体积，即参考等剂量面包罗的体积。参考剂量对低剂量率（0. 4~2Gy · $h^{-1}$）治疗为 60Gy；对高剂量率（>12Gy · $h^{-1}$）为相应的等效值（<60Gy）。参考体积的长（$d_L$）、宽（$d_w$）、高（$d_h$）可以由模拟定位正侧位片确定。如图 8-7 所示。

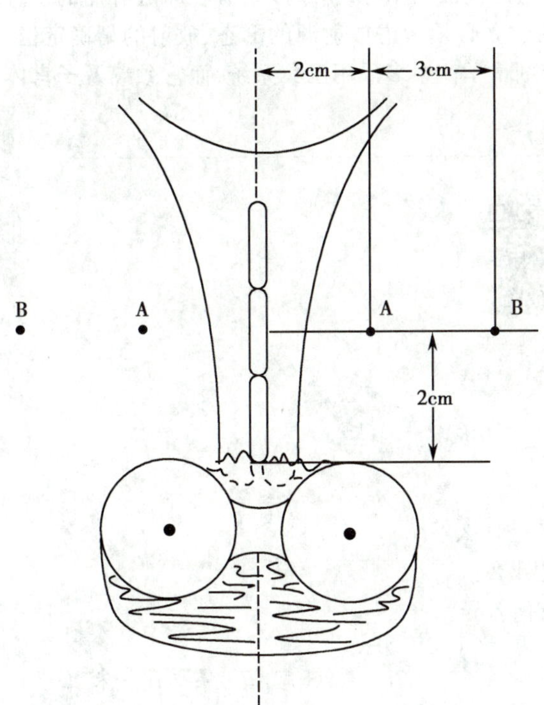


图 8-6　经典妇科肿瘤内照射曼彻斯特剂量学系统

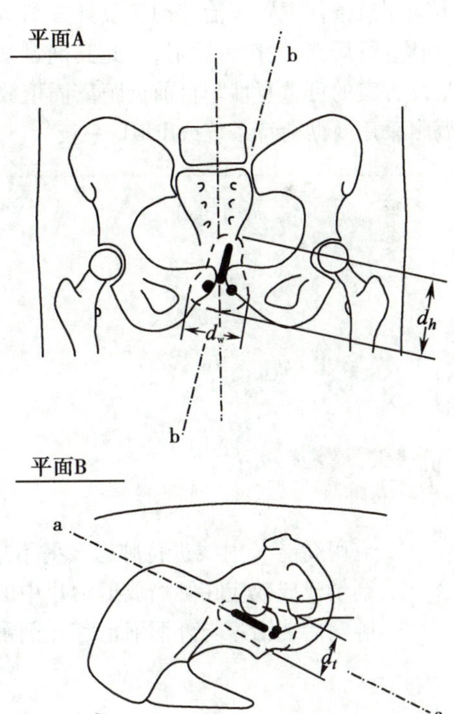


图 8-7　ICRU38 号报告有关参考体积的定义

## 四、组织间治疗剂量学

组织间治疗亦称为插植治疗，是根据靶区的形状和范围，将一定规格的多个放射源，按特定的排列法则，直接插植入肿瘤部位，以期在肿瘤部位产生高剂量照射，为了使治疗部位获得满意的剂量，必须根据放射源周围的剂量分布特点，按一定的规则排列放射源，多年来许多物理学家致力于这方面的研究，建立了一些为临床所能接受的剂量学系统和治疗法则。当前在世界范围内有较大影响的是曼

彻斯特系统和巴黎系统。

**血管腔内近距离介入放射治疗技术**

血管腔内近距离放射治疗预防血管成形术后再狭窄，是近年来介入心内科和肿瘤放疗科的一项尖端课题，且发展迅速，已经形成一门崭新的学科——血管腔内近距离治疗学。血管腔内近距离治疗预防血管成形术后再狭窄的生物学原理是以一定剂量的射线照射冠状动脉，通过直接作用、间接作用造成细胞 DNA 损伤，抑制细胞增殖与分化，使中膜的血管平滑肌细胞（VSMC）及细胞外基质（ECM）均无法增殖形成新内膜，从而达到抑制冠状动脉内膜的增生、预防再狭窄发生的目的。

冠脉或周缘动脉管腔内照射可使用高放射活性线颗粒状放射源或金属丝源，与气囊血管成形术联合使用。也可用含放射活性的液体经气囊导管灌注；或用带低放射活性的支架做血管腔内置入。

## 本章小结

肿瘤放射治疗剂量学是对肿瘤实施放射治疗的物理基础，放射治疗剂量学涉及辐射与组织的作用、辐射在人体内能量沉积的规律。不同的治疗方法其剂量计算方法及剂量学体系不同。外照射时通常以百分深度剂量、组织空气比及组织最大剂量比等参数描述深度剂量分布，并由此计算不同照射条件下靶区治疗剂量及处方剂量。对于近距离放射治疗，由于放射源在靠近肿瘤的位置对其进行局部、大剂量照射，因此其剂量学体系的建立必须考虑放射源的形态、放射的精确定位、治疗方案的可重复性。目前近距离插植放射治疗剂量学体系多采用巴黎系统，而宫颈癌及子宫体癌多采用曼彻斯特系统或 ICRU 系统。

扫一扫，测一测

## 思考题

1. 应用高能 X 射线进行肿瘤放射治疗的优势是什么？
2. 剂量建成效应在肿瘤放射治疗中的作用是什么？
3. 肿瘤后装治疗与外照射治疗在剂量学上有何差异？

（王鹏程　侯立霞　朱　健）

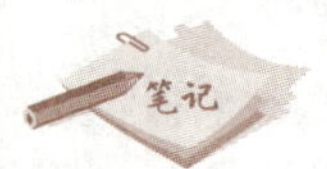

# 第九章 放射性对人体的影响

学习目标

1. 掌握:确定性效应和随机效应的概念并了解他们各自包括的辐射效应。

2. 熟悉:皮肤效应的概念,并了解其分度诊断标准和处理原则。

3. 了解:直接作用和间接作用的基本内容;放射线引起的生物学效应;胎儿出生前受照射引起的效应。

## 第一节 放射线的生物学效应

放射线引起的生物学效应是一个非常复杂的过程。射线作用于机体后,以直接作用和间接作用两种方式使细胞分子发生反应,造成其损伤。当人体组织受到射线照射时,处在射线轨迹中的重要生物分子,如脱氧核糖核酸(DNA)或具有生物功能的其他分子吸收射线的能量,直接被电离、激发,引起这些大分子损伤,这种效应称为直接作用。而当射线能量通过扩散的离子以及射线作用于机体水分子产生的多种自由基与生物分子作用,引起生物分子的损伤,称为间接作用。由于机体细胞的含水量很高,一般达到70%以上,细胞内生物大分子存在于含大量水的环境中,故间接作用在引起生物大分子损伤中具有实际意义。

### 一、辐射生物效应分类

国际放射防护委员会(ICRP)1990年建议书(60号出版物)将辐射生物效应分为确定性效应(deterministic effects)和随机性效应(stochastic effects)两类。

#### (一)确定性效应

射线照射人体全部组织或局部组织,若能杀死相当数量的细胞,而这些细胞又不能由活细胞的增殖来补充,则这种照射可引起人类的确定性效应。由此引起的细胞丢失可在组织或器官中产生临床上可检查出的严重功能性损伤。由此可以预计,确定性效应的严重程度与剂量有关,而且存在一个阈剂量。低于阈剂量时,因被杀死的细胞较少,不会引起组织或器官的可检查到的功能性损伤,在健康人体中引起的损害概率为零。随着剂量的增大,被杀死的细胞增加,当剂量增加到一定水平时,其概率陡然上升到100%,这个剂量称为阈剂量。超过阈剂量后,损害的严重程度随剂量的增加而增加,即受影响的细胞增多,功能丧失越严重。除可引起组织或器官的功能损失以外,射线也可损伤供应血液的血管,而导致次级性的组织损伤,也会有纤维组织替代了功能细胞,而减弱了器官的功能。临床上的诊断结果取决于受照组织的特定功能,例如眼晶状体发生浑浊,有时会减损视力,而当性腺受照射时可能引起暂时或永久不育。

有些功能性的确定性效应，只要损伤不过于严重，它们是可逆的。例如唾液或甲状腺等分泌能力的降低，引起脑电图或视网膜图变化的神经效应、皮肤早期红斑或皮下水肿等血管性反应。

人体不同组织或器官对射线照射的敏感程度差异很大。单次（即急性）低于几戈瑞的剂量照射，很少有组织表现出有临床意义的有害作用，对于分散在几年中的剂量，对大多数组织在年剂量低于0.5Gy时不致有严重效应，但性腺、眼晶状体及骨髓属于对射线较敏感的组织或器官。一般而言，这些组织效应发生的频率随剂量而增加，其严重程度也随剂量而变化（表9-1）。

表9-1　成年人睾丸、卵巢、眼晶状体及骨髓的确定性效应阈值估计值*

| 组织和效应 | 在一单次短时照射中受到的总剂量/Sv | 在分很多的照射或迁延照射中受到的总剂量/Sv | 多年中每年以很多分次照射或迁延照射接受剂量时的年剂量/(Sv·a-1) |
|---|---|---|---|
| 睾丸 | | | |
| 暂时不育 | 0.15 | NA** | 0.4 |
| 永久不育 | 3.5~6.0 | NA | 2.0 |
| 卵巢 | | | |
| 不育 | 2.5~6.0 | 6.0 | >0.2 |
| 晶状体 | | | |
| 可查出的浑浊 | 0.5~2.0 | 5 | >0.1 |
| 视力障碍（白内障） | 5.0*** | >8 | >0.15 |
| 骨髓 | | | |
| 造血功能低下 | 0.5 | NA | >0.4 |

*：引自ICRP，1984。

**：NA（not applicable）表示不适用，因为该阈值取决于剂量率而不取决于总剂量。

***：给出的范围为2~10Sv。

引起男性暂时不育的一次照射的阈剂量约为睾丸吸收0.15Gy的剂量，在长期照射下阈剂量率为0.4Gy·$a^{-1}$，绝育的阈剂量和阈剂量率分别为3.5~6Gy及2Gy·$a^{-1}$。女性绝育的阈剂量为急性吸收剂量2.5~6Gy（年长妇女更敏感），或者是多年迁延的剂量率超过0.2Gy·$a^{-1}$。足以减损视力的眼晶状体浑浊（延迟一段时间后）的阈值对于低LET（传能线密度）的急性照射为2~10Gy，对于高LET的辐射吸收剂量阈值为该值的1/3~1/2。对多年照射的阈剂量率，一般认为略高于0.15Gy·$a^{-1}$。

对于有临床意义的造血功能抑制，全部骨髓的吸收剂量的阈剂量约为0.5Gy，对多年迁延照射的阈剂量率高于0.4Gy·$a^{-1}$。

在非正常情况下，急性辐射照射可以造成人类在内的生物物种的死亡。这是由于受到大量照射后，体内一个或多个重要器官系统严重损失细胞的结果。当剂量超过约5Gy时，会产生包括严重的胃肠道（干细胞和毛细血管内皮细胞）损伤效应，在并发有骨髓损伤的情况下，这种损伤可在1~2周内引起死亡；在约10Gy照射的情况下，可能因发生急性肺炎而导致死亡；若剂量更大，则可发生神经系统和心血管系统的效应，在受照的几天之后个体发生休克性死亡。表9-2是人类在短时间内（例如几分钟）受到的不同大剂量、低LET照射后的死亡时间。

表9-2　人类全身受低LET均匀急性照射诱发综合征和死亡的剂量范围

| 全身吸收剂量/Gy | 造成死亡的主要效应 | 照后死亡时间/d |
|---|---|---|
| 3~5 | 骨髓损伤（LD50/60）* | 30~60 |
| 5~15 | 胃肠道及肺损伤** | 10~20 |
| >15 | 神经系统损伤** | 1~5 |

*：LD50/60为预计使一半的个体在60天内死亡所需的剂量描述。

**：脉管膜及细胞膜损伤在大剂量情况下尤为重要。

## （二）随机性效应

电离辐射的随机性效应被认为无剂量阈值，其有害效应的严重程度与受照剂量的大小无关。当电离辐射使细胞发生了改变而未被杀死，改变了但存活着的体细胞繁殖出来的细胞克隆，经过长短不一的潜伏期后，可能呈现一种恶变的情况，即发生癌症。由辐射引起癌症的概率通常随剂量的增加而增大，很可能不存在阈剂量，而且这种概率大致正比于剂量，癌的严重程度不受剂量的影响，此种随机性效应称为致癌效应。如果这种损伤发生在这样一种细胞，其功能是传递遗传信息给后代，则结果发生的效应，在种类与严重程度上可以多种多样，将显现在受照射者的后代身上。这种随机性效应称为遗传效应。

可见随机性效应分为两大类，第一类发生在体细胞内，并可能在受照者体内诱发癌症；第二类发生在生殖组织细胞内，并可引起受照者后代的遗传疾患。

1. 致癌效应　癌症是威胁人类健康的重要疾病。有资料显示，人类所患全部癌症中80%以上来自生活与环境（包括职业），其中约1%来自天然本底和人工辐射源的照射，如果将职业照射计算在内，这个比例可能会更高些。由于核能与辐射的应用在人类生活中占有重要的地位，因此国际上对此进行了详细的统计和研究，这些统计和研究是确定人类辐射防护剂量限值的依据。

人类对于辐射致癌效应的资料，主要来源于原子弹爆炸受照人群的流行病学研究、接受放射治疗的患者和对从事与放射线有关的工作人员的研究。ICRP 列出了与放射线有关的 12 种癌症，包括甲状腺癌、乳腺癌、肺癌、食管癌、胃癌、肝癌、结肠癌、胰腺癌、唾液腺癌、肾与膀胱肿瘤以及白血病等 12 种。从受到辐射照射至临床上发现癌症之间存在着持续若干年的时间间隔，这一段时间称之为潜伏期。对于急性骨髓白血病，最短潜伏期约为 2 年，而对于其他癌症潜伏期为 5~10 年，甚至可能更长。表 9-3 中列出了 ICRP 1990 年建议书中给出的致死癌症和严重遗传效应的概率。

**表 9-3　各器官对总危险的相对贡献***

| 器官或组织 | 致死癌症概率 F/（每万人·$Sv^{-1}$） | 严重遗传效应/（每万人·$Sv^{-1}$） | 寿命损失/a | 器官或组织 | 致死癌症概率 F/（每万人·$Sv^{-1}$） | 严重遗传效应/（每万人·$Sv^{-1}$） | 寿命损失/a |
|---|---|---|---|---|---|---|---|
| 膀胱 | 30 | | 9.8 | 食道 | 30 | | 11.5 |
| 骨髓 | 50 | | 30.9 | 卵巢 | 10 | | 16.8 |
| 骨表面 | 5 | | 15.0 | 皮肤 | 2 | | 15.0 |
| 乳腺 | 20 | | 18.2 | 胃 | 110 | | 12.4 |
| 结肠 | 85 | | 12.5 | 甲状腺 | 8 | | 15.0 |
| 肝 | 15 | | 15.0 | 其余组织 | 50 | | 13.7 |
| 肺 | 85 | | 13.5 | 性腺 | | 100 | 20.0 |

*：ICRP，1990。

不同组织或器官诱发癌症的概率差别很大，同样受到 1Sv 有效剂量的照射，则胃、肺、结肠、红骨髓、食管、膀胱和乳腺诱发癌症的危险性较高，这些癌症的死亡率也相对较高（表 9-4）。因此，在放射诊断中，应尽可能保护这些对射线较敏感的组织或器官。

影响辐射诱发致死性癌症的发病率与受照者的年龄有关，一般较年轻者更易受感。例如对女性的乳腺而言，最年幼的女性易感染性最高，且在一生中易感染性逐年下降。甲状腺癌的易感染性也呈逐年下降趋势。在任何情况下，儿童的终身发病率比成年人高 2~3 倍。有资料表明，性别对辐射诱发致死性癌症的易感性差异并不大，女性所有癌症的超额死亡率只比男性高 20%。性别的差异很可能是由一些诸如激素之类的与促发因子有关的其他因素之间的相互作用所致，而并非是由于辐射方面的敏感性差异。

还有一些因素也对辐射后的致癌性发生着作用。如辐射对皮肤的致癌作用可因紫外线而被强化。另外，在矿工中也观察到吸烟对氡致肺癌的影响。

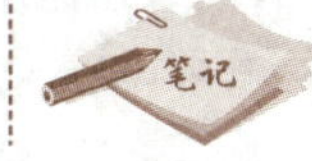

表 9-4 成年人各部位癌症死亡率*/‰

| | 1980~1985 年 5 年的死亡率 | 1950~1970 年 20 年的死亡率 | | 1980~1985 年 5 年的死亡率 | 1950~1970 年 20 年的死亡率 |
|---|---|---|---|---|---|
| 膀胱 | 0.22 | 0.58 | 肺及支气管 | 0.87 | 0.96 |
| 骨 | — | 0.72 | 食管 | 0.92 | 0.97 |
| 脑 | 0.75 | 0.84 | 卵巢 | 0.62 | 0.74 |
| 乳腺 | 0.24 | 0.62 | 胰腺 | 0.97 | 0.99 |
| 子宫颈 | 0.33 | 0.50 | 前列腺 | 0.26 | 0.84 |
| 结肠 | 0.45 | 0.62 | 皮肤 | — | — |
| 肾 | 0.48 | 0.78 | 胃 | 0.85 | 0.90 |
| 白血病(急性) | 0.98 | 0.99 | 甲状腺 | 0.06 | 0.15 |
| 肝 | 0.95 | 0.98 | 子宫 | 0.17 | 0.35 |

*:ICRP,1990。

2. 遗传效应　性腺受到电离辐射的照射,引起生殖细胞的损伤(基因突变或染色体畸变)可以传递下去并表现为受照者后代的遗传紊乱,这种出现在后代中的随机性效应称为遗传效应。

遗传效应严重程度的变化范围很大。一种效应是导致第一子代遗传疾病的显性突变,在这类情况中有的对受患个人极为有害,有时会威胁生命。它们主要发生于受照后的第一、第二子代。染色体畸变也能引起儿童的先天畸形。另外一种效应是隐性突变,它对最初几个子代的影响很小,但后代遗传损伤的总数增加了。还有许多有害的情况在人类中有相当大的发生机会,并且是由遗传因子与环境因子相互作用而产生的,他们称为多因素疾患。

在小剂量与低剂量率的情况下,按分布于全体公众的性腺剂量计算,产生以后各代的严重遗传效应的概率系数为 $0.5\times10^{-2}Sv^{-1}$(不包括多因素效应)。约有 80%的效应来自显性与性联突变。对多因素效应的概率系数按严重程度加权后约为 $0.5\times10^{-2}Sv^{-1}$。因为工作人群的年龄分布不同,其系数比全人口的略小(约减少 40%),ICRP 认为按严重程度加权,全人口的遗传效应概率系数取为 $1.0\times10^{-2}Sv^{-1}$,而对工作人群取为 $0.6\times10^{-2}Sv^{-1}$,足以表示以后全部世代的加权遗传效应系数。如进一步按损害发生后的寿命损失加权,相应的数值为 $1.3\times10^{-2}Sv^{-1}$ 及 $0.8\times10^{-2}Sv^{-1}$。

## 二、胎儿出生前受照效应

假如妊娠妇女子宫内的胚胎或胎儿受到射线的照射,则此照射可使胚胎或胎儿在子宫内以及胎儿出生后出现各种损害。胎儿出生前受照效应的研究对于放射实践与防护具有重要意义,是制订妊娠妇女辐射剂量限值的基础。胚胎或胎儿在不同发育时期受照后出现的效应有所不同,主要包括:胚胎死亡、畸形、智力低下、诱发癌症及遗传效应。这其中既有确定性效应,也有随机性效应。

### (一)胚胎死亡

动物实验结果表明,当胚胎植入子宫壁之前或在其植入之后的即刻,通常称为植入前期(相当于人受孕 0~9 天)。此时以相对较小的剂量(如 0.1Gy)即能诱发胚胎死亡,在宫内发育的其他阶段,受到较高的剂量照射后,也会诱发胚胎或胎儿死亡。

### (二)畸形

胚胎在器官形成期(相当于人受孕后 9~42 天)受到照射,可能引起在照射时正在发育器官畸形。此效应在性质上属于确定性效应,根据动物实验估计,对人引起此效应的阈值约为 0.1Gy。胚胎或胎儿在发育的各阶段(尤其是妊娠后期)受照,还会发生没有畸形的生长障碍。

### （三）智力低下

照射可导致不同程度的智力受损，其严重程度随剂量而增加，直至认知功能严重迟钝。在妊娠8~15周受到照射，导致严重智力低下的危险系数为0.4$Sv^{-1}$，即受到1Sv有效剂量照射，诱发智力低下的概率为40%；对于在16~25周的照射来说，此份额则以约0.1$Sv^{-1}$的比例增加。因此，在妊娠8~15周是射线照射引发智力低下最敏感的时期，其次是16~25周。

在曾于子宫内受照的儿童中，还会出现严重程度较轻的智力受损。这种情况表现为智力测验得分随剂量增加而降低、身体发育主要特征的发生时间有改变、学习有障碍、对癫痫发作有易感性，以及可能出现别的效应。

### （四）诱发癌症

受照胎儿在出生后10周岁之内表现儿童白血病及其他的儿童癌症发病率增高。人们出生前受照所致致死性儿童癌症的危险估计为$2.8\times10^{-2}Sv^{-1}$。

由于胎儿在出生前受照可能出现上述有害效应。所以无论对职业或非职业的妊娠妇女，国际上或我国均有剂量限制及明文规定，以避免出现上述有害效应。

## 三、皮肤效应

在受照的皮肤上，电离辐射既可引起确定性效应（如：急、慢性放射性皮肤损伤），也可诱发癌症，而在皮肤的辐射防护中，两者均需考虑。

### （一）急性放射性皮肤损伤

身体局部一次或短时间（数日）内多次受到大剂量（X、γ及β射线等）外照射所引起的急性放射性皮炎及放射性皮肤溃疡，标为急性放射性皮肤损伤（acute radiation injuries of skin）。

在医用辐射过程中，放射工作人员进行正常操作，操作者和患者均不会发生急性放射性皮肤损伤。但若违章操作或设备发生故障，或长时间进行局部照射，就可能使患者身体局部受到大剂量照射，从而导致急性放射性皮肤损伤。

急性放射性皮肤损伤可基于以下标准予以诊断：①根据患者的职业史、皮肤受照史、法定局部剂量监测提供的受照剂量及现场受照个人剂量调查和临床表现，进行综合分析并作出诊断。②皮肤受照后的主要临床表现和预后，因射线种类、照射剂量、剂量率、射线能量、受照部位、受照面积和身体情况等而异。依据表9-5作出分度诊断。③最后诊断，应以临床症状明显期皮肤表现为主，并参考照射剂量值。

表9-5　急性放射性皮肤损伤分度诊断标准

| 分度 | 初期反应期 | 假愈期 | 临床症状明显期 | 参考剂量/Gy |
|---|---|---|---|---|
| Ⅰ度 | | | 毛囊丘疹、暂时脱毛 | ≥3~ |
| Ⅱ度 | 红斑 | 2~6周 | 脱毛、红斑 | ≥5~ |
| Ⅲ度 | 红斑、烧灼感 | 1~3周 | 二次红斑、水疱 | ≥10~ |
| Ⅳ度 | 红斑、麻木、瘙痒、水肿、刺痛 | 数小时~10天 | 二次红斑、水疱、坏死、溃疡 | ≥20~ |

### （二）慢性放射性皮肤损伤

由急性放射性皮肤损伤迁延而来或由小剂量射线长期照射（职业性或医源性）后引起的慢性放射性皮炎及慢性放射性皮肤溃疡为慢性放射性皮肤损伤（chronic radiation injuries of skin）。

慢性放射性皮肤损伤是由于局部皮肤长期受到超过剂量限值的照射，年累积剂量一般大于15Gy。受照数年后皮肤及其附件出现慢性病变，亦可由急性放射性皮肤损伤迁延而来。应结合健康档案，排除其他皮肤疾病，进行综合分析并作出诊断。在医用放射工作中，慢性放射性皮肤损伤多发生于早年从事X射线透视的放射诊断人员的手部，而且其发生率是比较高的，随着防护条件的改善现已很少见。慢性放射性皮肤损伤的临床表现和分度诊断标准如表9-6所示。

表 9-6 慢性放射性皮肤损伤分度诊断标准

| 分度 | 临床表现(必备条件) |
| --- | --- |
| Ⅰ度 | 皮肤色素沉着或脱失、粗糙,指甲灰暗或纵嵴色条甲 |
| Ⅱ度 | 皮肤角化过度,皲裂或萎缩变薄,毛细血管扩张,指甲增厚变形 |
| Ⅲ度 | 坏死溃疡,角质突起,指端角化融合,肌腱挛缩,关节变形,功能障碍(具备其中一项即可) |

#### (三)放射性皮肤癌

放射性皮肤癌(skin cancer induced by radiation)是指在电离辐射所致皮肤放射性损害的基础上发生的皮肤癌。放射性皮肤癌诊断依据如下:①须是在原放射性损伤的部位上发生的皮肤癌;②癌变前表现为射线所致的角化过度或长期不愈的放射性溃疡;③凡不是在皮肤受放射性损害部位的皮肤癌,均不能诊断为放射性皮肤癌;④发生在手部的放射性皮肤癌其细胞类型名为鳞状上皮细胞。

ICRP 皮肤问题工作组的报告发现,引起皮肤癌发病率的当量剂量为 $10^{-1}Sv^{-1}$,而皮肤癌的死亡率为 0.2%,即 $2×10^{-3}$。这样的致死性皮肤癌症危险,被假定为可应用于小剂量,则为 $2×10^{-4}Sv^{-1}$。

电离辐射诱发皮肤癌症的危险与皮肤的色素沉着程度有关系。浅肤色的人种(极端例子就是白化病患者)中危险最大。人种之间易感性相差 50 倍,黑肤色的人种中,天然发生皮肤癌或者由电离辐射诱发皮肤癌的危险都很低。

## 第二节 影响放射损伤的因素

影响电离辐射生物效应的因素主要来自两方面:一个方面是与电离辐射有关的因素,另一个方面是与受照机体有关的因素,其他还与环境因素有关。

### 一、与电离辐射有关的因素

#### (一)辐射种类和能量

在受照剂量相同的情况下,因辐射的种类不同,机体所产生的生物效应也不一样。射线的电离密度与其穿透能力成正比关系。即电离密度越大的射线,穿透能力越小。就 α、β、γ 三种射线来说,α 射线的电离密度最大,穿透能力最小,外照射时对机体的影响小,但由引入体内的放射性核素发射出的 α 射线在体内照射时,对机体的损伤作用则很大;γ 射线的电离密度最小,穿透能力最大,外照射时可引起严重的机体损伤;β 射线的电离密度和穿透能力介于三者中间,无论是内照射还是外照射均能引起机体的生物学效应。

同一类型的射线,由于射线的能量不同,产生的生物效应也会不同。例如,低能 X 射线造成皮肤红斑所需的照射量小于高能 X 射线的照射量。这是由于低能射线主要被皮肤吸收,而高能射线能够进入到深层组织。这也是高能射线能够对深层组织进行放射治疗的基础。

#### (二)吸收剂量

通过本章前面介绍的内容知道,辐射的损伤主要与吸收剂量有关。在一定范围内,吸收剂量越大,生物效应越显著。不同照射剂量对人体损伤的估计,见表 9-7。

表 9-7 不同照射剂量对人体损伤的估计

| 照射剂量/Gy | 损伤类型 | 初期症状或损伤程度 |
| --- | --- | --- |
| <0.25 | | 不明显和不易觉察的病变 |
| 0.25~0.5 | | 可恢复的机能变化,可能有血液学变化 |
| 0.5~1 | | 机能变化、血液变化,但不伴有临床征象 |
| 1~2 | 轻度骨髓型急性放射病 | 乏力、不适、食欲减退 |

续表

| 照射剂量/Gy | 损伤类型 | 初期症状或损伤程度 |
|---|---|---|
| 2~3.5 | 中度骨髓型急性放射病 | 头昏、乏力、食欲减退、恶心、呕吐、白细胞短暂上升后下降 |
| 3.5~5.5 | 重度骨髓型急性放射病 | 多次呕吐、可有腹泻、白细胞明显下降 |
| 5.5~10 | 极重度骨髓型急性放射病 | 多次呕吐、腹泻、休克、白细胞急剧下降 |
| 10~50 | 肠型急性放射病 | 频繁呕吐、腹泻严重、腹痛、血红蛋白升高 |
| >50 | 脑型急性放射病 | 频繁呕吐、腹泻、休克、共济失调、肌张力增高、震颤、抽搐、昏睡、定向和判断力减退 |

### （三）剂量率

一般情况下，剂量率越大，效应越显著。这是因为高剂量率的照射使机体对损伤的修复作用不能充分体现出来所致。不论是对于近期的急性放射病还是远期的白血病，均可看到剂量率的影响。

### （四）分次照射

分次照射可以减轻放射生物学效应。一次大剂量急性照射与相同剂量下分次慢性照射引起的生物效应截然不同。当总剂量相同时，分次越多，各次照射时间间隔越长，生物效应越小。

### （五）照射部位

当吸收剂量和剂量率相同时，机体受照的部位不同，引起的生物效应也不同。这是因为机体不同的器官对于射线的敏感程度不同，而不同的器官受损后给整个机体带来的影响也不同。对大鼠的照射实验表明，近期致死效应，腹部引起的后果最为严重，其次是盆腔、头颅、胸部和四肢。如果同样用20Gy的剂量辐射，若照射大鼠的腹部，被照大鼠在3~5天内全部死亡；若照射大鼠的盆腔，只有部分死亡；而照射大鼠的头部、胸部，则不发生急性死亡。

### （六）照射面积

其他条件相同时，受照面积越大损伤越严重。以同样的剂量照射全身，可能引起急性放射病，而照射局部一般不会出现全身症状。例如，全身受到γ射线照射5Gy，有可能发生重度骨髓型放射病；而若以同样的剂量照射某些局部部位，则可能不会出现明显的临床症状。

### （七）照射方式

照射方式可分为外照射、内照射和混合照射。外照射可以是单向照射或多向照射，多向照射由于组织接受的剂量较均匀，故引起的效应大于单向照射。例如犬多向照射的致死剂量为5Gy，而单向照射的致死剂量为8Gy，而且多向照射引起犬的死亡时间也较早。

## 二、与机体有关的因素

在相同的照射条件下，机体不同，对辐射的反应也不同，即敏感性不同。

### （一）种系

不同种系的生物对辐射的敏感性差异很大。总的趋势是种系演化越高，组织结构越复杂，辐射敏感性越高。微生物的致死剂量要比哺乳动物高千百倍。放射生物学中常用引起被照机体死亡50%时的剂量作为指标衡量机体的放射敏感性，称为半数致死剂量（median lethal dose，$LD_{50}$）。表9-8为不同种系接受X、γ射线照射时的半数致死剂量。

表9-8 不同种系接受X、γ射线照射时的$LD_{50}$

| 生物种系 | 人 | 猴 | 大鼠 | 鸡 | 龟 | 大肠杆菌 | 病毒 |
|---|---|---|---|---|---|---|---|
| $LD_{50}$/Gy | 4.0 | 6.0 | 7.0 | 7.15 | 15.00 | 56.00 | $2\times10^4$ |

### （二）个体及个体发育过程

即使是同一种系，由于个体的原因，辐射敏感性也不相同。而同一个体在不同的发展阶段，辐射敏感性也不相同。总的趋势是随着个体的发育过程，辐射敏感性降低，但老年时由于机体各种功能的

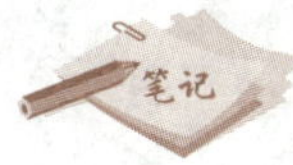

衰退，对于辐射的耐受力又明显低于成年期，也就是说对于射线老年时比成年时敏感。

### （三）不同组织和细胞的辐射敏感性

同一个体的不同组织、细胞的辐射敏感性有很大差异。人体对辐射高度敏感的组织有：淋巴组织、胸腺、骨髓、胃肠上皮、性腺和胚胎组织等；中度敏感组织有：感觉器官、内皮细胞、皮肤上皮、唾液腺和肾、肝、肺的上皮细胞等；轻度敏感组织有：中枢神经系统、内分泌腺、心脏等；不敏感组织有：肌肉组织、软骨、骨组织和结缔组织等。

## 三、环境因素

环境因素也会影响辐射生物效应。在低温、缺氧的情况下，可以减轻生物效应。另外，受照者的年龄、性别、健康情况、营养情况以及精神状态等不同，引起的生物效应也不同。

案例讨论

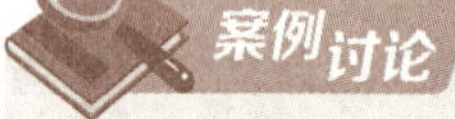


放射性皮肤损伤中只有红斑症状，是急性损伤还是慢性损伤？是哪个级别的损伤？

扫一扫，测一测

### 本章小结

电离辐射可引起机体的损伤，这种损伤与电离辐射、机体以及环境等因素有关。电离辐射引起的人体的生物效应为确定性效应和随机性效应。确定性效应是指有剂量阈值的一类电离辐射效应。随机性效应是指其发生的概率（而非严重程度）与受照剂量大小有关的一类辐射生物效应，它包括致癌效应和遗传效应。射线对不同时期的胎儿会造成死亡、畸形、智力低下，甚至诱发癌症等。皮肤接受射线的照射后会出现急性放射性皮肤损伤、慢性放射性皮肤损伤和放射性皮肤癌等反应，出现这些损伤后，应视严重程度的不同采取不同措施，给予积极治疗。

### 思考题

1. 辐射生物效应的分类？
2. 胎儿出生前受照效应和皮肤效应属于哪类效应？
3. 电离辐射可引起机体的损伤受哪些因素的影响？

（徐志勇）

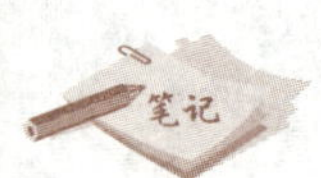

# 第十章　放射防护法规与标准

## 学习目标

1. 掌握:放射防护基本原则的内容;我国放射防护标准中规定的职业照射和公众照射的剂量限值。
2. 熟悉:放射防护管理的基本内容;辐射工作场所的分区;职业照射监测和评价。
3. 了解:与医用放射防护有关的放射防护法规和标准;放射防护法规与标准的概念及贯彻实施方法。

随着科技的进步和社会的发展,放射性核素与射线装置作为先进科学技术已广泛应用于工业、农业、医药卫生、文化科技等各个领域。由于放射性核素与射线的固有特性决定了它既能造福人类,也有可能给人体健康带来危害,为了保障放射工作人员和公众的健康与安全,保护环境,促进射线和核技术的应用,国家发布了一系列法规和标准,以规范、管理放射性核素和射线装置的应用。

放射防护法规是放射卫生防护机构执法监督的法律依据,同时也是放射防护标准制定的依据,并赋予相应标准以法律效力。放射防护标准是开展放射防护监督与评价的科学依据。

## 第一节　放射防护法规

法规泛指国家机关制定的一切规范性文件,包括法律、法令、条例、规定、规则、章程等。我国的法律是由全国人民代表大会通过后发布的,条例(规定)由国务院发布,国务院下属各部委可以发布执行上述法律、条例的具体规定和技术导则。放射防护法规是国务院及有关部委颁布的监督管理放射安全的行政法规。

为保障放射工作人员、公众及其后代的健康与安全,促进电离辐射的合理应用与放射事业的发展,我国的放射卫生防护法规正在逐渐完善和健全。《中华人民共和国放射污染防治法》及《放射性同位素与射线装置安全和防护条例》等放射防护法规是当今放射卫生防护管理领域中法律地位最高的法规。

《中华人民共和国放射污染防治法》是我国第一部核与辐射安全监管法律,是在总结我国放射性污染防治的实践经验、借鉴国际核与辐射安全监管制度的基础上建立的。立法目的是防治放射性污染,保护环境,保障人体健康,促进核能、核技术的开发与和平利用,该法中明确阐述国家对放射性污染的防治,实行预防为主、防治结合、严格管理、安全第一的方针。

《放射性同位素与射线装置安全和防护条例》是遵照《中华人民共和国放射污染防治法》针对核技术利用的放射性同位素与射线装置的生产、销售、使用,以及放射性同位素的转让、进出口等活动进行的调整和规范,目的是加强对放射性同位素、射线装置安全和防护的监督管理,促进放射性同位素、射

线装置的安全应用，保障人体健康，保护环境。

表10-1为当前我国涉及医疗照射的部分放射卫生防护法规。

**表10-1　部分与放射卫生防护有关的法规**

| 序号 | 名　称 | 颁发部门 | 编　号 | 施行日期 |
|---|---|---|---|---|
| 1 | 中华人民共和国放射污染防治法 | 全国人大常委会 | 中华人民共和国主席令第6号 | 2003.10.1 |
| 2 | 中华人民共和国环境影响评价法 | 全国人大常委会 | 中华人民共和国主席令第77号 | 2003.9.1 |
| 3 | 中华人民共和国职业病防治法 | 全国人大常委会 | 中华人民共和国主席令第60号 | 2002.5.1 |
| 4 | 放射性同位素与射线装置安全和防护条例 | 国务院 | 国务院令第449号 | 2005.12.1 |
| 5 | 放射性物品运输安全管理条例 | 国务院 | 国务院令第562号 | 2010.1.1 |
| 6 | 放射性废物安全管理条例 | 国务院 | 国务院令第612号 | 2012.3.1 |
| 7 | 放射性药品管理办法 | 国务院 | 国务院令第25号 | 1989.1.13 |
| 8 | 放射性同位素与射线装置安全许可管理办法 | 环境保护总局 | 环境保护总局令第31号 | 2006.3.1 |
| 9 | 放射性同位素与射线装置安全和防护管理办法 | 环境保护部 | 环境保护部令第18号 | 2011.5.1 |
| 10 | 放射性固体废物贮存和处置许可管理办法 | 环境保护部 | 环境保护部令第25号 | 2014.3.1 |
| 11 | 放射性物品运输安全许可管理办法 | 环境保护部 | 环境保护部令第11号 | 2010.11.1 |
| 12 | 放射性物品道路运输管理规定 | 交通运输部 | 交通运输部令第6号 | 2011.11.1 |
| 13 | 放射防护器材与含放射性产品卫生管理办法 | 卫生部 | 卫生部令第18号 | 2002.7.1 |
| 14 | 放射诊疗管理规定 | 卫生部 | 卫生部令第46号 | 2006.3.1 |
| 15 | 放射事故管理规定 | 卫生部、公安部 | 卫生部、公安部令第16号 | 2001.8.26 |
| 16 | 放射工作人员职业健康管理办法 | 卫生部 | 卫生部令第55号 | 2007.11.1 |
| 17 | 放射防护监督员管理规定 | 卫生部 | 卫生部令第3号 | 1990.4.3 |
| 18 | 放射防护器材与含放射性产品卫生管理办法 | 卫生部 | 卫生部令第18号 | 2002.7.1 |

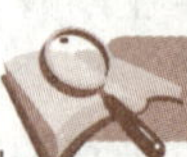

知识拓展

**法规修订说明**

《中华人民共和国职业病防治法》于2001年10月27日第九届全国人民代表大会常务委员会第二十四次会议通过、公布，根据2011年12月31日第十一届全国人民代表大会常务委员会第二十四次会议决定第一次修正，根据2016年7月2日第十二届全国人民代表大会常务委员会第二十一次会议决定第二次修正，根据2017年11月4日第十二届全国人民代表大会常务委员会第三十次会议决定第三次修正。

《放射性药品管理办法》于1989年1月13日中华人民共和国国务院令第25号发布，根据2011年1月8日《国务院关于废止和修改部分行政法规的决定》进行第一次修订，根据2017年

3月1日《国务院关于修改和废止部分行政法规的决定》进行第二次修订。

《放射性同位素与射线装置安全许可管理办法》于2006年1月18日国家环境保护总局令第31号公布,根据2008年11月21日环境保护部2008年第二次部务会议通过的决定进行修正,根据2017年12月12日环境保护部第五次部务会议的决定进行第二次修正。

我国部分现行放射防护法规之间的关系见图10-1。

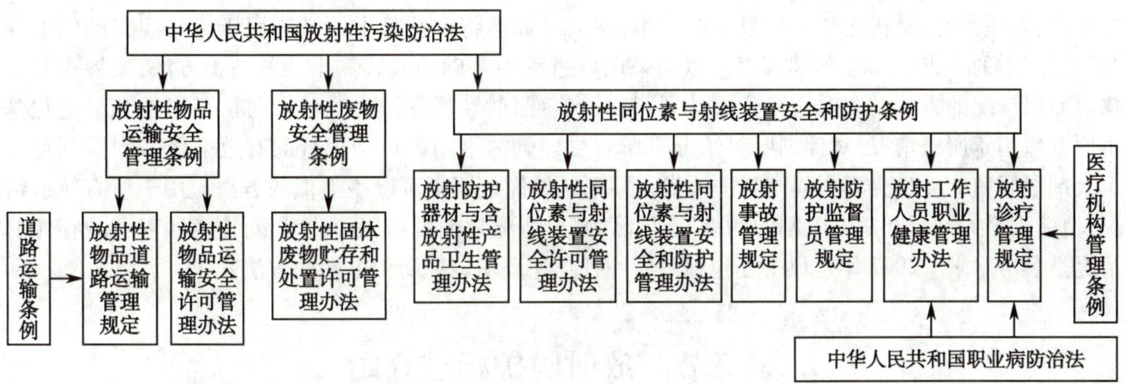


图10-1 我国部分现行放射防护法规之间的关系

## 第二节 放射防护标准

### 一、标准的概念

标准是对重复性事物和概念所作的统一规定。它以科学技术和实践经验的综合成果为基础,经有关方面协商一致,由主管机构批准,以特定形式发布,作为共同遵守的准则和依据。国家标准中的强制性标准,从技术角度也同样具有法规的效力。

放射防护标准属于一种技术性规范,它包括基本标准和派生的次级标准,它是人类为限制电离辐射危害而制订的科学规范,旨在通过标准的实施,保护放射工作人员和公众及其后代免受电离辐射的危害,促进放射事业的发展。

### 二、放射防护基本标准的制定

放射防护基本标准是为保护放射工作人员和公众免受电离辐射的危害,而阐述放射防护的基本原则,并规定出各类人员接受天然本底辐射以外的照射的基本限值。随着科学的发展,人们对辐射效应认识的不断加深,以及对剂量与效应关系的研究逐步深入,而基本标准也随之不断变化。与早年相比剂量限值逐渐降低,引用的概念、防护目的、防护原则和剂量限值办法等日趋准确、完善、合理。

国际放射防护委员会(ICRP)在总结了历年来发表的建议书,并在吸收了当时新资料的基础上,于1990年发布了ICRP第60号建议书(以下简称ICRP1990年建议书),它成为当时各国修订放射卫生防护标准的基本依据。

在ICRP1990年建议书发布后,由国际原子能机构(IAEA)、国际劳工组织(ILO)、世界卫生组织(WHO)和经济合作与发展组织核能机构(OECD/NEA)、联合国粮农组织(FAO)和泛美卫生组织(PAHO)6个与辐射防护有关的国际组织,组织各成员国数百名专家,主要依据ICRP1990年建议书的基本原则,制定了《国际电离辐射防护和辐射源安全基本标准》(缩写名为IBSS)。该标准暂行版于1994年问世,1996年正式出版(IAEA安全丛书115号)。IBSS的建立代替了国际间原来的相应法规与标准,并以此为基础,审定和建立其他的国际法规与标准。

2002年10月8日中华人民共和国国家质量监督检验检疫总局批准发布《电离辐射防护与辐射源

安全基本标准》(GB 18871—2002),自2003年4月1日起实施。该标准是根据IBSS及ICRP1990年建议书的内容,结合国情,对我国当时使用的辐射防护基本标准进行修订的,其技术内容与IBSS标准等效。它是目前我国放射卫生防护领域中最重要、最基本的标准。

国际放射防护委员会更新、整合和发展了1990年以来发表的控制辐射源照射的附加的导则,发布了2007年建议书(103号出版物),代替以前的1990年委员会建议书。

根据最新可用的辐射照射的生物和物理的科学信息,2007年建议书更新了当量剂量和有效剂量的辐射和组织权重因数,并更新了辐射危害的数值。2007年建议书保持了委员会的三项放射防护基本原则,即正当性、最优化和剂量限值的应用,阐明了如何将这些基本原则应用于施与照射的辐射源和接受照射的个人。2007年建议书从以前采用以过程为基础的实践和干预的防护方法,发展为基于辐射照射情况的方法。照射情况分为计划照射、应急照射和现存照射三种。防护正当性和最优化基本原则适用于所有情况,对计划照射情况下所有受监管源沿用委员会现行的有效剂量和当量剂量的个人剂量限值。委员会再次强调防护最优化原则。最优化原则可以用类似的方法应用于所有照射情况,但受到个人剂量和危险限制的约束。对计划照射情况是剂量和危险约束,对应急照射和现存照射情况是参考水平。2007年建议书还包括发展一种描述环境放射防护框架的方法。

## 第三节 放射防护标准介绍

### 一、ICRP2007年建议书内容介绍

#### (一)放射防护生物学方面

辐射照射的大多数有害健康效应可以分为两种类型:确定性效应与随机性效应。确定效应(有害的组织反应)是高剂量照射后由于大部分细胞被杀死或功能丧失而产生;随机效应,即癌症和遗传效应,包括由于体细胞突变而在受照个体内形成的癌症和由于生殖细胞突变而在其后代身上发生的遗传疾病。此外还考虑了对胚胎和胎儿的效应,以及非癌症疾病。

#### (二)放射防护中使用的量

ICRP所采用的基本防护量,是以度量沉积在人体器官和组织中的能量为基础的。为了建立辐射剂量与辐射危险(危害)之间的关系,除了考虑器官和组织对电离辐射敏感度的差别以外,还必须考虑不同质的辐射所产生的生物效能的差异。

放射防护中使用的主要剂量学剂量为:组织或器官的平均剂量 $D_T$,它是单位质量中所吸收的剂量;组织或器官中的当量剂量 $H_T$,它是用辐射权重因数 $\omega_R$ 对吸收剂量加权而得;有效剂量 $E$,它是用组织权重因数 $\omega_T$ 对当量剂量加权而得;待积有效剂量 $E$,是在射入放射性核素后,有效剂量率对时间的积分;集体有效剂量,一个群组的平均有效剂量与该群组中个人数目的乘积。

#### (三)放射防护体系

1. 照射情况类型 所有可能的照射情况分为三类:计划照射情况、应急照射情况和现存照射情况。计划照射情况是指慎重地引入和操作源的情况。计划照射情况既可以引起预期会发生的照射(正常照射),也可以引起预期不会发生的照射(潜在照射)。

应急照射情况是指在一个计划照射情况的运行期间可能发生的,或来自于一个恶意行为的,或其他意外的情况,并需要采取紧急行动以避免或降低有害后果。现存照射情况是指在不得不作出控制决策时照射就已经存在的照射情况,包括紧急事件发生后的持续照射。

2. 照射的分类 辐射照射分为三类:职业照射、公众照射和患者的医疗照射。职业照射是工作人员由于他们的工作所受到的辐射照射。公众照射包括除职业照射和患者的医疗照射之外的其他公众的所有照射。公众照射来源于一系列辐射源。来自天然源的照射是公众照射的最大一项,但不能因此认为对较小但较容易控制的人工源的照射给予较少的关注是正当的。怀孕工作人员的胚胎和胎儿的照射作为公众照射管理。患者的辐射照射发生在诊断、介入和治疗程序中。医疗照射旨在给患者以直接利益。尤其在放射治疗中,高剂量照射的生物学效应,如杀死细胞,对治疗癌症和其他疾病来说对患者是有益的。

3. 放射防护原则

（1）正当性原则：任何改变照射情况的决定都应当是利大于弊。这意味着通过引入新的辐射源，减小现存照射，或减低潜在照射的危险，人们能够取得足够的个人或社会利益以弥补其引起的损害。

（2）防护最优化原则：在考虑了经济和社会因素后，遭受照射的可能性、受照射人员数目以及个人所受剂量的大小均应保持在可合理达到的尽可能低的水平。这意味着在主要情况下防护水平应当是最佳的，取利弊之差的最大值。为了避免这种优化过程的严重不公平的结果，应当对个人受到特定源的剂量或危险需要加以限制（剂量约束或危险约束以及参考水平）。

（3）剂量限值的应用原则：除了患者的医疗照射之外，任何个人受到来自监管源的计划照射的剂量之和不能超过委员会推荐的相应限值。

4. 剂量限值 仅适用于计划照射情况，不包括患者的医疗照射。表 10-2 中汇总了委员会推荐的剂量限值。

**表 10-2 在计划照射情况下推荐的剂量限值***

| 限制内容 | 职 业 | 公 众 |
|---|---|---|
| 有效剂量 | $20mSv \cdot a^{-1}$<br>在规定的 5 年内平均**** | $1mSv \cdot a^{-1}$***** |
| 年当量剂量 | | |
| 眼晶体** | 150mSv | 15mSv |
| 皮肤*** | 500mSv | 50mSv |
| 手足 | 500mSv | — |

*：有效剂量限值是在指定时期内由外照射引起的相应有效剂量和在同一时期内放射性核素摄入量引起的待积有效剂量之和。对于成年人，待积有效剂量计算至摄入后 50 年，而对于儿童则计算到 70 岁；**：ICRP 任务组现在正在对这一限值进行评议；***：对有效剂量的限制足以防止皮肤的随机效应。不管受到照射的面积大小，在 $1cm^2$ 皮肤面积内平均；****：进一步的规定是，在任意单个年份内有效剂量不得超过 50mSv，对孕妇的职业照射施加附加的限制；*****：在特殊情况下，假如 5 年期间内平均不超过 1m mSv，那么可以允许单独 1 年内的有效剂量大一些。

## 二、我国放射防护基本标准的主要内容

### （一）《电离辐射防护与辐射源安全基本标准》内容介绍

《电离辐射防护与辐射源安全基本标准》主要内容见表 10-3。

**表 10-3 《电离辐射防护与辐射源安全基本标准》内容**

| 序 号 | 内 容 |
|---|---|
| 前言 | |
| 1 | 范围 |
| 2 | 定义 |
| 3 | 一般要求 |
| 4 | 对实践的主要要求 |
| 5 | 对干预的主要要求 |
| 6 | 职业照射的控制 |
| 7 | 医疗照射的控制 |
| 8 | 公众照射的控制 |
| 9 | 潜在照射的控制——源的安全 |

续表

| 序　号 | 内　容 |
|---|---|
| 10 | 应急照射情况的干预 |
| 11 | 持续照射情况的干预 |
| 附录 A(标准的附录) | 豁免 |
| 附录 B(标准的附录) | 剂量限值和表面污染控制水平 |
| 附录 C(标准的附录) | 非密封源工作场所的分级 |
| 附录 D(标准的附录) | 放射性核素的毒性分组 |
| 附录 E(标准的附录) | 任何情况下预期应进行干预的剂量水平和应急照射情况的干预水平与行动水平 |
| 附录 F(标准的附录) | 电离辐射的标志和警告标志 |
| 附录 G(提示的附录) | 放射诊断和核医学诊断的医疗照射指导水平 |
| 附录 H(提示的附录) | 持续照射情况下的行动水平 |
| 附录 J(标准的附录) | 术语和定义 |

以下就《电离辐射防护与辐射安全基本标准》中的一些内容作简要介绍。

1. 辐射防护要求　《电离辐射防护与辐射安全基本标准》提出，对使用电离辐射源或产生电离辐射的一切实践活动，必须遵守以下防护基本原则：

(1) 实践的正当性：对于一项实践，只有在考虑了社会、经济和其他有关因素之后，其对受照个人或社会所带来的利益足以弥补其可能引起的辐射危害时，该实践才是正当的。对于不具正当性的实践及该实践中的源，不应予以批准。

医疗照射正当性判断的一般原则是：在考虑了可供采用的不涉及医疗照射的替代方法的利益和危险之后，证明医疗照射给个人或社会所带来的利益大于可能引起的辐射危害时，该医疗照射才是正当的。

对于复杂的诊断与治疗，应注意逐例进行正当性判断。还应注意根据医疗技术与水平的发展，对过去认为是正当的医疗照射重新进行正当性判断。

1) 诊断检查的正当性判断：在判断放射学或核医学检查的正当性时，应掌握好适应证，正确合理地使用医疗照射，并应避免不必要的重复检查；对妇女及儿童实施放射学或核医学检查的正当性更应慎重进行判断。

2) 群体检查的正当性判断：涉及医疗照射的群体检查的正当性判断，应考虑通过普查可能查出的疾病进行有效治疗的可能性和由于某种疾病得到控制而使公众所获得的利益，只有这些受益足以补偿在经济和社会方面所付出的代价(包括辐射危害)时这种检查才是正当的。X 射线诊断的筛选性普查还应避免使用透视方法。

3) 与临床指征无关的放射学检查的控制：判断因职业、法律需要或健康保险目的而进行放射学检查是否正当，应考虑能否获得有关受检者健康状况的有用信息及获得这些信息的必要性，并应与有关专业机构进行磋商。

4) 关于医学研究中志愿者的照射：对医学研究中志愿者的照射应按照国家有关规定仔细进行审查(包括涉及人体生物医学研究的伦理审查等)；应将接受此类照射的可能危险控制在可以接受的水平并告知志愿受照者；只能由具有相应资格又训练有素的人员施行这种照射。

(2) 剂量限制和潜在照射危险限制：应对个人所受到的正常照射加以限制，以保证个人总有效剂量不超过相应剂量限值。

应对个人所受到的潜在照射危险加以限制，使来自各项获准实践的所有潜在照射所致的个人危险与正常照射剂量限值相应的健康危险处于同一数量级水平。

(3) 防护与安全的最优化：对于来自一项实践中的任一特定源的照射，应使防护与安全最优化，使得在考虑了经济和社会因素之后，个人受照剂量的大小、受照射的人数以及受照射的可能性均保持

在可合理达到的尽量低的水平;这种最优化应以该源所致个人剂量和潜在照射危险分别低于剂量约束和潜在照射危险约束为前提条件(治疗性医疗照射除外)。

2. 从事工作的条件

(1) 工作待遇:用人单位不得以特殊补偿、缩短工作时间或以休假、退休金或特种保险等方面的优待安排代替为符合本标准的要求所需要采取的防护与安全措施。

(2) 孕妇的工作条件:女性工作人员发现自己怀孕后要及时通知用人单位,以便必要时改善其工作条件。孕妇和授乳妇女应避免受到内照射。

用人单位不得把怀孕作为拒绝女性工作人员继续工作的理由。用人单位有责任改善怀孕女性工作人员的工作条件,以保证为胚胎和胎儿提供与公众相同的防护水平。

(3) 未成年人工作条件:年龄小于 16 周岁的人员不得接受职业照射。年龄小于 18 岁的人员除非为了进行培训并受到监督,否则不得在控制区工作,他们所受到的剂量按下面第 3 条职业照射剂量限值第(2)项中的规定进行控制。

(4) 工作岗位的调换:审管部门或健康监护机构认定某一工作人员由于健康原因不再适于从事涉及职业照射的工作时,用人单位应为该工作人员调换合适的工作岗位。

3. 职业照射剂量限值

(1) 应对任何工作人员的职业照射水平进行控制,使之不超过下述限值:

1) 由审管部门决定的连续 5 年的年平均有效剂量(但不可作任何追溯性平均),20mSv。

2) 任何 1 年中的有效剂量,50mSv。

3) 眼晶体的年当量剂量,150mSv。

4) 四肢(手和足)或皮肤的年当量剂量,500mSv。

(2) 对于年龄为 16~18 岁、接受涉及辐射照射就业培训的徒工和年龄为 16~18 岁、在学习过程中需要使用放射源的学生,应控制其职业照射,使之不超过下述限值:

1) 年有效剂量,6mSv。

2) 眼晶体的年当量剂量,50mSv。

3) 四肢(手和足)或皮肤的年当量剂量,150mSv。

4. 公众照射剂量限值　实践使公众中有关关键人群组的成员所受到的平均剂量估计值不应超过下述限值:

(1) 年有效剂量,1mSv。

(2) 特殊情况下,如果 5 个连续年的年平均剂量不超过 1mSv,则某一单一年份的有效剂量可提高到 5mSv。

(3) 眼晶体的年当量剂量,15mSv。

(4) 皮肤的年当量剂量,50mSv。

以上剂量限值不适用于患者的慰问者。应对患者的慰问者所受的照射加以约束,使他们在患者诊断或治疗期间所受的剂量不超过 5mSv。应将探视摄入放射性物质的患者的儿童所受的剂量限制于 1mSv 以下。

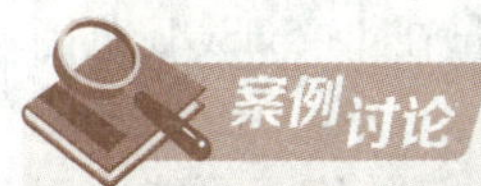


A 市 B 区放射防护监管部门在对本市本区 C 放射工作单位进行 2017 年年度审核时发现,该单位放射工作人员张某本年接受射线为 22mSv,于是调查张某近几年所受剂量如下:2013 年 19mSv,2014 年 24mSv,2015 年借调到其他部门(脱离放射工作),2016 年 20mSv,2017 年 22mSv。试分析放射工作人员张某个人受照剂量是否超过国家限值规定?C 放射工作单位是否违反国家辐射防护有关规定?

案例讨论

5. 辐射工作场所的分区　辐射工作场所分为控制区和监督区,以便于辐射防护管理和职业照射控制。

(1) 控制区

1) 注册者和许可证持有者应把需要和可能需要专门防护手段或安全措施的区域定为控制

区,以便控制正常工作条件下的正常照射或防止污染扩散,并预防潜在照射或限制潜在照射的范围。

2）确定控制区的边界时,应考虑预计的正常照射的水平、潜在照射的可能性和大小,以及所需要的防护手段与安全措施的性质和范围。

3）对于范围比较大的控制区,如果其中的照射或污染水平在不同的局部变化较大,需要实施不同的专门防护手段或安全措施,则可根据需要再划分出不同的子区,以方便管理。

4）注册者、许可证持有者应：

①采用实体边界划定控制区;采用实体边界不现实时也可以采用其他适当的手段。

②在源的运行或开启只是间歇性的或仅是把源从一处移至另一处的情况下,采用与主导情况相适应的方法划定控制区,并对照射时间加以规定。

③在控制区的进出口及其他适当位置处设立醒目的、符合规定的警告标志,并给出相应的辐射水平和污染水平的指示。

④制订职业防护与安全措施,包括适用于控制区的规则与程序。

⑤运用行政管理程序(如进入控制区的工作许可证制度)和实体屏障(包括门锁和连锁装置)限制进出控制区;限制的严格程度应与预计的照射水平和可能性相适应。

⑥按需要在控制区的入口处提供防护衣具、监测设备和个人衣物储存柜。

⑦按需要在控制区的出口处提供皮肤和工作服的污染监测仪、被携出物品的污染监测设备、冲洗淋浴设施以及被污染防护衣具的储存柜。

⑧定期审查控制区的实际状况,以确定是否有必要改变该区的防护手段、安全措施或该区的边界。

（2）监督区

1）注册者和许可证持有者应将下述区域定为监督区:这种区域未被定为控制区,在其中通常不需要专门的防护手段或安全措施,但需要经常对职业照射条件进行监督和评价。

2）注册者和许可证持有者应：

①采用适当的手段划出监督区的边界。

②在监督区入口处的适当地点设立表明监督区的标牌。

③定期审查该区的条件,以确定是否需要采取防护措施和作出安全规定,或是否需要更改监督区的边界。

6. 职业照射监测和评价　注册者、许可证持有者和用人单位应根据其负责的实践和源的具体情况,按照辐射防护最优化的原则,制订适当的职业照射监测大纲,进行相应的监测与评价。应将监测与评价的结果定期向审管部门报告,发生异常情况时应随时报告。

（1）个人监测和评价注册者、许可证持有者和用人单位应负责安排工作人员的职业照射监测和评价,对职业照射的评价主要应以个人监测为基础。

1）对于任何在控制区工作,或有时进入控制区工作且可能受到显著职业外照射的工作人员,或其职业外照射年有效剂量可能超过5mSv/a的工作人员,均应进行外照射个人监测。

2）对在监督区或偶尔进入控制区工作的工作人员,如果预计其职业照射剂量在1~5mSv/a范围内,则应尽可能进行个人监测。

3）如果可能,对所有受到职业照射的人员均进行个人监测。但对于受照剂量始终不可能大于1mSv/a的工作人员,一般可不进行个人监测。

4）应根据工作场所辐射水平的高低与变化和潜在照射的可能性与大小,确定个人监测的类型、周期和不确定度要求。

5）注册者、许可证持有者和用人单位对可能受到的放射性物质体内污染的工作人员(包括使用呼吸防护用具的人员)应安排相应的内照射监测,以证明所实施的防护措施的有效性,并在必要时为内照射评价提供所需要的摄入量或待积当量剂量数据。

（2）工作场所的监测和评价

1）注册者和许可证持有者应在合格专家和辐射防护负责人的配合下(必要时还应在用人单位的配合下),制订、实施和定期复审工作场所监测大纲。

2）工作场所监测的内容和频度应根据工作场所内辐射水平及其变化和潜在照射的可能性与大小来确定，并应保证：能够评估所有工作场所的辐射状况；可以对工作人员受到的照射进行评价；能用于审查控制区和监督区的划分是否适当。

3）工作场所监测大纲应规定：拟测量的量；测量的时间、地点和频度；最合适的测量方法与程序；参考水平和超过参考水平时应采取的行动。

4）应将实施工作场所监测大纲所获得的结果予以记录和保存。

### （二）其他医用放射防护标准

除《电离辐射防护与辐射安全基本标准》外，我国近几年施行的与医用放射线有关的防护标准目录见表 10-4，有关内容在其他章节介绍。

表 10-4　与医用放射线有关的防护标准

| 序号 | 名　称 | 编　号 | 施行日期 |
|---|---|---|---|
| 1 | 放射工作人员职业健康监护技术规范 | GBZ 235—2011 | 2011. 8. 1 |
| 2 | 放射事故医学应急预案编制规范 | WS/T 328—2011 | 2011. 9. 30 |
| 3 | 内照射放射性病诊断标准 | GBZ 96—2011 | 2012. 5. 1 |
| 4 | 放射性甲状腺疾病诊断标准 | GBZ 101—2011 | 2012. 5. 1 |
| 5 | 放射治疗机房的辐射屏蔽规范 | | |
| | 第 2 部分：电子直线加速器放射治疗机房 | GBZ/T 201. 2—2011 | 2012. 6. 1 |
| | 第 4 部分：锎-252 中子后装放射治疗机房 | GBZ/T 201. 4—2015 | 2016. 5. 1 |
| | 第 5 部分：质子加速器放射治疗机房 | GBZ/T 201. 5—2015 | 2016. 5. 1 |
| 6 | 放射性心脏损伤诊断 | GBZ 241—2012 | 2012. 8. 1 |
| 7 | 职业性放射性白内障的诊断 | GBZ 95—2014 | 2014. 12. 15 |
| 8 | 职业健康监护技术规范 | GBZ 188—2014 | 2014. 10. 1 |
| 9 | 放射工作人员职业健康检查外周血淋巴细胞染色体畸变检测与评价 | GBZ/T 248—2014 | |
| 10 | 医学放射工作人员放射防护培训规范 | GBZ/T 149—2015 | 2015. 6. 1 |
| 11 | 放射性皮肤疾病护理规范 | WS/T 475—2015 | 2015. 9. 1 |
| 12 | 建设项目职业病危害放射防护评价规范<br>第 3 部分：γ 辐照加工装置、中高能加速器 | GBZ/T 220. 3—2015 | 2016. 5. 1 |
| 13 | 外照射辐射事故中受照人员器官剂量重建规范 | GBZ/T 261—2015 | 2016. 5. 1 |
| 14 | 职业性放射性性腺疾病诊断 | GBZ 107—2015 | 2016. 6. 1 |
| 15 | 职业性放射性皮肤损伤诊断 | GBZ 106—2016 | 2016. 11. 1 |
| 16 | 职业性外照射个人监测规范 | GBZ 128—2016 | 2016. 11. 1 |
| 17 | 职业性内照射个人监测规范 | GBZ 129—2016 | 2016. 11. 1 |
| 18 | 外照射个人剂量系统性能检验规范 | GBZ 207—2016 | 2016. 11. 1 |
| 19 | 尿样中总 α 和总 β 放射性检测规范 | GBZ/T 269—2016 | 2016. 11. 1 |
| 20 | 核或辐射应急准备与响应通用准则 | GBZ/T 201—2016 | 2016. 11. 1 |
| 21 | 医用常规 X 射线诊断设备质量控制检测规范 | WS 76—2017 | 2017. 10. 1 |

续表

| 序号 | 名　称 | 编　号 | 施行日期 |
|---|---|---|---|
| 22 | 后装γ源近距离治疗质量控制检测规范 | WS 262—2017 | 2017. 10. 1 |
| 23 | 乳腺X射线屏片摄影系统质量控制检测规范 | WS 518—2017 | 2017. 10. 1 |
| 24 | 计算机X射线摄影(CR)质量控制检测规范 | WS 520—2017 | 2017. 10. 1 |
| 25 | 医用数字X射线摄影(DR)系统质量控制检测规范 | WS 521—2017 | 2017. 10. 1 |
| 26 | 乳腺数字X射线摄影系统质量控制检测规范 | WS 522—2017 | 2017. 10. 1 |
| 27 | 乳腺计算机X射线摄影系统质量控制检测规范 | WS 530—2017 | 2017. 10. 1 |
| 28 | 螺旋断层治疗装置质量控制检测规范 | WS 531—2017 | 2017. 10. 1 |
| 29 | 职业性放射性肿瘤判断规范 | GBZ 97—2017 | 2017. 11. 1 |
| 30 | 放射工作人员健康要求 | GBZ 98—2017 | 2017. 11. 1 |
| 31 | 职业性放射性疾病诊断总则 | GBZ 112—2017 | 2017. 11. 1 |
| 32 | 核和辐射事故医学应急处理导则 | GBZ/T 279—2017 | 2017. 11. 1 |
| 33 | 外照射辐射事故中受照人员器官剂量重建规范* | GBZ/T 261—2015 | 2017. 10. 27 |
| 34 | 口腔颌面部X射线检查操作规范 | WS/T 608—2018 | 2018. 11. 1 |
| 35 | 公众成员的放射性核素年摄入量限值 | WS/T 613—2018 | 2018. 12. 1 |
| 36 | 应急情况下放射性核素的γ能谱快速分析方法 | WS/T 614—2018 | 2018. 12. 1 |
| 37 | 职业性外照射急性放射病诊断 | GBZ 104—2017 | 2018. 5. 1 |
| 38 | 职业性外照射慢性放射病诊断 | GBZ 105—2017 | 2018. 5. 1 |
| 39 | 职业性外照射急性放射病的远期效应医学随访规范 | GBZ/T 163—2017 | 2018. 5. 1 |
| 40 | 电离辐射所致皮肤剂量估算方法 | GBZ/T 244—2017 | 2018. 5. 1 |
| 41 | 电离辐射所致眼晶状体剂量估算方法 | GBZ/T 301—2017 | 2018. 5. 1 |
| 42 | 牙科X射线设备质量控制检测规范 | WS 581—2017 | 2018. 5. 1 |
| 43 | X、γ射线立体定向放射治疗系统质量控制检测规范 | WS 582—2017 | 2018. 5. 1 |
| 44 | 空气中放射性核素的γ能谱分析方法 | WS/T 184—2017 | 2018. 5. 1 |
| 45 | 放射性核素内污染人员医学处理规范 | WS/T 583—2017 | 2018. 5. 1 |
| 46 | 人体内放射性核素全身计数测量方法 | WS/T 584—2017 | 2018. 5. 1 |
| 47 | 核和辐射事故医学应急演练导则 | WS/T 636—2018 | 2019. 4. 1 |
| 48 | X射线计算机断层摄影成年人诊断参考水平 | WS/T 637—2018 | 2019. 4. 1 |
| 49 | X射线计算机体层摄影装置质量控制检测规范 | WS 519—2019 | 2019. 7. 1 |
| 50 | 伽玛照相机、单光子发射断层成像设备(SPETCT)质量控制检测规范 | WS 523—2019 | 2019. 7. 1 |

*:《外照射辐射事故中受照人员器官剂量重建规范》2017年10月27日由国家卫生和计划生育委员会发布于国卫通(2017)23号通告,对该标准进行修改。

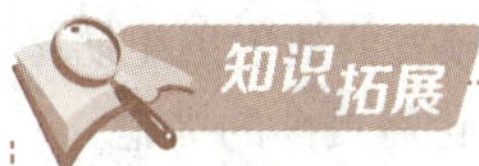


**我国医疗照射辐射防护管理体系简介**

医疗照射是人类接受的辐射照射的主要来源，加强辐射防护管理，实行医疗照射实践的许可制度对于合理应用辐射照射是必需的。我国医疗照射辐射防护管理始于60年代，目前放射防护管理规范已经形成以《放射性同位素与射线装置安全和防护条例》为代表的国家法律法规及以《电离辐射防护与辐射源安全基本标准》为代表的国家辐射防护安全技术标准并存的立体管理体系。前者为实施辐射防护管理的法律依据，以后者为辐射防护管理的技术依据。依据《电离辐射防护与辐射源安全基本标准》，根据不同医疗照射技术与方法的特点，目前有一百余种由此衍生的辐射防护标准、管理规定。

## 第四节　放射防护法规与标准的实施

放射防护标准与法规的贯彻实施，既有放射工作单位知法、守法、加强自主管理的问题，也有卫生行政部门和放射防护机构执法监督和宣传贯彻指导的责任。

### 一、放射工作单位自主管理

自主管理指放射工作单位及其主管部门根据法规对自身的放射防护进行管理，是贯彻实施法规的主要方面。

#### （一）法定权力

放射工作单位负责人对本单位的放射防护工作负直接责任，应采取有效措施，使本单位的放射防护工作符合国家有关规定和标准，做到知法守法。放射工作单位的主管部门负责管理本系统的放射防护工作，并监督检查下属单位，认真贯彻国家放射防护法规和标准。

#### （二）职责

1. 为使法规和标准得以贯彻落实，要结合实际情况，分别制定适用于本单位或本系统的规章制度、实施办法（细则）以及有关的管理标准等。

2. 负责组织对放射工作人员进行放射操作技术与防护知识的培训，组织有关人员学习法规与标准，提高认识，增强执行法规、标准的自觉性。

3. 结合本单位的实际情况，负责研究选择执行法规、标准的适宜技术途径和措施。标准中的基本限值或导出限值，可通过许多种技术途径来达到限值的要求。

4. 与放射卫生防护机构密切配合，贯彻落实法规与标准。法规与标准中有些要求，由于放射工作单位技术、设备等条件的限制，自身难以解决，这就需要求助于放射防护机构的技术指导、技术咨询和技术服务。例如放射工作人员的个人剂量监测，许多放射工作单位本身无力开展，即可求助于放射卫生防护机构或由执法机构认可的技术部门开展统一的个人剂量监测服务。

### 二、卫生行政部门监督管理

#### （一）法定权力

国家法规、标准在贯彻执行过程中，监督机构及监督员的责任是对放射工作单位进行督促检查，做到依法监督、据法处置；并依据法规监督检查对标准的贯彻执行情况，根据标准进行监督检测与卫生学评价，从而实施有效的防护措施，这属于国家执法监督性质。

省、市（地）、县各级卫生行政部门应根据国家有关的放射防护管理条例所规定的职责范围行使监督权。

#### （二）职责

监督的目的是促进法规、标准的贯彻落实，确保放射工作的安全。因此，监督部门必须坚持现场与实验室相结合、监督与指导相结合和以教育为主、处罚为辅的原则。

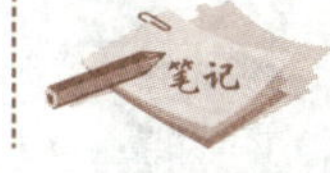

为实施正确有效的监督管理,监督机构应组织监督、监测人员认真学习国家颁发的放射卫生防护法规、标准及其编制说明,领会精神,掌握标准,进行技术培训和方法对比,研究讨论需贯彻的措施。

为有利于法规、标准的贯彻执行,实施有效的监督管理,监督和监测应有分工,监督员根据法规、标准和监测结果行使执法监督,而监测工作可由防护机构的技术人员承担,或由执法机构认可的技术部门承担。放射防护监督机构,对贯彻实施法规和标准应履行下列职责:

1. 根据国家法规和标准,负责起草制定本地区的行政规章、实施办法以及监测规定、规范等。

2. 宣传法规和标准,如举办由放射工作单位及其主管部门负责人和防护人员参加的法规、标准知识讲座,或召开法规、标准宣讲会,及时把有关法规、标准传达贯彻到具体应用单位。

3. 举办以法规、标准为基本内容的学习班,协助放射工作单位培训放射工作人员。

4. 根据我国的国情和多年的实践经验,在贯彻法规、标准中必须重视解决技术问题。因此,在履行上述职责的同时,要研究提供符合放射防护最优化的原则、切实可行的技术措施。主动进行现场技术指导,积极开展技术咨询和技术服务。对贯彻实施法规、标准中遇到的新问题,及时进行调查研究,提出解决办法,探讨实用防护技术,通过试点推广应用,以保证法规、标准的贯彻落实。

5. 根据法规与标准实施预防性和经常性放射卫生监督,及时监督检查法规、标准在放射工作单位的贯彻落实情况。

## 第五节 放射防护管理

### 一、放射防护管理机构

医疗照射是人类接受的人工辐射照射的主要来源,为加强对医疗照射机构设置、医疗照射的管理,必须有相应的政府机构承担医疗照射项目审批、设置及监督管理。按照《放射工作卫生防护管理办法》,县级以上地方人民政府卫生行政部门应当定期对本行政区域内开展放射诊疗活动的医疗机构进行监督检查。检查内容包括:①执行法律、法规、规章、标准和规范等情况。②放射诊疗规章制度和工作人员岗位责任制等制度的落实情况。③健康监护制度和防护措施落实的情况。④放射事件调查处理和报告情况。

### 二、放射性工作申请许可制度

#### (一)放射诊疗的设置与批准

放射诊疗机构的设置必须经过相应的行政管理部门审批、备案。诊疗机构的放射诊疗服务项目、性质不同,其报批、核审的要求不同。

1. 医疗机构设置放射诊疗项目,应当按照其开展的放射诊疗工作的类别,分别向相应的卫生行政部门提出建设项目卫生审查、竣工验收和设置放射诊疗项目申请。

2. 新建、扩建、改建放射诊疗建设项目,医疗机构应当在建设项目施工前向相应的卫生行政部门提交职业病危害放射防护预评价报告,申请进行建设项目卫生审查。立体定向放射治疗、质子治疗、重离子治疗、带回旋加速器的正电子发射断层扫描诊断等放射诊疗建设项目,还应当提交国家卫健委指定的放射卫生技术机构出具的预评价报告技术审查意见。

卫生行政部门应当自收到预评价报告之日起三十日内,作出审核决定。经审核符合国家相关卫生标准和要求的,才可以施工。

3. 医疗机构在放射诊疗建设项目竣工验收前,应当进行职业病危害控制效果评价,并向相应的卫生行政部门提交相应资料,申请进行卫生验收。

4. 医疗机构在开展放射诊疗工作前,应当提交下列资料,向相应的卫生行政部门提出放射诊疗许可申请。

5. 卫生行政部门对符合受理条件的申请应当即时受理。不符合要求的,应当在五日内一次性告知申请人需要补正的资料或者不予受理的理由。卫生行政部门应当自受理之日起二十日内做出审查决定，对合格的予以批准，发给《放射诊疗许可证》。不予批准的，应当书面说明理由。《放射诊疗许可证》的格式由国家卫生健康委员会统一规定。

6. 医疗机构取得《放射诊疗许可证》后，到核发《医疗机构执业许可证》的卫生行政执业登记部门办理相应诊疗科目登记手续。执业登记部门应根据许可情况，将医学影像科核准到二级诊疗科目。未取得《放射诊疗许可证》或未进行诊疗科目登记的，不得开展放射诊疗工作。

7.《放射诊疗许可证》与《医疗机构执业许可证》同时校验，申请校验时应当提交本周期有关放射诊疗设备性能与辐射工作场所的检测报告、放射诊疗工作人员健康监护资料和工作开展情况报告。

医疗机构变更放射诊疗项目的，应当向放射诊疗许可批准机关提出许可变更申请，并提交变更许可项目名称、放射防护评价报告等资料。同时向卫生行政执业登记部门提出诊疗科目变更申请，提交变更登记项目及变更理由等资料。

卫生行政部门应当自收到变更申请之日起二十日内做出审查决定。未经批准不得变更。

### （二）放射工作单位必备的条件

医疗机构开展放射诊疗工作，应当具备以下基本条件：①具有经核准登记的医学影像科诊疗科目。②具有符合国家相关标准和规定的放射诊疗场所和配套设施。③具有质量控制与安全防护专（兼）职管理人员和管理制度，并配备必要的防护用品和监测仪器。④产生放射性废气、废液、固体废物的，具有确保放射性废气、废物、固体废物达标排放的处理能力或者可行的处理方案。⑤具有放射事件应急处理预案。

医疗机构开展不同类别放射诊疗工作，应当分别具有下列人员：

1. 开展放射治疗工作的，应为：中级以上专业技术职务任职资格的放射肿瘤医师；病理学、医学影像学专业技术人员；大学本科以上学历或中级以上专业技术职务任职资格的医学物理人员；放射治疗技师和维修人员。

2. 开展核医学工作的，应为：中级以上专业技术职务任职资格的核医学医师；病理学、医学影像学专业技术人员；大学本科以上学历或中级以上专业技术职务任职资格的技术人员或核医学技师。

3. 开展介入放射学工作的，应为：大学本科以上学历或中级以上专业技术职务任职资格的放射影像医师；放射影像技师；相关内、外科的专业技术人员。

4. 开展 X 射线影像诊断工作的，应为专业的放射影像医师。

医疗机构开展不同类别放射诊疗工作，应当分别具有下列设备：

1. 开展放射治疗工作的，至少有一台远距离放射治疗装置，并具有模拟定位设备和相应的治疗计划系统等设备。

2. 开展核医学工作的，具有核医学设备及其他相关设备。

3. 开展介入放射学工作的，具有带影像增强器的医用诊断 X 射线机、数字减影装置等设备。

4. 开展 X 射线影像诊断工作的，有医用诊断 X 射线机或 CT 机等设备。

医疗机构应当按照下列要求配备并使用安全防护装置、辐射检测仪器和个人防护用品：

1. 放射治疗场所应当按照相应标准设置多重安全连锁系统、剂量监测系统、影像监控、对讲装置和固定式剂量监测报警装置；配备放疗剂量仪、剂量扫描装置和个人剂量报警仪。

2. 开展核医学工作的，设有专门的放射性同位素分装、注射、储存场所，放射性废物屏蔽设备和存放场所；配备活度计、放射性表面污染监测仪。

3. 介入放射学与其他 X 射线影像诊断工作场所应当配备工作人员防护用品和受检者个人防护用品。

医疗机构应当对下列设备和场所设置醒目的警示标志：

1. 装有放射性同位素和放射性废物的设备、容器，设有电离辐射标志。

2. 放射性同位素和放射性废物储存场所，设有电离辐射警告标志及必要的文字说明。

3. 放射诊疗工作场所的入口处，设有电离辐射警告标志。

4. 放射诊疗工作场所应当按照有关标准的要求分为控制区、监督区，在控制区进出口及其他适当位置，设有电离辐射警告标志和工作指示灯。

## 三、放射防护管理内容

### （一）放射性同位素与射线装置的生产、销售及使用

1. 生产、销售、使用放射性同位素和射线装置的单位，应当对本单位的放射性同位素、射线装置的安全和防护工作负责，并依法对其造成的放射性危害承担责任。生产放射性同位素的单位的行业主管部门，应当加强对生产单位安全和防护工作的管理，并定期对其执行法律、法规和国家标准的情况进行监督检查。

2. 生产、销售、使用放射性同位素和射线装置的单位，应当对直接从事生产、销售、使用活动的工作人员进行安全和防护知识教育培训，并进行考核；考核不合格的，不得上岗。辐射安全关键岗位应当由注册核安全工程师担任。辐射安全关键岗位名录由国务院环境保护主管部门商国务院有关部门制定并公布。

3. 生产、销售、使用放射性同位素和射线装置的单位，应当严格按照国家关于个人剂量监测和健康管理的规定，对直接从事生产、销售、使用活动的工作人员进行个人剂量监测和职业健康检查，建立个人剂量档案和职业健康监护档案。

4. 生产、销售、使用放射性同位素和射线装置的单位，应当对本单位的放射性同位素、射线装置的安全和防护状况进行年度评估。发现安全隐患的，应当立即进行整改。

5. 生产、销售、使用放射性同位素和射线装置的单位需要终止的，应当事先对本单位的放射性同位素和放射性废物进行清理登记，作出妥善处理，不得留有安全隐患。生产、销售、使用放射性同位素和射线装置的单位发生变更的，由变更后的单位承担处理责任。变更前当事人对此另有约定的，服从其约定；但是，约定中不得免除当事人的处理义务。

6. 生产进口放射源的单位销售Ⅰ类、Ⅱ类、Ⅲ类放射源给其他单位使用的，应当与使用放射源的单位签订废旧放射源返回协议；使用放射源的单位应当按照废旧放射源返回协议规定，将废旧放射源交回生产单位或者返回原出口方。确实无法交回生产单位或者返回原出口方的，送交有相应资质的放射性废物集中储存单位储存。使用放射源的单位应当按照国务院环境保护主管部门的规定，将Ⅳ类、Ⅴ类废旧放射源进行包装后，送交有相应资质的放射性废物集中储存单位储存。

7. 使用Ⅰ类、Ⅱ类、Ⅲ类放射源的场所和生产放射性同位素的场所，以及终结运行后产生放射性污染的射线装置，应当依法实施退役。

8. 生产、销售、使用、储存放射性同位素和射线装置的场所，应当按照国家有关规定设置明显的放射性标志，其人口处应当按照国家有关安全和防护标准的要求，设置安全和防护设施以及必要的防护安全连锁报警装置或者工作信号。射线装置的生产调试和使用场所，应当具有防止误操作、防止工作人员和公众受到意外照射的安全措施。

放射性同位素的包装容器、含放射性同位素的设备和射线装置，应当设置明显的放射性标志和中文警示说明；放射源上能够设置放射性标志的，应当一并设置。运输放射性同位素和含放射源的射线装置的工具，应当按照国家有关规定设置明显的放射性标志或者显示危险信号。

9. 放射性同位素应当单独存放，不得与易燃、易爆、腐蚀性物品等一起存放，并指定专人负责保管。储存、领取、使用、归还放射性同位素时，应当进行登记、检查，做到账物相符。对放射性同位素储存场所应当采取防火、防水、防盗、防丢失、防破坏、防射线泄漏的安全措施。

对放射源还应当根据其潜在危害的大小，建立相应的多层防护和安全措施，并对可移动的放射源定期进行盘存，确保其处于指定位置，具有可靠的安全保障。

10. 在室外、野外使用放射性同位素和射线装置的，应当按照国家安全和防护标准的要求划出安全防护区域，设置明显的放射性标志，必要时设专人警戒。

11. 辐射防护器材、含放射性同位素的设备和射线装置，以及含有放射性物质的产品和伴有产生X射线的电器产品，应当符合辐射防护要求。不合格的产品不得出厂和销售。

12. 使用放射性同位素和射线装置进行放射诊疗的医疗卫生机构，应当依据国务院卫生主管部门有关规定和国家标准，制订与本单位从事的诊疗项目相适应的质量保证方案，遵守质量保证监测规

范,按照医疗照射正当化和辐射防护最优化的原则,避免一切不必要的照射,并事先告知患者和被检者辐射对健康的潜在影响。

13. 金属冶炼厂回收冶炼旧金属时,应当采取必要的监测措施,防止放射性物质熔入产品中。监测中发现问题的,应当及时通知所在地设区的市级以上人民政府环境保护主管部门。

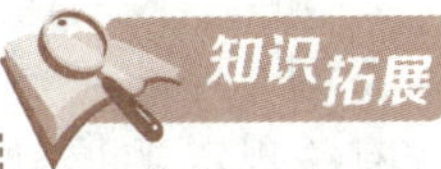


**放射源的分类办法**

根据国务院第449号令《放射性同位素与射线装置安全和防护条例》规定,并参照国际原子能机构的有关规定,按照放射源对人体健康和环境的潜在危害程度,从高到低将放射源分为Ⅰ、Ⅱ、Ⅲ、Ⅳ、Ⅴ类(Ⅴ类放射源的下限活度值为该种核素的豁免活度)。Ⅰ类放射源为极高危险源,没有防护情况下,接触这类源几分钟到1小时就可致人死亡。Ⅱ类放射源为高危险源,没有防护情况下,接触这类源几小时至几天可致人死亡。Ⅲ类放射源为危险源,没有防护情况下,接触这类源几小时就可对人造成永久性损伤,接触几天至几周也可致人死亡。Ⅳ类放射源为低危险源,基本不会对人造成永久性损伤,但对长时间、近距离接触这些放射源可能造成可恢复的临时性损伤。Ⅴ类放射源为极低危险源,不会对人造成永久性损伤。

### (二)放射防护器材

放射防护器材,是指对电离辐射进行屏蔽防护的材料以及用屏蔽材料制成的各种防护器械、装置、部件、用品、制品和设施。放射防护器材的防护性能应当符合有关标准和卫生要求。

1. 放射防护器械、装置、部件及设施必须坚固、可靠,用于屏蔽设施的建筑材料必须固化成型,不得直接使用矿砂、废矿渣等无定型材料充填制作。

2. 放射防护用品、制品与人体接触的部分应当使用对人体无害的材料制作。

3. 对于新研制且结构复杂的放射防护器材,生产单位应当提供两个以上使用单位的试用报告,经检测机构检测,取得检测报告单后,方可定型生产、销售。

4. 放射防护器材的使用单位应当使用合格的放射防护器材并定期进行安全检查和性能检测,发现不符合要求或者存有隐患的,及时维修或者更换。

### (三)防护知识培训

放射工作人员上岗前,放射工作单位负责向所在地县级以上地方人民政府卫生行政部门为其申请办理《放射工作人员证》。开展放射诊疗工作的医疗机构,向为其发放《放射诊疗许可证》的卫生行政部门申请办理《放射工作人员证》。《放射工作人员证》的格式由国家卫生健康委员会统一制订。

放射工作人员上岗前应当接受放射防护和有关法律知识培训,考核合格方可参加相应的工作。培训时间不少于4天。放射工作单位应当定期组织本单位的放射工作人员接受放射防护和有关法律知识培训。放射工作人员两次培训的时间间隔不超过2年,每次培训时间不少于2天。

防护培训的目的是为了提高各类医学放射工作人员对放射安全重要性的认识,增强防护意识,掌握防护技术,最大限度地减少不必要的照射,避免事故发生,保障工作人员、被检者与患者以及公众的健康与安全,确保电离辐射的医学应用获取最佳效益。

防护培训的基本要求:①对电离辐射医学应用的利与害有正确的认识,防止麻痹思想和恐惧心理。②了解有关放射防护法规和标准的主要内容,掌握放射防护基本原则。③了解、掌握减少工作人员和被检者所受照射剂量的原理和方法,以及有关防护设施与防护用品的正确使用方法。④了解可能发生的异常照射及其应急措施。

### (四)职业健康管理

放射工作人员应具备在正常、异常或紧急情况下,都能准确无误地履行其职责的健康条件。

放射工作人员上岗前,应当进行上岗前的职业健康检查,符合放射工作人员健康标准的,方可参加相应的放射工作。放射工作单位不得安排未经职业健康检查或者不符合放射工作人员职业健康标

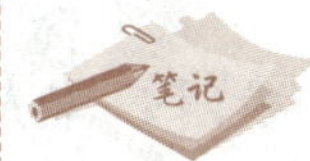

准的人员从事放射工作。

放射工作单位应当组织上岗后的放射工作人员定期进行职业健康检查，两次检查的时间间隔不应超过2年，必要时可增加临时性检查。放射工作人员脱离放射工作岗位时，放射工作单位应当对其进行离岗前的职业健康检查。

### （五）医疗照射的质量保证

1. 放射诊断的质量保证

（1）质量保证计划的制订与实施：对X射线诊断影像进行质量保证，应按国家有关规定要求，建立质量保证组织，制订、实施并定期修订质量保证计划。

（2）质量控制检测：质量控制检测分验收检测、状态检测及稳定性检测。检测用计量仪器应根据有关规定进行检定，检测结果应有溯源性。各类检测应由经过培训并获得相应资格的人员进行。验收检测是X射线诊断设备安装完毕或重大维修后，为鉴定其影响影像质量的性能指标是否符合约定值而进行的检测。

（3）检测结果评价及处理：评价各类检测结果时应与相应的标准进行比较。验收检测结果用相应的国家标准及产品约定指标进行评价。稳定性检测结果用该参数的基线值及控制限评价；状态检测结果应根据设备的实际情况评价。检测结果不符合相应标准时的处理程序是：检测中被查明的可能影响诊断影像质量的问题必须加以校正。如无法校正，应考虑更换部件、限制使用范围或更换设备。

（4）质量保证的记录和资料：关于诊断设备的检测结果、发现的问题、采取的措施及其效果的记录，必须在设备使用期间长期保存。设备转让时，记录应随同设备一起转移。设备淘汰后，应根据记录的利用价值决定处理措施。用于评价质量保证计划本身的数据，如评片记录、重拍原因分析记录等，至少保存5年。在X射线诊断部门保存有关X射线诊断设备的资料。当设备的整套资料存放在负责设备管理和维修部门时，使用部门必须有使用说明书。进行X射线诊断工作的医师或技术人员，应能随时见到所用设备的最新检测结果，并能据此确定正确的照射条件。

2. 放射治疗的质量保证

（1）对患者实施首次放射治疗前，必须由放射治疗医师临场指导摆位和实施其他有关检查、处理。

（2）放射治疗应当对准靶区部位，确保靶区剂量达到预定治疗剂量，使患者治疗部位的正常组织、器官的照射剂量尽可能低，并对患者的非治疗部位采取有效的屏蔽防护措施。

（3）放射治疗工作单位必须采取有效措施，避免实施放射治疗过程中无关人员进入放射治疗室。

（4）放射治疗工作单位的放射治疗档案和治疗记录应当长期保存，并建立保管、借阅制度。

（5）放射治疗工作单位必须在放射治疗室和候诊室内张贴放射治疗安全防护知识等有关注意事项。

（6）凡有放射治疗装置的单位，都必须配置技术性能合格的剂量检测仪器和其他必要的质量保证设备，按照国家规定的检测项目、方法和频度对放射治疗装置和其他有关设备的射线能量、输出量、治疗线束和其他有关性能分别进行检测，并依照国家规定接受放射卫生防护机构的监测。

（7）放射治疗工作单位的放射治疗剂量测量仪，必须按照国家规定定期送请省级以上人民政府卫生行政部门指定或者法定的标准剂量实验室检定。

（8）放射治疗工作单位应当对患者进行定期随访，及时发现、处理放射治疗所致的放射损伤。

### （六）档案管理

档案管理是放射防护科学管理的一项重要措施。一般需建立：①放射工作人员终生保存的职业健康监护档案。职业健康监护档案应包括职业史、既往病史和职业照射接触史；历次职业健康检查结果及评价处理意见；职业性放射性疾病诊疗、医学随访观察等健康资料。②装置及其配套防护设施的技术资料和检修记录档案。③放射检测仪器的技术资料和检修、刻度记录档案。④放射事故报告及处理资料、文件档案。

### （七）放射事故管理

1. 事故分级与报告　放射事故按人体受照剂量或者放射源活度分为：一般事故、严重事故和重大事故。放射事故的级别由负责立案调查的行政机关确定。

发生或者发现放射事故的单位和个人，必须尽快向卫生行政部门、公安机关报告，最迟不得超过2小时。放射事故报告卡由事故单位在24小时内报出。造成环境放射性污染的，还应当同时报告当地环境保护部门。县级卫生行政部门、公安机关在接到报告后，应当立即向有事故管辖权的市级卫生行政部门、公安机关报告。卫生行政部门、公安机关在接到严重事故或者重大事故报告后，应当在24小时内逐级上报至国家卫生健康委员会、公安部。

2. 事故应急处理　发生人体受超剂量照射事故时，事故单位应当迅速安排受照人员接受医学检查或者在指定的医疗机构救治，同时对危险源采取应急安全处理措施。

发生工作场所放射性同位素污染事故时，事故单位应当：立即撤离有关工作人员，封锁现场；切断一切可能扩大污染范围的环节，迅速开展检测，严防对食物、畜禽及水源的污染；对可能受放射性同位素污染或者放射损伤的人员，立即采取暂时隔离和应急救援措施，在采取有效个人安全防护措施的情况下组织人员彻底清除污染并根据需要实施其他医学救治及处理措施；迅速确定放射性同位素种类、活度、污染范围和污染程度；污染现场尚未达到安全水平以前，不得解除封锁。

发生放射源丢失、被盗事故时，事故单位应当保护好现场，并认真配合公安机关、卫生行政部门进行调查、侦破。

3. 事故立案调查及处罚　对放射事故，应当立案调查。对因违反国家有关规定而发生放射事故的单位，由立案调查的卫生行政部门按照有关法律、法规规定，给予行政处罚。发生放射事故的单位和个人拒绝、阻碍卫生行政部门、公安机关的工作人员依法执行职务，构成违反治安管理行为的，由公安机关依法予以治安管理处罚；构成犯罪的，依法追究刑事责任。发生放射事故的单位或者个人，应当承担处理放射事故的各种费用；给他人造成损害的，应当依法承担民事责任。

## 本章小结

我国放射防护工作依据的法规包括《中华人民共和国放射污染防治法》及《放射性同位素与射线装置安全和防护条例》等。我国现行放射防护标准是《电离辐射防护与辐射安全基本标准》。此标准阐述了放射防护的基本原则，并对职业照射的工作待遇、剂量限值及公众照射的剂量限值等均进行了明确规定。我们应该依据这些法规和标准开展放射工作。医疗照射是人类接受的人工辐射照射的主要来源，应加强医疗辐射防护管理，合理应用辐射照射，不断完善医疗照射的质量保证体系。

扫一扫，测一测

## 思考题

1.《电离辐射防护与辐射安全基本标准》有哪些主要内容？
2. 比较ICRP2007年建议书和《电离辐射防护与辐射安全基本标准》中的剂量限值。
3. 放射防护法规和标准应如何贯彻实施？
4. 政府行政部门主要针对哪些方面对放射诊疗机构进行定期督查？
5. 放射工作单位必备的条件有哪些？
6. 放射防护管理内容包括哪几方面？

（李迅茹）

# 第十一章　放射线的屏蔽防护

学习目标

1. 掌握：外照射的防护方法；常用屏蔽防护材料的特点、用途。
2. 熟悉：屏蔽厚度的确定依据和确定方法。
3. 了解：屏蔽防护材料的屏蔽性能和散射性能。

根据源于体外或体内对人体产生的照射，电离辐射可分为外照射和内照射。医疗照射既有外照射，又有内照射。

外照射防护的基本方法有时间防护、距离防护和屏蔽防护。在实际防护工作中，三种防护手段须联合运用、合理调节。屏蔽防护是一种重要防护措施，因为它直接关系到工作人员和公众的受照剂量和安全。因此，在屏蔽防护中必须掌握和了解常用屏蔽材料的种类、性能以及屏蔽厚度的确定方法。

内照射最根本的防护方法是尽量减少放射性物质进入人体的机会，包括制订合理的放射卫生管理制度，保持良好的通风，密闭存放放射源，进行安全防护操作和合理的个人防护等。本章仅介绍外照射防护。

## 第一节　外照射防护的基本方法

### 一、时间防护

时间防护是指在不影响工作质量的前提下，尽量缩短人员受照射的时间。因为受照剂量与时间成正比，缩短受照时间，即可达到降低剂量的目的。为此，一切人员都应减少在辐射场内停留的时间。工作人员在操作前应做好充分准备，操作中技术熟练、准确、迅速，以尽量缩短检查时间。X 射线摄影应优选摄影条件，不出或少出废片，减少重复照射。在特殊情况下，工作人员不得不在大剂量照射下工作时，也应严格限制操作时间，使受照剂量控制在规定的限值以下。

### 二、距离防护

距离防护是指在不影响工作质量的前提下，尽量延长人员到 X 射线管和散射体的距离。对于点状源，若不考虑空气对射线的吸收，X 射线按平方反比法则衰减，可见距离防护是十分有效的。

### 三、屏蔽防护

欲减少人员的受照剂量，单靠时间防护和距离防护是不够的，往往还需要采用屏蔽防护。屏蔽防护

是指在放射源和人员之间，放置能有效吸收放射线的屏蔽材料，从而衰减或消除射线对人体的危害。

在屏蔽防护中主要研究的问题是屏蔽材料的选择和屏蔽厚度的确定。

# 第二节　放射线屏蔽防护材料

## 一、对屏蔽材料的要求

一般来说，任何物质或多或少都能使穿过的射线受到衰减，但并不都适合作屏蔽防护材料。在选择屏蔽防护材料时，必须从材料的防护性能、结构性能、稳定性能和经济成本等方面综合考虑。

### （一）防护性能

防护性能主要是指材料对辐射的衰减能力，也就是说，为达到某一预定的屏蔽效果所需材料的厚度和重量。在屏蔽效果相当的情况下，成本差别不大、厚度最薄、重量最轻的材料最理想。此外，还应考虑所选材料在衰减入射线的过程中不产生贯穿性的次级辐射，或即使产生，也非常容易被吸收。对于γ射线和中子并存的混合辐射场，所选的屏蔽材料应既屏蔽γ射线也屏蔽中子。

### （二）结构性能

屏蔽材料除应具有很好的屏蔽性能，还应成为建筑结构的部分。因此，屏蔽材料应具有一定的结构性能，包括材料的物理形态、力学特性和机械强度等。

### （三）稳定性能

为保持屏蔽效果的持久性，要求屏蔽材料稳定性能好，也就是材料具有抗辐射的能力，而且当材料处于水、汽、酸、碱、高温环境时，能耐高温、抗腐蚀。

### （四）经济成本

所选用的屏蔽材料还应成本低、来源广泛、易加工，且安装、维修方便。

## 二、常用屏蔽防护材料

### （一）对β射线的屏蔽材料

防护β射线的材料可选用铝、有机玻璃、混凝土等低原子序数的物质，它们能将韧致辐射减小到最低限度。

### （二）对X、γ射线的屏蔽材料

屏蔽X、γ射线的材料一类是高原子序数的金属，一类是低原子序数的建筑材料。

1. 铅　原子序数82，密度11 350kg·m$^{-3}$，具有耐腐蚀、在射线照射下不易损坏和强衰减X射线的特性，是一种良好的屏蔽防护材料。但铅价格贵，结构性能差，机械强度差，不耐高温，具有化学毒性，对低能X射线散射量较大。选用时需根据情况具体分析。例如，可用作X射线管管套内衬防护层、防护椅、遮线器、铅屏风和放射源容器等。

在X射线防护的特殊需要中，还常采用含铅制品，如铅橡皮、铅玻璃等。铅橡皮可制成铅橡胶手套、铅橡胶围裙、铅橡胶活动挂帘和各种铅橡胶个人防护用品等；铅玻璃保持了玻璃的透明特性，可做X射线机透视荧光屏上的防护用铅玻璃，以及铅玻璃眼镜和各种屏蔽设施中的观察窗。

PPT：铅防护用品

2. 铁　原子序数26，密度7 800kg·m$^{-3}$。铁的机械性能好，价廉，易于获得，有较好的防护性能，因此是防护性能与结构性能兼优的屏蔽材料，多用于固定式或移动式防护屏蔽。对100kV以下的X射线，大约6mm厚的铁板就相当于1mm厚铅板的防护效果。因此，可在很多地方用铁代铅。

3. 砖　价廉、通用、来源容易。在医用诊断X射线能量范围内，一砖厚（24cm）实心砖墙约有2mm的铅当量。对低kV产生的X射线，砖的散射量较低，故是屏蔽防护的好材料，但在施工中应使砖缝内的砂浆饱满，不留空隙。

4. 混凝土　由水泥、粗骨料（石子）、砂子和水混合做成，密度约为2 300kg·m$^{-3}$，含有多种元素。混凝土的成本低廉，有良好的结构性能，多用作固定防护屏障。为特殊需要，可以通过加进重骨料（如重晶石、铁矿石、铸铁块等），以制成密度较大的重混凝土。重混凝土的成本较高，浇注时必须保证重骨料在整个防护屏障内的均匀分布。

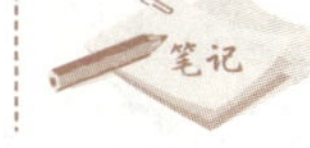

5. 水 有效原子序数7.4,密度为1 000kg·m$^{-3}$。水的结构性能和防护性能较差,但成本低、透明、可流动,常以水池的形式储存放射源。在强辐射的情况下,水会分解生成有害的气体,所以用于辐射屏蔽的水,以无离子水为好。

### (三)各种屏蔽材料厚度的折算

若在现有建筑内安装X射线机或其他放射源,在屏蔽计算时应考虑建筑物中原有的砖、灰浆、石料等建筑材料对屏蔽的贡献。这些材料都是由低原子序数物质构成的,可用经验公式(11-1)将它们的实际厚度($d_{材料}$)折合成等效的混凝土厚度($d_{混凝土}$)。

$$d_{混凝土}=d_{材料}(\rho_{材料}/\rho_{混凝土}) \tag{11-1}$$

式中$\rho_{材料}$、$\rho_{混凝土}$分别为某建筑材料和混凝土的密度。X、γ射线常用屏蔽材料的密度在表11-1中列出。

表11-1 X、γ射线常用屏蔽材料的密度/(kg·m$^{-3}$)

| 材料 | 平均密度 | 材料 | 平均密度 |
|---|---|---|---|
| 混凝土: | | 砂子灰泥 | 1 540 |
| 普通混凝土 | 2 350 | 花岗石 | 2 650 |
| 重晶石混凝土 | 3 600 | 石灰石 | 2 460 |
| 钛铁矿骨料混凝土 | 3 850 | 硫酸钡(天然重晶石) | 4 500 |
| 砂子(干燥、压实) | 1 600~1 900 | 水 | 1 000 |
| 泥土(干燥、压实) | 1 500 | 木头 | 500~900 |
| 砖(软) | 1 650 | 铅玻璃: | |
| 砖(硬) | 2 050 | 普通铅玻璃 | 3 270 |
| 瓷砖 | 1 900 | 高密度铅玻璃 | 6 220 |

### (四)铅当量

为了便于比较各种防护材料的屏蔽性能,通常用铅当量作为比较标准。把达到与一定厚度的某屏蔽材料相同屏蔽效果的铅层厚度,称为该一定厚度屏蔽材料的铅当量,单位:毫米铅(mmPb)。屏蔽材料的铅当量不是固定不变的,它不仅随射线的能量、材料的厚度而变化,还与照射野的大小有关。因此,凡谈到防护材料的铅当量,必须说明是什么材料,厚度是多少,在多大射线能量下的铅当量。

说明材料的屏蔽性能还可以用比铅当量的概念。所谓比铅当量是指单位厚度(mm)防护材料的铅当量。几种X射线防护材料的比铅当量列于表11-2中。

表11-2 几种X射线防护材料的比铅当量推荐值

| 防护材料 | 比铅当量*/(mmPb·mm$^{-1}$ 材料) |
|---|---|
| 铅橡胶 | 0.2~0.3 |
| 铅玻璃 | 0.17~0.30 |
| 含铅有机玻璃 | 0.01~0.04 |
| 填充型安全玻璃(半流体复合物) | 0.07~0.09 |
| 橡胶类复合防护材料: | |
| 软质(做个人防护用品) | 0.15~0.25 |
| 硬质(做屏蔽板) | 0.30~0.50 |
| 玻璃钢类复合防护材料 | 0.15~0.20 |
| 建筑用防护材料(防护涂料、防护砖及防护大理石) | 0.1~0.3 |

*:X射线线质80~120kV;2.5mmAl;所列比铅当量数值为该种防护材料常用型号数值。

# 第三节　放射线屏蔽防护厚度的确定方法

为防御放射线的危害，需要各种屏蔽防护，不论是机房的建筑等固有防护设施，还是工作人员、被检者的个人防护用品，均需按一定要求对所用屏蔽材料的防护厚度进行计算。另外，剂量监督部门在进行防护监测中，以及使用单位在考虑防护设备是否满足防护要求时，也需要进行必要的计算，以判断屏蔽厚度是否能达到将照射量控制在允许范围的目的。

## 一、确定屏蔽厚度的依据

从放射线的衰减理论讲，经屏蔽后的放射线剂量永远不会变成零。因此，放射线的屏蔽设计，并不在于确定一个完全吸收放射线的物质层厚度，而是设法找到穿过屏蔽层的放射线剂量降低若干倍，并满足剂量限值的屏蔽层厚度。做到既安全可靠，又经济合理。

### （一）当量剂量限值和最优化

医用射线的屏蔽计算，首先应根据剂量控制原则进行，工作人员和公众的受照剂量均不得超过规定的当量剂量限值，并按最优化原则处理，即在考虑了经济和社会因素后，使辐射照射保持在可以合理做到的最低水平。

### （二）屏蔽用途和距离

被屏蔽的射线分为有用射线、散射线和漏射线。防御有用射线的屏蔽为初级防护屏；防御散、漏射线的屏蔽为次级防护屏。应根据屏蔽用途、放射线源的类型、放射线源的能量、放射线源的活度以及与放射源距离的远近，设计防护放射线的各种防护设施和防护用品的防护厚度。

### （三）屏蔽材料的防护性能

由于屏蔽材料种类、密度的不同，它们的防护性能也不同，因此，对于同一屏蔽设施所需的屏蔽厚度也各不一样。

### （四）工作负荷（$W$）

工作负荷（工作量）$W$，指周工作负荷，在数值上等于每周（$W^{-1}$）X 射线机的曝光时间 $t$（分钟）与管电流 $I$（毫安）的乘积，即 $W=It$。单位：$mA \cdot min \cdot W^{-1}$。$W$ 一般取数月或 1 年工作量的平均值。它表征 X 射线机使用的频繁程度，同时也是输出量多少的一种标志。若是 $\gamma$ 射线源，是指 1m 处线束（有用线束和漏射线）1 周的空气吸收剂量，单位：$Gy \cdot m^2 \cdot W^{-1}$（也可用 Sv 代替 Gy）。

### （五）居留因子（$T$）

在控制区外，只要有人居住、逗留，对辐射源均应设置足够的防护屏障，以使非工作人员受到的照射，控制在相应的限值以下。而人们在控制区外逗留的时间只是辐射源总的开启时间的一个份额，这个份额称为居留因子。

对于非职业人员来说，工作区（如办公室、实验室、病房、值班室）、生活区以及附近建筑有人居住的地方，属全部居留区域，$T$ 取 1；走廊、休息室、电梯等处属部分居留区域，$T$ 取 1/4；候诊室、卫生间、楼梯等处属偶然居留区域，$T$ 取 1/16。而职业性照射人员所在区域的 $T$ 值一般认为等于 1。

### （六）利用因子（$U$）

人员受到的照射还与辐射束的朝向有关。在屏蔽设计中，把源开启时间内，辐射束对准所关心的那个方向所占时间的分数称为这一方向对辐射束的利用因子。

利用因子只是在源的朝向有变化时，对工作负荷进行修正的一个因子，朝向不能改变的辐射源和非直接从源发出的辐射则无须考虑此项修正。一般按屏蔽点被有用射线照射的情况可取地板为 1，墙壁为 1/4，天花板为 1/16。

## 二、屏蔽厚度的计算

屏蔽防护的目的在于通过设置合适厚度的屏蔽体，使我们所关心的某一空间位置上由辐射源造成的当量剂量不超过相应的剂量控制限值。

### （一）X 射线屏蔽厚度计算

1. 透射量计算法　对 X 射线的初级防护屏蔽厚度可用公式（11-2）计算

$$B=\frac{Pd^2}{WUT} \tag{11-2}$$

式中，$B$ 为有用射线的最大允许透射量，单位是 $mSv \cdot m^2 \cdot mA \cdot min^{-1}$（也可用 mGy 代替 mSv）；$P$ 为周剂量限值，对工作人员：$P=1mSv \cdot W^{-1}$，对公众：$P=0.1mSv \cdot W^{-1}$；$d$ 为参考点到焦点的距离，单位：m；$WUT$ 为有效工作负荷，其中 $W$ 为周工作负荷，单位：$mA \cdot min \cdot W^{-1}$；$U$ 为利用因子；$T$ 为居留因子。

用式（11-2）计算出透射量后，可从图 11-1 或图 11-2 中查得用混凝土或用铅作屏蔽材料时所需的屏蔽厚度。若考虑 2 倍安全系数，可分别加上一个半价层厚度。不同管电压下铅和混凝土的半价层见表 11-3。

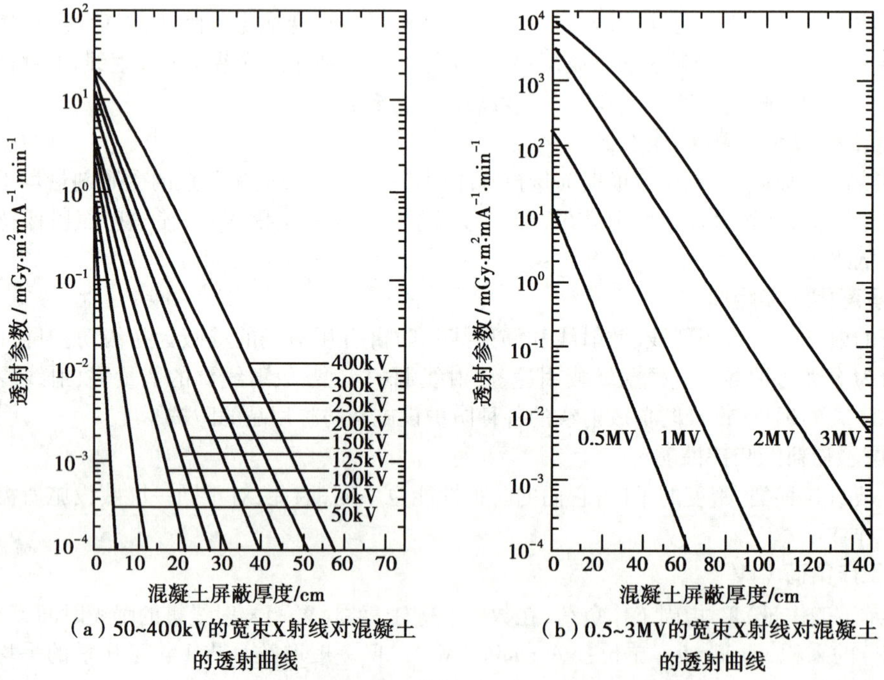


（a）50~400kV的宽束X射线对混凝土的透射曲线　（b）0.5~3MV的宽束X射线对混凝土的透射曲线

图 11-1　宽束 X 射线对混凝土的透射曲线

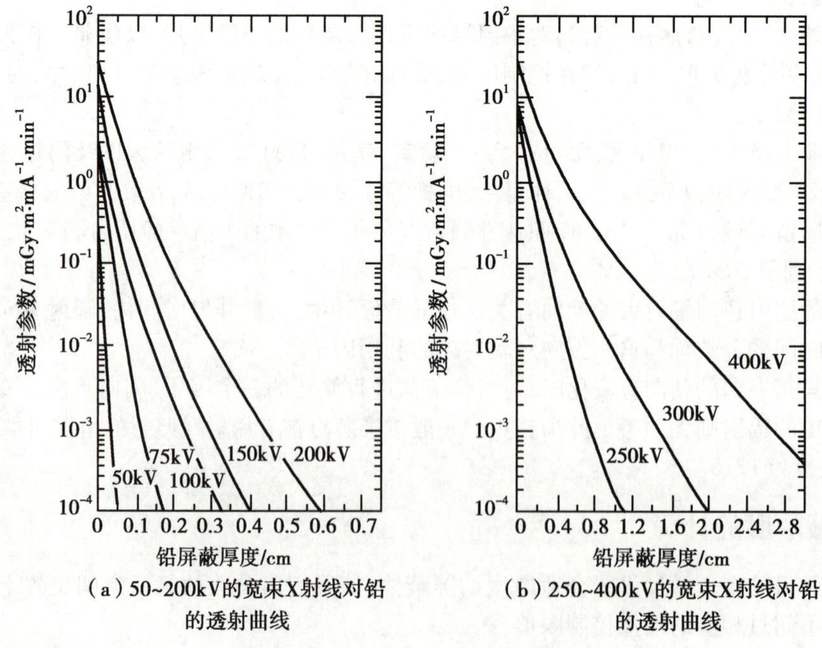


（a）50~200kV的宽束X射线对铅的透射曲线　（b）250~400kV的宽束X射线对铅的透射曲线

图 11-2　宽束 X 射线对铅的透射曲线

表 11-3 不同管电压下铅和混凝土的半价层

| 管电压/kV | 铅的半价层/cm | 混凝土的半价层/cm | 管电压/kV | 铅的半价层/cm | 混凝土的半价层/cm |
|---|---|---|---|---|---|
| 50 | 0.005 | 0.4 | 200 | 0.042 | 2.6 |
| 70 | — | 1.0 | 250 | 0.086 | 2.8 |
| 75 | 0.015 | — | 300 | 0.17 | 3.0 |
| 100 | 0.025 | 1.6 | 400 | 0.25 | 3.0 |
| 125 | — | 1.9 | 500 | 0.31 | 3.6 |
| 150 | 0.029 | 2.2 | | | |

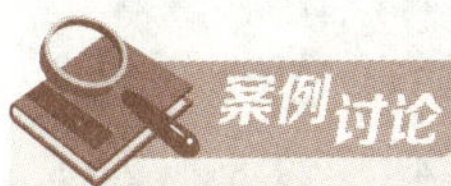

案例讨论

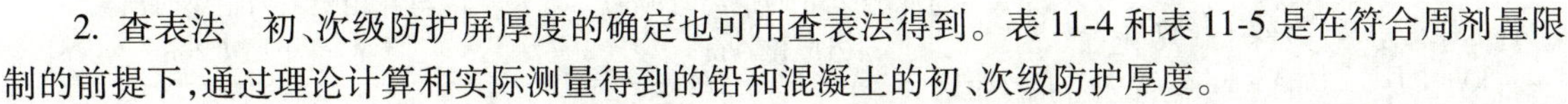
一台工作电压为200kV的X射线机，管电流30mA，每周工作5天，每天工作4小时，参考点与源的距离为3m，试计算初级防护屏混凝土屏蔽墙厚度是多少？若用铅，厚度又是多少？（取 $P=0.3\text{mSv}\cdot\text{W}^{-1}$，$T=1$，$U=1/4$）

2. 查表法 初、次级防护屏厚度的确定也可用查表法得到。表 11-4 和表 11-5 是在符合周剂量限制的前提下，通过理论计算和实际测量得到的铅和混凝土的初、次级防护厚度。

表 11-4 有用射线在周剂量限值以下的防护厚度*

| 管电压/kV | 有效工作负荷/(mA·min·W⁻¹) | 与源相距下列距离时所需铅厚度/cm | | | | 与源相距下列距离时所需混凝土厚度/cm | | | |
|---|---|---|---|---|---|---|---|---|---|
| | | 1m | 2m | 4m | 8m | 1m | 2m | 4m | 8m |
| 50 | 500 | 0.04 | 0.03 | 0.02 | 0.01 | 3.4 | 2.5 | 1.6 | 0.9 |
| | 125 | 0.03 | 0.02 | 0.01 | 0.01 | 2.5 | 1.6 | 0.9 | 0.4 |
| | 30 | 0.02 | 0.01 | 0.01 | — | 1.6 | 0.9 | 0.4 | — |
| | 8 | 0.01 | 0.01 | — | — | 0.9 | 0.4 | — | — |
| 75 | 500 | 0.10 | 0.08 | 0.05 | 0.03 | 9.7 | 7.4 | 5.0 | 3.0 |
| | 125 | 0.08 | 0.05 | 0.03 | 0.02 | 7.4 | 5.0 | 3.0 | 1.2 |
| | 30 | 0.05 | 0.03 | 0.02 | — | 5.0 | 3.0 | 1.2 | — |
| | 8 | 0.03 | 0.02 | — | — | 3.0 | 1.2 | — | — |
| 100 | 1 000 | 0.24 | 0.19 | 0.14 | 0.09 | 17.0 | 13.6 | 10.4 | 7.1 |
| | 250 | 0.19 | 0.14 | 0.09 | 0.05 | 13.6 | 10.4 | 7.1 | 4.1 |
| | 60 | 0.14 | 0.09 | 0.05 | 0.03 | 10.4 | 7.1 | 4.1 | 1.5 |
| | 16 | 0.14 | 0.05 | 0.03 | — | 7.1 | 4.1 | 1.5 | — |
| 150 | 1 000 | 0.30 | 0.25 | 0.19 | 0.14 | 25.5 | 21.5 | 16.8 | 12.3 |
| | 250 | 0.25 | 0.19 | 0.14 | 0.09 | 21.1 | 12.3 | 12.3 | 8.0 |
| | 60 | 0.19 | 0.14 | 0.09 | 0.05 | 16.8 | 8.0 | 8.0 | 4.0 |
| | 16 | 0.14 | 0.09 | 0.05 | 0.02 | 12.3 | 4.0 | 4.0 | 0.8 |

续表

| 管电压/kV | 有效工作负荷/(mA·min·W⁻¹) | 与源相距下列距离时所需铅厚度/cm | | | | 与源相距下列距离时所需混凝土厚度/cm | | | |
|---|---|---|---|---|---|---|---|---|---|
| | | 1m | 2m | 4m | 8m | 1m | 2m | 4m | 8m |
| 200 | 40 000 | 0.66 | 0.58 | 0.51 | 0.43 | 46.3 | 41.0 | 35.9 | 30.6 |
| | 10 000 | 0.58 | 0.51 | 0.43 | 0.35 | 41.0 | 5.0 | 36.0 | 25.4 |
| | 2 500 | 0.51 | 0.43 | 0.35 | 0.28 | 35.5 | 30.6 | 25.4 | 20.1 |
| | 625 | 0.43 | 0.35 | 0.28 | 0.20 | 30.6 | 25.4 | 20.1 | 15.0 |
| 250 | 40 000 | 1.26 | 1.09 | 0.91 | 0.74 | 51.8 | 46.5 | 41.0 | 35.4 |
| | 10 000 | 1.09 | 0.91 | 0.74 | 0.59 | 46.5 | 41.0 | 35.4 | 29.8 |
| | 2 500 | 0.91 | 0.74 | 0.59 | 0.44 | 41.0 | 35.4 | 29.8 | 24.1 |
| | 625 | 0.74 | 0.59 | 0.44 | 0.31 | 35.4 | 29.8 | 24.1 | 18.6 |

*:未考虑空气造成的衰减。

**表 11-5　散漏射线在周剂量限值以下的防护厚度***

| 管电压/kV | 有效工作负荷/(mA·min·W⁻¹) | 与源相距下列距离时所需铅厚度/cm | | | | 与源相距下列距离时所需混凝土厚度/cm | | | |
|---|---|---|---|---|---|---|---|---|---|
| | | 1m | 2m | 4m | 8m | 1m | 2m | 4m | 8m |
| 50 | 500 | 0.02 | 0.01 | 0 | 0 | 1.0 | 0.3 | 0 | 0 |
| | 125 | 0.01 | 0 | 0 | 0 | 0.3 | 0 | 0 | 0 |
| 75 | 500 | 0.06 | 0.02 | 0.01 | 0 | 3.1 | 1.1 | 0.1 | 0 |
| | 125 | 0.02 | 0.01 | 0 | 0 | 1.1 | 0.1 | 0 | 0 |
| | 30 | 0.01 | 0 | 0 | 0 | 0.1 | 0 | 0 | 0 |
| 100 | 1 000 | 0.08 | 0.04 | 0.02 | 0 | 5.5 | 2.7 | 0.3 | 0 |
| | 250 | 0.04 | 0.02 | 0 | 0 | 2.7 | 0.3 | 0 | 0 |
| | 60 | 0.02 | 0 | 0 | 0 | 0.3 | 0 | 0 | 0 |
| 150 | 1 000 | 0.11 | 0.06 | 0.03 | 0 | 8.9 | 4.9 | 1.3 | 0 |
| | 250 | 0.06 | 0.03 | 0 | 0 | 4.9 | 1.3 | 0 | 0 |
| | 60 | 0.03 | 0 | 0 | 0 | 1.3 | 0 | 0 | 0 |
| 200 | 40 000 | 0.40 | 0.32 | 0.24 | 0.16 | 26.9 | 21.6 | 16.4 | 11.3 |
| | 10 000 | 0.32 | 0.24 | 0.16 | 0.09 | 21.9 | 16.4 | 11.3 | 6.4 |
| | 2 500 | 0.24 | 0.16 | 0.09 | 0.04 | 16.4 | 11.3 | 6.4 | 2.0 |
| | 625 | 0.16 | 0.09 | 0.04 | 0 | 11.3 | 6.4 | 2.0 | 0 |
| 250 | 40 000 | 0.78 | 0.61 | 0.45 | 0.28 | 30.6 | 25.1 | 19.4 | 13.9 |
| | 10 000 | 0.61 | 0.45 | 0.28 | 0.14 | 25.1 | 19.4 | 13.9 | 8.5 |
| | 2 500 | 0.45 | 0.28 | 0.14 | 0.05 | 19.4 | 13.9 | 8.5 | 3.4 |
| | 625 | 0.28 | 0.14 | 0.05 | 0 | 13.9 | 8.5 | 3.4 | 0 |

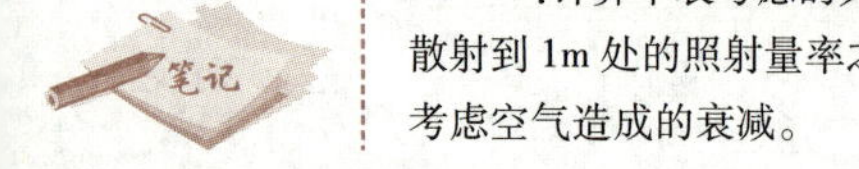


*:计算本表考虑的典型条件是 X 射线管焦点到散射体的距离为 50cm;90°方向散射:有用射线入射到散射体的照射量率与散射到 1m 处的照射量率之比是 0.1%;50~150kV 时,距焦点 1m 处的漏射线为 $1mGy \cdot h^{-1}$,在 200~400kV 时为 $10mGy \cdot h^{-1}$;未考虑空气造成的衰减。

［例1］　有一台200mA X射线机，最高管电压为150kV，平均周工作量是1 000mA·min·$W^{-1}$，焦点到防护墙的距离为2m，求初级和次级防护墙的厚度各是多少？

解：从表11-4和表11-5中分别查得初级、次级混凝土防护墙的厚度各是21.5cm和4.9cm。

### （二）γ射线远距离治疗室的屏蔽计算

1. 初级防护屏蔽计算　计算有用线束的透射量，同样可以用式（11-2）计算，式中$B$为γ射线的透射量，相应于$B$的屏蔽厚度可由图11-3和11-4中的透射曲线读出；$W$为有用线束的工作负荷，单位是Gy·$m^2$·$W^{-1}$。其余物理量的意义同式（11-2）。

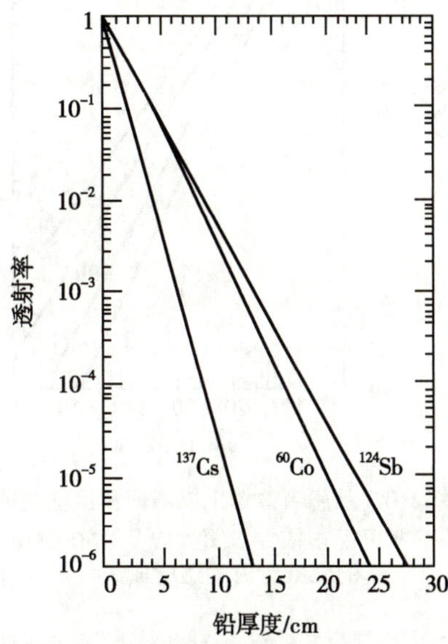


图11-3　$^{60}$Co等宽束γ射线穿过密度为11.35g·$cm^{-3}$的铅时的透射曲线

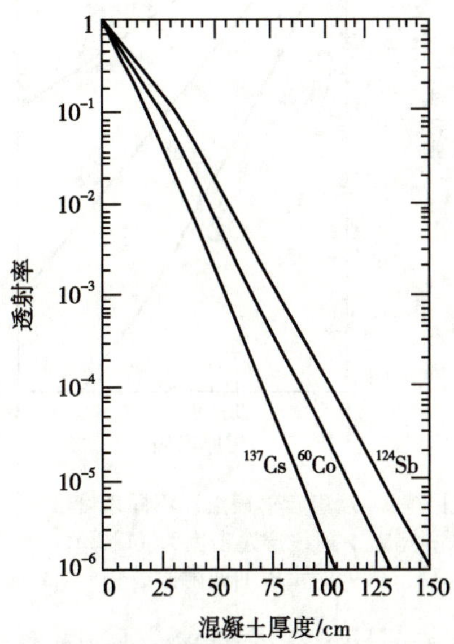


图11-4　$^{60}$Co等宽束γ射线穿过密度为2.35g·$cm^{-3}$的混凝土时的透射曲线

某$^{60}$Co治疗机，每周有效工作负荷为600Sv·$m^2$·$W^{-1}$，治疗机操纵台距$^{60}$Co源3m，计算用混凝土或铅作初级防护屏时的防护厚度分别是多少？

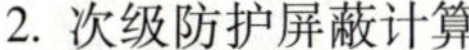

案例讨论

2. 次级防护屏蔽计算

（1）散射线的屏蔽计算：用式（11-3）可计算散射线的透射量。

$$B_s = \frac{100Pd_s^2}{WTS} \tag{11-3}$$

式中，$B_s$为散射线的透射量；$d_s$是从散射体到考察点的距离，单位：m；$S$为入射辐射被散射到1m处的百分吸收剂量率，其值可从表11-6中查出；$W$为有用线束的工作负荷，单位：Gy·$m^2$·$W^{-1}$。若γ源到散射体之间的距离不是1m，应该按平方反比法则加以修正；$P$、$T$含义同式（11-2）。

表11-6　$^{60}$Coγ射线被400$cm^2$的等效体模散射至1m处的吸收剂量率的百分数

| 测量条件 | 15 | 30 | 45 | 60 | 90 | 120 | 135 | 150 |
|---|---|---|---|---|---|---|---|---|
| 条件一* | — | — | 0.18 | 0.14 | 0.07 | 0.05 | 0.04 | — |
| 条件二** | 0.48 | 0.27 | 0.14 | 0.08 | 0.04 | 0.03 | 0.02 | 0.02 |

*：指椭圆形体模，长轴36cm，短轴20cm，照射野面积和散射角参考体模中心，线束沿长轴方向；**：指照射于球形体模，等效体模质量0.9~30kg。

笔记

从患者体模上以不同角度散射的$^{60}$Co 宽束 γ 射线穿过密度为 11.35g · cm$^{-1}$ 的铅时的透射曲线见图 11-5。从患者体模上以不同角度散射的$^{60}$Co 宽束 γ 射线穿过密度为 2.35g · cm$^{-1}$ 的混凝土时的透射曲线见图 11-6。

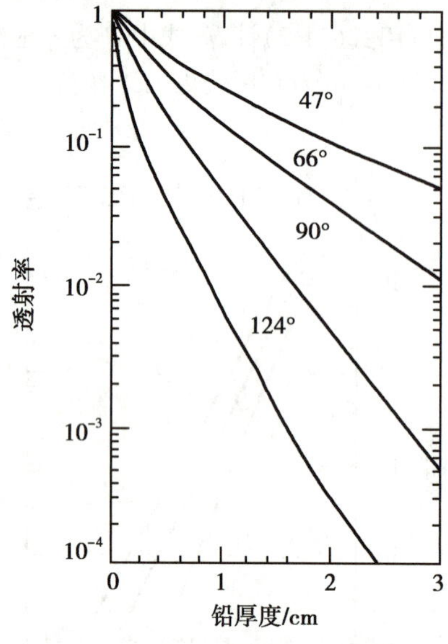


图 11-5　从患者体模上以不同角度散射的$^{60}$Co 宽束 γ 射线穿过密度为 11.35g · cm$^{-3}$ 的铅时的透射曲线

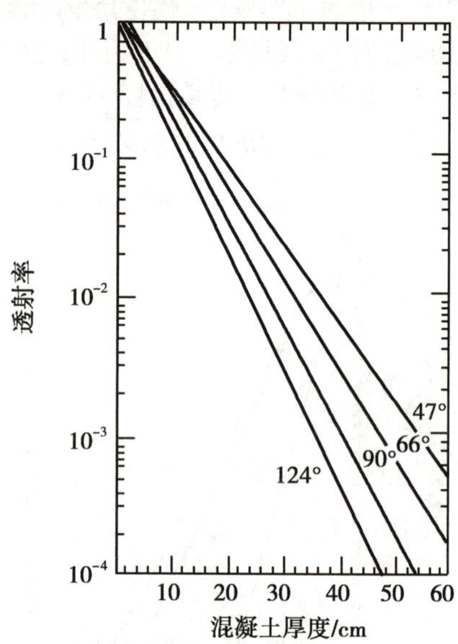


图 11-6　从患者体模上以不同角度散射的$^{60}$Co 宽束 γ 射线穿过密度为 2.35g · cm$^{-3}$ 的混凝土时的透射曲线

用式(11-3)计算出 γ 射线的散射线透射量后，可从图 11-5 或图 11-6 的透射曲线中查得用铅或用混凝土作屏蔽材料时所需的屏蔽厚度。

(2) 漏射线的屏蔽计算：γ 射线漏射线的屏蔽计算，可用公式(11-4)计算漏射线的 $N_{TVT}$ 值，用该值乘以表 11-7 给出的 1/10 价层数值即为该漏射辐射的屏蔽厚度。

$$N_{TVT} = \log_{10} \frac{W_L T}{d^2 P} \tag{11-4}$$

式中，$N_{TVT}$ 为屏蔽材料的 1/10 价厚度数，$W_L$ 为距源 1m 处漏射 γ 辐射在空气中每周的比释动能率；$T$、$d$、$P$ 的含义同式(11-2)。

表 11-7　$^{60}$Co 宽束 γ 射线的近似半价层和 1/10 价层

| 材料 | 半价层/cm | 1/10 价层/cm |
| --- | --- | --- |
| 铅 | 1.2 | 4.0 |
| 混凝土 | 6.1 | 20.3 |

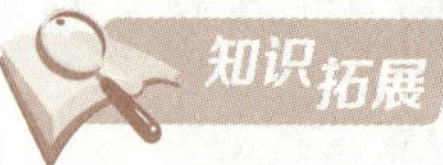


**半价层和 1/10 价层**

如前面章节所述，所谓半价层是使一束 X 射线在某一特定条件下强度减至初始值一半时所需要的标准吸收物质的厚度。而 1/10 价层就是使一束 X 射线在某一特定条件下强度减至初始值 1/10 时所需要的标准吸收物质的厚度。

## 本章小结

外照射防护有三种基本方法：时间防护、距离防护和屏蔽防护。时间防护就是要求在给受检者实施射线检查时，应在各个环节尽量缩短照射时间；由于射线对于距离按平方反比法则进行衰减，因此一切人员尽量远离射线是一种有效的防护方法；物质可以吸收射线，根据需要采用不同的屏蔽材料进行防护为屏蔽防护。对于屏蔽射线的材料的选择应从材料的防护性能、结构性能、稳定性能和经济成本等方面进行综合考虑。在确定屏蔽厚度时，应考虑多种因素，可通过公式进行计算，也可通过查表确定。

扫一扫，测一测

## 思考题

1. 防护外照射的方法有哪些？
2. 选择屏蔽防护材料应从几个方面考虑？衡量屏蔽防护材料的防护性能好与不好的标准是什么？
3. 常用屏蔽 X 或 $\gamma$ 射线的材料有哪些？它们各自的主要用途是什么？

（李迅茹）

# 第十二章　医疗照射的放射防护

学习目标

1. 掌握:医用 X 射线的防护原则;防护操作要求;防护用品的使用;防护设施要求。
2. 熟悉:质量保证要求。
3. 了解:射线设备性能要求。

## 第一节　医用诊断放射防护

国家有关放射诊断的防护要求中明确了管理、实践正当性、防护最优化、质量保证等方面的要求,规定了 X 射线影像诊断和介入放射学用设备防护性能、机房防护设施、防护安全操作要求及其相关防护检测要求。

### 一、管理要求

医疗机构应对放射工作人员、受检者以及公众的防护与安全负责,主要包括:

1. 放射诊断设备工作场所的布局、机房的设计和建造。
2. 配备与检查工作相适应的结构合理的专业人员。
3. 对工作人员所受的职业照射应加以限制,职业照射剂量限值应符合 GB 18871 的规定,个人剂量监测应符合 GBZ 128 的要求。
4. 对放射诊疗工作人员进行上岗前、在岗期间和离岗时的健康检查,定期进行专业及防护知识培训,并分别建立个人剂量、职业健康管理和教育培训档案。
5. 制订人员培训准则和计划,对人员的专业技能、放射防护知识和有关法律知识进行培训,使之满足放射工作人员的工作岗位要求。
6. 配置与 X 射线检查工作相适应的诊断设备、检测仪器及防护设施,采取一切合理措施以预防设备故障和人为失误。
7. 制定并落实放射防护管理制度,实施放射防护质量保证大纲,采取合理和有效的措施,将可能出现的故障和失误的后果减至最小。
8. 制订相应的放射事件应急计划,应对可能发生的事件,宣传该计划并定期进行实际演练。
9. 对受检者出现的放射损伤应及时报告卫生行政部门。

### 二、正当性要求

1. 医疗照射应有足够的净利益,在能取得相同净利益的情况下,应尽可能采用非医疗照射的替代

方法，在无替代方法时也应权衡利弊，判断医疗照射给受诊断或治疗的个人或社会所带来的利益大于可能引起的辐射危害时，医疗照射才是正当的。

2. 采用X射线检查应经过正当性判断，优先选用非X射线的检查方法，对不符合正当性原则的，不应进行X射线检查。

3. 所有新型医疗照射的技术和方法使用前都应通过正当性判断；已判断为正当的医疗照射类型，当取得新的或重要的证据并需要重新判断时，应对其重新进行正当性判断。使用通过正当性判断的所有新型的医疗照射技术和方法时，应严格控制在其适应证范围内，要用到新的适应证时必须另行正当性判断。

4. 应根据诊疗目的和受照人员特征对每一项医疗照射实践进行正当性判断。如果某一项医疗照射通常被判定为非正当性的，在特殊情况下又需要使用时，应逐例进行正当性判断。执业医师和有关医技人员应尽可能使用与计划照射相关的患者先前已有的诊断信息和医学记录，避免不必要的重复照射。

5. 群体检查使公众所获得的利益足以补偿在经济和社会方面所付出的代价（包括辐射危害）时这种检查才是正当的。

6. X射线诊断群体检查应禁止使用普通荧光屏透视检查方法；除非有明确的疾病风险指征，否则不宜使用X射线计算机体层摄影装置（CT）进行体检。

7. 应加强对孕妇和可能怀孕妇女的诊断性医疗照射进行正当性判断，特别是腹部和骨盆检查；只有在临床上有充分理由要求，才能对已怀孕或可能怀孕的妇女进行会引起其腹部或骨盆受到照射的放射学检查，否则应避免此类照射。

8. 应严格对儿童的诊断性医疗照射进行正当性判断。

9. 移动式和便携式X射线设备不应用于常规检查。只有在不能实现或在医学上不允许把受检者送到固定设备进行检查的情况下，并在采取严格的相应防护措施后，才能使用移动式或便携式X射线设备在床旁操作，实施医学影像检查。

10. 车载式诊断X射线设备一般应在巡回体检或医学应急时使用，不应作为固定场所的常规X射线诊断设备。

## 三、防护最优化要求

1. X射线诊断和介入放射学程序中受检者防护最优化的基本目标是使利益最大限度地超过危害。

2. 医疗照射最优化过程应包括设备的选择，除考虑经济和社会因素外，应对便于使用、质量保证（包括质量控制）、受检者剂量的评价和估算等诸方面进行考查，使之能得到足够的诊断信息和治疗效果。

3. 对确实具有正当理由需要进行的医用X射线诊断检查，应遵从放射防护最优化的原则并应用有关诊断参考水平后，在保证获得足够的诊断信息情况下，使受检者所受剂量尽可能低。

4. 在施行X射线诊断检查时，应严格控制照射野范围，避免邻近照射野的敏感器官或组织（例如性腺、眼晶状体、乳腺和甲状腺）受到有用线束的直接照射。

5. 医疗机构应当为受检者配备必要的放射防护用品，对邻近照射野的敏感器官或组织采取必要的屏蔽防护措施。建议在CT扫描中对受检者采用包裹式防护措施。

6. 要特别注意对胚胎或胎儿的照射，特别是当孕妇受检者的腹部或骨盆受到有用线束照射或可能以其他方式接受大剂量照射时的最优化处置。

7. 在施行X射线诊断检查时，除受检者以外其他人员不得滞留在机房内。当受检者需要人员协助时，应对陪检者采取必要的防护措施。

8. 对于诊断放射程序和图像引导介入程序，应确保使用适当的医用放射设备和软件，以及适当的技术和参数，以便对受检者实施达到该放射程序的临床目的所需的最低限度的医疗照射，同时考虑到相关专业机构制定的可接受的图像质量相关规范，以及相关诊断参考水平。

## 四、质量保证要求

1. 放射诊断质量保证大纲　应制订放射诊断质量保证大纲，内容包括：影像质量评价；受检者剂

量评价;在投入使用时和投入使用后定期对辐射发生器的物理参数的测量以及对显像装置的检查;定期检查诊断中使用的相应的物理因素和临床因素;书面记录有关的程序和结果;剂量测量和监测仪器、相应校准和操作条件的核实;纠正行动、追踪及结果评价的程序;规定各种 X 射线设备及场所应经具备资质的单位检测,合格后方可使用。

2. 测量和校准 质量保证大纲中有关测量和校准的要求包括:使用的剂量测量仪器应具有连续、有效的检定证书、校准证书或符合要求的其他溯源性证明文件;在 X 射线诊断检查中应该使用与受检者剂量相关的适当的剂量学量;在介入放射学中相关的量包括总透视时间、图像总数、透视剂量率、参考点剂量以及剂量面积乘积等。

## 五、X 射线设备防护性能的技术要求

### (一)一般要求

1. X 射线设备出线口上应安装限束系统(如限束器、光阑等)。

2. X 射线管组件上应有清晰的焦点位置标志。

3. X 射线管组件上应标明固有滤过,所有附加滤过片均应标明其材料和厚度。

4. 随机文件应说明 X 射线管组件的固有滤过等各项与防护有关的性能。

5. 在随机文件中关于滤过的部分,应符合:除乳腺 X 射线摄影设备外,在正常使用中不可拆卸的滤过部件应不小于 0.5mmAl;除乳腺 X 射线摄影设备外,应用工具才能拆卸的滤片和固有滤过(不可拆卸的)的总滤过应不小于 1.5mmAl;除牙科摄影和乳腺摄影用 X 射线设备外,X 射线有用线束中的所有物质形成的等效总滤过应不小于 2.5mmAl;标称 X 射线管电压不超过 70kV 的牙科 X 射线设备,其总滤过应不小于 1.5mmAl;标称 X 射线管电压,其总滤过应不小于 0.03mmMo。

### (二)透视用 X 射线设备防护性能的专用要求

1. C 型臂 X 射线设备的最小焦皮距应不小于 20cm,其余透视用 X 射线设备的最小焦皮距应不小于 30cm。

2. 透视曝光开关应为常断式开关,并配有透视计时及限时报警装置。

### (三)摄影用 X 射线设备防护性能的专用要求

1. 200mA 及以上的摄影用 X 射线设备应有可安装附加滤过板的装置,并配备不同规格的附加滤过板。

2. X 射线设备应有能调节有用线束照射野的限束装置,并应提供可标示照射野的灯光野指示装置。

### (四)CT 设备防护性能的专用要求

1. 在扫描程序开始之前,应指明某一扫描程序期间所使用的 CT 运行条件。

2. 对于任意一种 CT 扫描程序,都应在操作者控制台上显示剂量信息。

3. 应设置急停按钮,以便在 CT 扫描过程中发生意外时可以及时停止出束。

### (五)牙科摄影用 X 射线设备防护性能的专用要求

1. 牙科 X 射线设备使用时管电压的标称值应不低于 60kV。

2. 牙科全景体层摄影的 X 射线设备,应有限束装置,防止 X 射线超出 X 射线影像接收器平面。

3. 口内片牙科摄影的 X 射线源组件应配备限制 X 射线束的集光筒,集光筒出口平面的最大几何尺寸(直径/对角线)不超过 60mm。

4. 牙科摄影装置应配置限制焦皮距的部件,并符合最短焦皮距规定。

### (六)乳腺摄影 X 射线设备防护性能的专用要求

1. 乳腺摄影 X 射线设备的标称最高 X 射线管电压应不超过 50kV。

2. 用于几何放大乳腺摄影的 X 射线设备,应配备能阻止使用焦皮距小于 20cm 的装置。

### (七)移动式和便携式 X 射线设备防护性能的专用要求

1. 移动式和便携式 X 射线设备应满足其相应设备类型的防护性能专用要求。

2. 连接曝光开关的电缆长度应不小于 300cm,或配置遥控曝光开关。

3. 移动式牙科摄影设备应满足上述(五)的要求。

4. 移动式和便携式 X 射线设备上应在显著位置设置电离辐射警告标志。

### （八）介入放射学、近台同室操作（非普通荧光屏透视）用 X 射线设备防护性能的专用要求

1. 介入放射学、近台同室操作（非普通荧光屏透视）用 X 射线设备应满足其相应设备类型的防护性能专用要求。

2. 在机房内应具备工作人员在不变换操作位置情况下能成功切换透视和摄影功能的控制键。

3. X 射线设备应配备能阻止使用焦皮距小于 20cm 的装置。

4. 介入操作中，设备控制台和机房内显示器上应能显示当前受检者的辐射剂量测定指示和多次曝光剂量记录。

### （九）车载式诊断 X 射线机防护性能的专用要求

1. 车载式诊断 X 射线设备应满足其相应设备类型的防护性能专用要求。

2. 车载式诊断 X 射线设备应配备限束装置，确保 X 射线不超出影像接收器平面。

## 六、X 射线设备机房防护设施的技术要求

### （一）X 射线设备机房布局

1. 应合理设置 X 射线设备，机房的门、窗和管线口位置，应尽量避免有用线束直接照射门、窗、管线口和工作人员操作位。

2. X 射线设备机房（照射室）的设置应充分考虑邻室（含楼上和楼下）及周围场所的人员防护与安全。

3. 每台固定使用的 X 射线设备应设有单独的机房，机房应满足使用设备的布局要求；每台牙椅独立设置诊室的，诊室内可设置固定的口内牙片机，供该设备使用，诊室的屏蔽和布局应满足口内牙片机房防护要求。

4. 移动式 X 射线机（不含床旁摄影机和急救车配备设备）在使用时，机房应满足相应布局要求。

5. 除床旁摄影设备、便携式 X 射线设备和车载式诊断 X 射线设备外，对新建、改建和扩建项目以及技术改造、技术引进项目的 X 射线机房，其最小有效使用面积、最小单边长度应符合表 12-1 的规定。

表 12-1 X 射线设备机房（照射室）使用面积、单边长度的要求

| 设备类型 | 机房内最小有效使用面积/$m^2$ | 机房内最小单边长度/m |
|---|---|---|
| CT 机（含移动 CT） | ≥30 | ≥4.5 |
| 双管头或多管头 X 射线机（含 C 型臂） | ≥30 | ≥4.5 |
| 单管头 X 射线机（含 C 型臂） | ≥20 | ≥3.5 |
| 透视专用机、碎石定位机、口腔 CT 卧位扫描 | ≥15 | ≥3.0 |
| 乳腺机、全身骨密度仪 | ≥10 | ≥2.5 |
| 牙科全景机、局部骨密度仪、口腔 CT 坐位扫描/站位扫描 | ≥5 | ≥2.0 |
| 口内牙片机 | ≥3 | ≥1.5 |

### （二）X 射线设备机房屏蔽

1. 不同类型 X 射线设备（不含床旁摄影设备和便携式 X 射线设备）机房的屏蔽防护应不低于表 12-2 的规定。

表 12-2 不同类型 X 射线设备机房的屏蔽防护铅当量厚度要求

| 机房类型 | 有用线束方向铅当量/mmPb | 非有用线束方向铅当量/mmPb |
|---|---|---|
| 标称 125kV 以上的摄影机房 | 3.0 | 2.0 |
| 标称 125kV 及以下的摄影机房 | 2.0 | 1.0 |
| C 型臂 X 射线设备机房 | 2.0 | 2.0 |
| 口腔 CT、牙科全景机房(有头颅摄影) | 2.0 | 1.0 |
| 透视机房、骨密度仪机房、口内牙片机房、牙科全景机房(无头颅摄影)、碎石机房、模拟定位机、乳腺摄影机房、乳腺 CBCT 机房 | 1.0 | 1.0 |
| CT 机房(不含头颅移动 CT)<br>CT 模拟定位机房 | 2.5 | |

2. 机房的门和窗关闭时应满足表 12-2 的要求。

3. 距 X 射线设备表面 100cm 处的周围剂量当量率不大于 2.5μSv/h 时且 X 射线设备表面与机房墙体距离不小于 100cm 时，机房可不做专门屏蔽防护。

4. 车载机房应有固定屏蔽，除顶部和底部外，屏蔽应满足表 12-2 中屏蔽防护铅当量厚度要求。

### （三）X 射线设备机房屏蔽体外剂量水平

机房的辐射屏蔽防护，应满足下列要求。

1. 具有透视功能的 X 射线设备在透视条件下检测时，周围剂量当量率应不大于 2.5μSv/h；测量时，X 射线设备连续出束时间应大于仪器响应时间。

2. CT 机、乳腺摄影、乳腺 CBCT、口内牙片摄影、牙科全景摄影、牙科全景头颅摄影、口腔 CBCT 和全身骨密度仪机房外的周围剂量当量率应不大于 2.5μSv/h。

3. 具有短时、高剂量率曝光的摄影程序(如 DR、CR、屏片摄影)机房外的周围剂量当量率应不大于 25μSv/h，当超过时应进行机房外人员的年有效剂量评估，应不大于 0.25mSv。

4. 车载式诊断 X 射线设备工作时，应在车辆周围 3m 设立临时控制区，控制区边界的周围剂量当量率应符合上述 3 条的要求。

### （四）X 射线设备工作场所防护

1. 机房应设有观察窗或摄像监控装置，其设置的位置应便于观察到受检者状态及防护门开闭情况。

2. 机房内不得堆放与该设备诊断工作无关的杂物。

3. 机房应设置动力通风装置，并保持良好的通风。

4. 机房门外应有电离辐射警告标志；机房门上方应有醒目的工作状态指示灯，灯箱上应设置如"射线有害、灯亮勿入"的可视警示语句；候诊区应设置放射防护注意事项告知栏。

5. 平开机房门应有自动闭门装置；推拉式机房门应设有曝光时关闭机房门的管理措施，电动推拉门宜设置防夹装置；工作状态指示灯能与机房门有效联动。

6. 受检者不应在机房内候诊；非特殊情况，检查过程中陪检者不应滞留在机房内。

7. 模拟定位设备机房防护设施应满足相应设备类型的防护要求。

8. CT 装置的安放应利于操作者观察受检者；机房出入门宜处于散射辐射相对低的位置。

9. 车载式诊断 X 射线设备工作场所的选择应充分考虑周围人员的驻留条件，X 射线有用线束应避开人员停留和流动的路线。

10. 车载式诊断 X 射线设备的临时控制区边界上应设立清晰可见的警告标志牌(例如："禁止进入 X 射线区")和电离辐射警告标志。临时控制区内不应有无关人员驻留。

### （五）X 射线设备工作场所防护用品及防护设施配置要求

1. 每台 X 射线设备根据工作内容，现场应配备不少于表 12-3 基本种类要求的工作人员、受检者防护用品与辅助防护设施，其数量应满足开展工作需要，对陪检者应至少配备铅橡胶防护衣。

表 12-3　个人防护用品和辅助防护设施配置要求

| 放射检查类型 | 工作人员 | | 受检者 | |
|---|---|---|---|---|
| | 个人防护用品 | 辅助防护设施 | 个人防护用品 | 辅助防护设施 |
| 放射诊断学用 X 射线设备隔室透视、摄影 | — | — | 铅橡胶性腺防护围裙（方形）或方巾、铅橡胶颈套<br>选配：铅橡胶帽子 | 可调节防护窗口的立位防护屏；<br>选配：固定特殊受检者体位的各种设备 |
| 放射诊断学用 X 射线设备同室透视、摄影 | 铅橡胶围裙<br>选配：铅橡胶帽子、铅橡胶颈套、铅橡胶手套、铅防护眼镜 | 移动铅防护屏风 | 铅橡胶性腺防护围裙（方形）或方巾、铅橡胶颈套<br>选配：铅橡胶帽子 | 可调节防护窗口的立位防护屏；<br>选配：固定特殊受检者体位的各种设备 |
| 口内牙片摄影 | — | — | 大领铅橡胶颈套 | — |
| 牙科全景体层摄影，口腔 CBCT | — | — | 大领铅橡胶颈套<br>选配：铅橡胶帽子 | — |
| CT 体层扫描（隔室） | — | — | 铅橡胶性腺防护围裙（方形）或方巾、铅橡胶颈套<br>选配：铅橡胶帽子 | — |
| 床旁摄影 | 铅橡胶围裙<br>选配：铅橡胶帽子、铅橡胶颈套 | — | 铅橡胶性腺防护围裙（方形）或方巾、铅橡胶颈套<br>选配：铅橡胶帽子 | 移动铅防护屏风[b] |
| 骨科复位等设备旁操作 | 铅橡胶围裙<br>选配：铅橡胶帽子、铅橡胶颈套、铅橡胶手套、铅防护眼镜 | 移动铅防护屏风 | 铅橡胶性腺防护围裙（方形）或方巾、铅橡胶颈套<br>选配：铅橡胶帽子 | — |
| 介入放射学操作 | 铅橡胶围裙、铅橡胶颈套、铅防护眼镜、介入防护手套<br>选配：铅橡胶帽子 | 铅悬挂防护屏/铅防护吊帘、床侧防护帘/床侧防护屏<br>选配：移动铅防护屏风 | 铅橡胶性腺防护围裙（方形）或方巾、铅橡胶颈套<br>选配：铅橡胶帽子 | — |

2. 车载式诊断 X 射线设备个人防护用品和辅助防护设施配置要求按照其安装的设备类型参照表 12-3 执行。

3. 除介入防护手套外，防护用品和辅助防护设施的铅当量应不小于 0.25mmPb；介入防护手套铅当量应不小于 0.025mmPb；甲状腺、性腺防护用品铅当量应不小于 0.5mmPb；移动式铅防护屏风不小于 2mmPb。

4. 应为儿童的 X 射线检查配备保护相应组织和器官的防护用品，防护用品和辅助防护设施的铅当量应不小于 0.5mmPb。

5. 个人防护用品不使用时，应妥善存放，不可折叠放置，以防止断裂。

6. 对于移动式 X 射线设备使用频繁的场所（如重症监护、危重患者救治、骨科复位等场所），应配备足够数量的移动铅防护屏风。

**案例讨论**

某校医学影像技术专业实训室，拟新增一台 150kV X 射线机（DR 摄影机）用于教学使用。拟新增 DR 摄影机将安装在实验楼 1 层。试对该建设项目做出评价。

## 七、X 射线设备操作的防护安全要求

### （一）一般要求

1. 放射工作人员应熟练掌握业务技术，接受放射防护和有关法律知识培训，满足放射工作人员岗位要求。

2. 根据不同检查类型和需要，选择使用合适的设备、照射条件、照射野以及相应的防护用品。

3. 合理选择各种操作参数，在确保达到预期诊断目标条件下，使受检者所受到的照射剂量最低。

4. 如设备具有儿童检查模式可选项时，对儿童实施检查时应该使用该模式；如无儿童检查模式，应适当调整照射参数（如管电压、管电流、照射时间等），并严格限制照射野。

5. X 射线设备曝光时，应关闭与机房相通的门、窗。

6. 放射工作人员应按 GBZ 128 的要求接受个人剂量监测。

7. 在进行病例示教时，不应随意增加曝光时间和曝光次数。

8. 不应使用加大摄影曝光条件的方法，提高过期胶片的显影效果。

9. 工作人员应在有屏蔽的防护设施内进行曝光操作，并应通过观察窗等密切观察受检者状态。

### （二）透视检查用 X 射线设备操作的防护安全要求

1. 应尽量避免使用普通荧光透视检查，使用中应避免卧位透视，采用普通荧光屏透视的工作人员在透视前应做好充分的暗适应。

2. 进行消化道造影检查时，应严格控制照射条件和避免重复照射，对工作人员、受检者都应采取有效的防护措施。

3. 借助 X 射线透视进行骨科整复、取异物等诊疗活动时，不应连续曝光，并应尽可能缩短累积曝光时间。

### （三）摄影检查用 X 射线设备操作的防护安全要求

1. 应根据使用的不同 X 射线管电压更换附加滤过板。

2. 应严格按所需的投照部位调节照射野，使有用线束限制在临床实际需要的范围内并与成像器件相匹配。

3. 应合理选择胶片以及胶片与增感屏的组合，并重视暗室操作技术的质量控制。

4. 对于 CR 设备，应定期对成像板（IP）进行清洁、维护、保养和伪影检查。

### （四）CT 设备操作的防护安全要求

1. CT 工作人员应根据临床的实际需要，正确选取并优化设备工作参数，在满足诊断需要的同时，尽可能减少受检者受照剂量。

2. 对儿童进行 CT 检查时，应正确选取扫描参数，以减少受照剂量，使儿童的 CT 应用达到最优化。

3. CT 工作人员应定期检查操作系统上所显示的剂量信息（如 $DLP$、$CTDI_{W}$ 或 $CTDI_{VOL}$），发现异常时应找出原因并加以纠正。

### （五）牙科摄影用 X 射线设备操作的防护安全要求

1. 口腔底片应固定于适当位置，否则应由受检者自行扶持。

2. 确需进行 X 射线检查且固定设备无法实施时才可使用便携式牙科 X 射线摄影，曝光时，工作人员躯干部位应避开有用线束方向并距焦点 1.5m 以上。

### （六）乳腺摄影 X 射线设备操作的防护安全要求

应做好患者和受检者甲状腺部位的防护。根据乳房类型和压迫厚度选择合适靶/滤过材料组合，宜使用摄影机的自动曝光控制功能，获得稳定采集效果，达到防护最优化要求。

### （七）移动式和便携式X射线设备操作的防护安全要求

1. 移动式和便携式X射线设备应满足其相应设备的防护安全操作要求。

2. 使用移动式X射线设备在病房内做X射线检查时，应对毗邻床位（2m范围内）受检者采取防护措施，不应将有用线束朝向其他受检者。

3. 曝光时，工作人员应做好自身防护，合理选择站立位置，并保证曝光时能观察到受检者的姿态。

4. 需近距离操作检查系统的人员应该穿戴铅橡胶围裙或在移动铅防护屏风后进行操作，防护用品及防护设施配置应满足本节“六、X射线设备机房防护设施的技术要求（五）”中的要求。

5. 在临时的室外操作场所周围应该设置护栏或警告标志，防止无关人员进入。

6. 对非急、危、重症受检者进行床旁操作时，应确定合理的操作时间，例如避开医生集中查房和家属探视等人员集中的时间段。

7. 无论何时使用移动式X射线设备进行床旁操作，操作X射线设备的工作人员应提前对现场所有人员履行告知义务，并确保控制区内没有无关人员在场。

8. 对协助受检者进行X射线检查的人员，应提前履行告知义务并征得其同意，并在陪检者穿着个人防护用具后，才能实施床旁操作。

9. 使用移动式X射线设备实施床旁操作时，尽可能采用向下的投照方式。如果采用水平投照方式进行检查时，除接受放射检查的受检者外，应避免有用射线束直接朝向邻近的其他人，如果无法避免，则应用移动铅防护屏风进行隔挡或使用防护用品。

### （八）介入放射学、近台同室操作（非普通荧光屏透视）用X射线设备操作的防护安全要求

1. 介入放射学、近台同室操作（非普通荧光屏透视）用X射线设备应满足其相应设备的防护安全操作要求。

2. 介入放射学用X射线设备应具有记录受检者剂量的装置，并尽可能将每次诊疗后受检者受照剂量记录在病历中，需要时，应能追溯到受检者的受照剂量。

3. 除存在临床不可接受的情况外，图像采集时工作人员应尽量不在机房内停留；对受检者实施照射时，禁止与诊疗无关的其他人员在机房内停留。

4. 穿着防护服进行介入放射学操作的工作人员，其个人剂量计佩戴要求应符合GBZ 128的规定。

5. 移动式C形臂X射线设备垂直方向透视时，球管应位于患者身体下方；水平方向透视时，工作人员可位于影像增强器一侧，同时注意避免有用线束直接照射。

### （九）车载式诊断X射线设备操作的防护安全要求

1. 车载式诊断X射线设备应满足其相应设备的防护安全操作要求。

2. 根据不同检查类型和需要，选择使用合适的设备、照射条件、照射野以及相应的防护用品。应告知并指导受检者合理穿戴个人防护用品。

3. 对受检者实施照射时，与诊疗无关的其他人员不应在车载机房内或临时控制区内停留。

4. 车顶未设置屏蔽的高千伏摄影系统，在其工作时应考虑车厢外表面与有人员办公或居住的建筑物采光窗面的水平距离（建议不小于10m），车厢底板未做屏蔽的，车下候检位应离车厢表面3m以外。透视作业不限。

## 八、X射线设备机房检测要求

1. X射线设备机房防护设施和机房周围辐射剂量检测应满足下列要求：

（1）X射线设备机房防护检测指标和要求应符合本节“六 X射线设备机房防护设施的技术要求（三）”的规定。

（2）X射线设备机房的防护检测应在巡测的基础上，对关注点的局部屏蔽和缝隙进行重点检测。关注点应包括：四面墙体、地板、顶棚、机房门、操作室门、观察窗、采光窗/窗体、传片箱、管线洞口、工作人员操作位等，点位选取应具有代表性。

（3）车载式诊断X射线机检测点一般应包括：车载机房厢壁外；与机房联通的门、观察窗、过道；车内工作人员及其他人员经常停留的位置。车外检测点位于车外3m处的临时控制区，检测点一般应包括：车头、车尾方向各1个点；车身两侧至少各3个点。

2. X 射线设备机房放射防护安全设施应进行竣工验收，在使用过程中，应进行定期检查和检测，定期检测的周期为 1 年。

3. 在正常使用中，医疗机构应每日对门外工作状态指示灯、机房门的闭门装置进行检查，对其余防护设施应进行定期检查。

## 第二节　肿瘤放射治疗放射防护

肿瘤放射治疗是治疗恶性肿瘤的主要手段之一。放射治疗可以分成应用高能 X 射线、电子线及 γ 射线的外照射治疗以及利用放射性核素进行腔内或组织间治疗的内照射治疗。无论何种治疗技术，放射治疗无不涉及高射线能量的大剂量照射，因此在对患者进行治疗的同时射线的防护、射线的合理应用显得尤为重要。由于深部治疗 X 射线机产生的射线能量较低，其临床上应用已经淘汰。目前放射治疗内、外照射防护要求由相应国家标准进行规范。

### 一、正当性判断

新的治疗方法在临床使用前，应由卫生行政部门会同相关的专业机构确定其正当性，对现有的治疗方法进行实时正当性审查。放射治疗处方医生应逐例进行正当性判断，进行正当性判断时应考虑适应证、疗效、并发症、使用非放射治疗的可能性、患者体征及年龄特征等因素，仅当确定为放射治疗的适应证并不大可能引起后果严重的并发症时方可开展放射治疗。除有明显的临床指征外，应避免对怀孕或可能怀孕的妇女施行腹部或骨盆部位的放射治疗：当体内胎儿受照剂量高于 100mGy 时，又确需要治疗时，应周密计划以使胚胎或胎儿所受到的照射剂量尽可能的低。

### 二、患者接受剂量的最优化

在放射治疗中受到照射的非靶组织的确定性组效应和随机效应风险是不可避免的，但应采取可能的措施，使患者接受的剂量达到最优化。对于肿瘤放射治疗程序，放射从业医生与医学物理人员和医疗放射技师合作，应确保对每位患者使用合理的靶体积，应采取适当的屏蔽措施使正常组织在放射治疗期间所受到的照射保持在可合理达到的尽可能低的水平，并尽可能采取器官屏蔽措施。需要进行患者剂量测量时，必须确保剂量测定由医学物理人员使用经校准的剂量计并遵循国家认可的方案进行并形成文件，对于放射治疗，主要确定组织或器官所受的吸收剂量。

### 三、医用电子直线加速器的放射防护

医用电子直线加速器作为一种大型、高能射线装置，其辐射防护要求应充分考虑其设备运行的稳定性、射线输出的稳定性、机房设计的安全性及操作的规范性。

#### （一）医用电子直线加速器性能要求

加速器辐射安全、电气安全、机械安全技术要求及测试方法必须符合国家的相关规定。为防止超剂量照射，其控制台必须显示辐射类型、标称能量、照射时间、吸收剂量、吸收剂量率、治疗方式、楔形过滤器类型及规格等辐照参数预选值。必须具备足够的连锁控制装置及剂量控制装置以防止误照射及超剂量照射。另外有用线束内杂散辐射，如电子线治疗时射线束中的 X 射线污染、治疗机机头散漏射线以及射线束输出稳定性必须满足国标要求。

#### （二）治疗室的防护要求

治疗室选址和建筑设计必须符合相应的放射卫生防护法规和标准要求，保障周围环境安全。有用线束直接投照的防护墙（包括天棚）按初级辐射屏蔽要求设计，其余墙壁按次级辐射屏蔽要求设计。X 射线标称能量超过 10MeV 的加速器，屏蔽设计应考虑中子辐射防护。治疗室和控制室之间必须安装监视和对讲设备。治疗室应有足够的使用面积。治疗室入口处必须设置防护门和迷路，防护门必须与加速器联锁。治疗室外醒目处必须安装辐照指示灯及辐射危险标志。治疗室通风换气次数应达到每小时 3~4 次。

#### （三）防护安全操作要求

加速器使用单位必须配备工作剂量仪、水箱等剂量测量设备，并应配备扫描仪、模拟定位机等放

射治疗质量保证设备。使用单位必须有合格的放射治疗医生、物理人员及操作技术人员；操作技术人员必须经过放射卫生防护和加速器专业知识的职业卫生培训，并经过考核合格后方可上岗。治疗期间，必须有两名操作人员值班，除接受治疗的患者外，治疗室内不得有其他人员。发生意外，须立即停止治疗，及时将患者移出辐射野，并注意保护现场，便于正确估算患者受照剂量，做出合理评价。

## 四、医用 γ 照射远距离治疗的防护

### （一）治疗室设施要求

治疗室可单独建造，采用迷路形式与操纵室相通。治疗室应有足够的使用面积，一般不应小于 $30m^2$。布置治疗机时，有用线束不应朝向迷路。治疗室应有良好的通风，一般为每小时换气 3~4 次。

### （二）γ 治疗设备的安全防护要求

γ 治疗机采用放射性核素作为辐射源，因此在非治疗期间的储源位置及放射源处于治疗位置时，其治疗机机头漏射线不能超过规定标准，放射源所形成的治疗设备的 β 射线污染水平必须控制在合理范围。为防止照射野外区域受到不必要的照射，其准直器透射线强度也必须符合规定。推动放射源开启、关闭的气路系统必须提供充足气压，保证放射源抽屉送源过程中不出现卡刹或中途停留现象。机头和准直器必须能在任何需要的位置锁紧，并有防止机头压迫患者的保护措施，当停电或意外事故中断治疗时，放射源应能自动恢复到储存位置。

## 五、外照射放射治疗中对患者的防护

### （一）体外放射治疗中患者防护的基本原则

1. 放射治疗医师必须根据临床检查结果，对患者肿瘤诊断、分期和治疗方式利弊进行分析，选取最佳治疗方案，并制订最佳治疗计划。

2. 良性疾病尽量不采用放射治疗。严格控制对放射治疗敏感的良性疾病的体外放疗。

3. 在保证肿瘤得到足够精确的致死剂量、使其得以有效抑制或消除的前提下，按病变情况，采用适当技术措施，保护射野内外的正常组织和器官，使受照剂量尽可能小，以获取尽可能大的治疗效果。

4. 放射治疗医师必须定期对治疗中患者进行检查和分析，根据病情变化需要，调整治疗计划。密切注意体外放疗中出现的放射反应和可能出现的放射损伤，采取必要的医疗保护措施。

5. 体外放疗用设备、场所和环境必须符合有关辐射安全标准。

### （二）体外放射治疗操作的要求

1. 首次体外射束放疗前，必须由上级或另一位放射治疗医师负责核对治疗计划。

2. 放射治疗医师应对病变组织精确定位，并在患者受照皮肤表面做出射野标记。首次体外放疗前，主管放射治疗医师必须指导放射治疗技术员正确摆位，落实照射计划。

3. 放射治疗技术员必须认真核对处方剂量的预定照射时间或加速器剂量监测器读数，确保患者靶区和正常组织的受照剂量在规定范围内。

4. 体外放疗时，必须根据肿瘤位置和对靶区剂量分布要求，正确使用楔形滤过板和组织补偿块，以对组织不均匀性、人体曲面或斜入射造成的对剂量分布的影响进行修正，使其符合治疗要求，保证靶区吸收剂量的均匀性在±5%以内。

5. 必须根据患者靶区的范围选用或制作合适的射线挡块，对非照射部位，特别是敏感器官和组织，进行屏蔽防护。对于儿童患者应重点注意对骨骺、脊髓、性腺及眼晶状体的防护。

6. 在照射过程中，必须采取措施保持患者治疗体位不变。对于儿童患者，可使用体位固定装置或适当使用镇静剂、麻醉剂。

7. 患者治疗时，必须详细记录设备运行情况。发现异常时，应分析产生原因并及时修正。

8. 在照射过程中，必须通过观察窗或闭路电视监视患者，发现体位变化及其他情况，应立即停止照射，并记录下已照射时间。继续治疗时，必须重新摆位，完成预定照射时间或治疗剂量。

9. 照射结束后，发现远距治疗 γ 射线机的 $^{60}Co$ 放射源未退回贮存位置时，必须迅速将患者从治疗室内转移出去。放射治疗技术员应详细记录患者完成照射后在治疗室内滞留时间和所处位置，并估算超量受照剂量。

## 第三节　核医学放射防护

放射性药物的使用给医学的诊断与治疗提供了较先进的手段，但也存在一定的风险，例如，它可以造成放射性物质的扩散、产生放射性污染和放射性废物，从而直接影响着环境及核医学工作者和公众的健康。

开展核医学工作的医疗机构，应对放射工作人员、患者或受检者以及公众的防护与安全负责。执业医师应保护患者和受检者免受不必要的照射，其主要责任与义务包括正当性判断、为患者或受检者提供电离辐射危害的书面告知、为其他职业医师提供相应的信息。核医学从业人员、辐射防护负责人和其他相关人员在他们的具体活动领域内，对辐射防护法规和标准的应用负有相应的职责。医疗照射设备供应方及提供维护服务的公司在保障设备正常工作方面也负有特定的责任。

### 一、正当性要求

所有新型核医学诊疗技术和方法，核医学部门在使用前都应该通过正当性判断；已判断为正当的技术和方法，当取得新的或重要的证据并需要重新判断时，对其重新进行正当性判断。核医学医师应掌握各种医学影像诊疗技术的特点及其适应证，使用时应严格控制其适应证范围。执业医师在开具放射性药物诊疗申请及放射性药物处方前，应注意查阅以往患者或受检者检查资料，尽量避免不必要的重复检查。为了避免对胎儿、胚胎和婴儿造成意外辐射照射，应对患者或受检者是否怀孕或哺乳进行询问和评估，并有相应记录。并将有关咨询说明张贴在核医学部门有关的场所，特别是入口处和给药前候诊处。

核医学诊断中，除有临床指征并必须使用放射性药物诊断技术外，宜尽量避免对怀孕的妇女使用诊断性放射性药物；若必须使用时，应告知患者或受检者胎儿可能存在的潜在风险。除非有临床指征并必须使用放射性药物诊断技术外，应尽量避免对哺乳期妇女使用放射性药物；若必须使用时，应建议患者或受检者按国家标准中的有关建议适当停止哺乳。除有临床指征并必须使用放射性药物诊断技术外，通常不宜对儿童实施放射性核素显像检查，若需对儿童进行这种检查，应按有关建议减少放射性药物施用量，而且应尽可能选择短半衰期的放射性核素。

核医学治疗中，除非是挽救生命的情况，对怀孕的妇女不应实施放射性药物的治疗，特别是含碘$^{131}$I和$^{32}$P的放射性药物。为挽救生命而进行放射性药物治疗时，应对胎儿接受剂量进行评估，并告知患者和受检者胎儿可能存在潜在风险。除非是挽救生命的情况外，宜尽量避免对哺乳期妇女进行放射性药物治疗；若必须使用时，应建议患者或受检者按有关建议适当停止哺乳。

### 二、最优化要求

核医学医师审查放射性药物诊疗申请及处方时，应采取措施使患者或受检者接受的剂量尽可能的低。应有对放射性药物诊疗处方及患者或受检者身份进行验证的程序。对使用放射性药物的患者，出院时应提供书面和口头指导，以便他们在出院后能有效地减少对家庭成员、护理人员和公众所造成的照射，特别是未成年人和孕妇。

### 三、工作场所的放射防护要求

#### （一）工作场所平面布局和分区

1. 在医疗机构内部区域选择核医学场址，应充分考虑周围场所的安全，不应邻接产科、儿科、食堂等部门，尽可能做到相对独立布置或集中设置，有单独出、入口，出口不应设置在门诊大厅、收费处等人群密集区域。

2. 核医学工作场所从功能设置上可分为诊断工作场所和治疗工作场所。

3. 工作场所应划分为控制区和监督区。控制区一般包括使用非密封源核素的房间、扫描室、给药后候诊室、样品测量室、放射性废物储藏室、病房、卫生通过间、清洁用品储存场所等。监督区一般包括控制室、员工休息室、更衣室、医务人员卫生间等。应根据 GB 18871 的有关规定，结合核医学科的具

体情况，对控制区和监督区采取相应的管理措施。

4. 核医学工作场所平面布局设计应遵循如下原则：使工作场所的外照射水平和污染发生的概率达到尽可能小；保持影像设备工作场所内较低辐射水平以避免对影像质量的干扰；控制区的入口和出口应设置门锁权限控制和单向门等安全措施，限制患者和受检者的随意流动，保证工作场所内的工作人员和公众免受不必要的照射；在分装和给药室的出口处应设计卫生通过间，进行污染检测。

5. 核医学工作场所的布局应有利于开展工作，避免无关人员通过，治疗区域和诊断区域应相对分开布置。

6. 通过设计合适的时间、空间交叉模式来控制辐射源的活动。合理设置放射性物质运输通道。

7. 应通过工作场所平面布局的设计和屏蔽手段，避免附近的辐射源对诊断区设备成像、功能检测的影响。

8. 正电子药物制备场所，应按相关的药物生产管理规定，合理规划工作流程，使放射性物质的传输运送最佳化，减少对工作人员的照射。回旋加速器、药物制备室及分装区域的设置应便于放射性核素及药物的传输，并便于放射性药物从分装热室至注射室间的运送。

### （二）放射防护措施要求

1. 核医学的工作场所应按照 GB 18871 中非密封源工作场所分级规定进行分级，并采取相应防护措施。

2. 应依据计划操作最大量放射性核素的加权活度对开放性放射性核素工作场所进行分类管理，把工作场所分为Ⅰ、Ⅱ、Ⅲ类。

3. 核医学工作场所的通风系统独立设置，应保持良好的通风条件。合理设置工作场所的气流组织，遵循自非放射区向监督区再向控制区的流向设计。保持含放射性核素场所负压以防止放射性气体交叉污染，保证工作场所的空气质量。

4. 分装药物操作宜采用自动封装方式。$^{131}$I 给药操作宜采用隔室或遥控给药方式。

5. 放射性废液衰变池的设置按环境主管部门规定执行。暴露的污水管道应做好防护设计。

6. 控制区的入口应设置电离辐射警告标志及标明控制区的标志；在监督区入口处的适当地点设立标明监督区的标志。

7. 控制区的患者和受检者入口和出口应设置单向门禁措施，场所中相应位置应有明确的患者或受检者导向标志或导向提示。

8. 给药后患者或受检者候诊室、扫描室应配备监视设施/观察窗和对讲装置。回旋加速器机房内应装备应急对外通讯设施。

9. 应为放射性物质内部运输配备有足够屏蔽的储存、转运等容器，容器表面应设置电离辐射标志。

10. 扫描室外防护门上应设置工作状态指示灯。

11. 回旋加速器机房内、药物制备室应安装固定式剂量率报警仪。

12. 回旋加速器机房应设置门机联锁装置，机房内应设置紧急停机开关和紧急开门按键。

13. 回旋加速器机房的建造应避免采用富含铁矿物质的混凝土，避免混凝土中采用重晶石或铁作为骨料。不带自屏蔽的回旋加速器机房应有特殊防护措施。

14. 回旋加速器机房电缆、管道等应采用 S 型或折形穿过墙壁；在地沟中水沟和电缆沟应分开。不带自屏蔽的回旋加速器应有单独的设备间。

## 四、放射性药物操作中的放射防护要求

开展核医学工作的单位应根据工作内容为工作人员配备合适的防护用品，并根据工作内容及实际需要，合理选择使用移动铅屏风，注射器屏蔽套、带有屏蔽的容器、托盘、长柄镊子、分装柜或生物安全柜、屏蔽运输容器/放射性废物桶等辅助用品。放射性药物操作遵循有关放射防护要求。

1. 操作放射性药物应有专门场所，如果临床诊疗需要在非专门场所给药时则需采取适当的防护措施。放射性药物使用前应有恰当屏蔽。

2. 装有放射性药物的给药注射器应有适当屏蔽。

3. 操作放射药物时，应根据实际情况，正确使用个人防护用品。

4. 操作放射性碘化物等挥发性或放射性气体应在通风柜内进行。通风柜保持良好通风，并按操作情况进行气体或气溶胶放射性浓度的常规监测以及必要的特殊监测；操作放射性碘化物等挥发性或放射性气体的工作人员宜使用过滤式口罩。

5. 控制区内不应进食、饮水、吸烟、化妆，也不应进行无关工作及存放无关物品。

6. 操作放射性核素的工作人员，在离开放射性工作场所前应洗手和进行表面污染检测，如其污染水平超过有关规定值，应采取相应去污措施。

7. 从控制区取出的任何物品都应进行表面污染检测，以杜绝超过规定的表面污染控制水平的物品被带出控制区。

8. 为体外放射免疫分析目的而使用含$^{3}$H、$^{14}$C、$^{125}$I 等核素的放射免疫分析试剂盒可在一般化学实验室进行。

9. 放射性物质的储存容器或保险箱应有适当屏蔽。放射性物质的放置应合理有序、易于取放，每次取放的放射性物质应只限于需用的部分。

10. 放射性物质储存室应定期进行放射防护监测，无关人员不应入内。

11. 储存和运输放射性物质时应使用专门容器，取放容器中内容物时，不应污染容器。容器在运输时应有适当的固定措施。

12. 储存的放射性物质应及时登记建档，登记内容包括生产单位、到货日期、核素种类、理化性质、活度和容器表面放射性污染擦拭试验结果等。

13. 所有放射性物质不再使用时，应立即送回原地安全储存。

14. 当发生放射性物质溢出、散漏事故时，应根据单位制订的放射事故处置应急预案，及时控制、消除放射性污染；当人员皮肤、伤口被污染时，应迅速去污并给予医学处理。

15. 核医学放射工作人员应按 GBZ 128 的要求进行外照射个人监测。同时对近距离操作放射性药物的工作人员，宜进行手部剂量和眼晶状体剂量监测，保证眼晶状体剂量不超过每年 20mSv；操作大量气态和挥发性物质的工作人员，例如近距离操作$^{131}$I 的工作人员，宜按照 GBZ 129 的要求进行内照射个人监测。

## 五、核医学治疗的放射防护要求

### （一）$^{131}$I 治疗患者住院期间的放射防护要求

1. 场所放射防护要求

（1） $^{131}$I 治疗病房应为相对独立的场所，病房与工作人员值班室之间应设缓冲区。患者住院后，只能在治疗区活动。

（2） $^{131}$I 治疗病房应有独立的通风系统，通风管道应有过滤装置，并定期更换，更换的过滤装置按放射性固体废物处理。

（3） $^{131}$I 治疗住院患者的排泄物不应直接排到医院的公共污水管道，应先经过衰变池的衰变。下水管道宜短，露出地面的部分应进行防护和标记。

（4） 病房内应设置患者专用厕所和淋浴间，厕所内应有患者冲厕所和洗手的提示。

（5） 病房可设置采光窗，采光窗应密封并进行必要的防护。

（6） 分装室与给药室之间药物传递应便捷，分装好的$^{131}$I 宜采用机械或自动、半自动的方式传递到给药室，给药过程应有监控。分装室应设置工作人员通过间，通过间应配备表面污染检测、剂量率检测仪表及清洗设施。

（7） 施用了$^{131}$I 治疗药物的患者如需住院应使用专用病房。专用病房宜为单人间，如不能实现，每间病房最多不应超过 2 人，并且 2 人之间应设置适当的防护屏蔽。

（8） 病房中应配备对讲、监控等设施。

（9） 患者使用过的被服应先进行存放衰变，衰变至少一个半衰期再进行清洗。

（10） 在$^{131}$I 病房场所应使用专用的保洁用品，不能和其他场所（包括核医学其他放射性场所）混用，病房区域内应有存放及清洗保洁用品的场所。

2. 治疗期间的放射防护要求

(1) 宜订购按照患者人份分装的$^{131}$I药物，如果需要分装，则应配备分装防护通风橱，宜采用自动分装、机械手分装或半自动分装。

(2) 治疗前应和患者签署知情同意书。

(3) 除医护人员之外的人员不应进入病房。

(4) 向病房内传递生活必需品，应通过病房外的缓冲区传递。

(5) 2名及以上患者不宜近距离接触或者集聚。

(6) 给药过程中应提供防污染措施。

(7) 医护人员宜通过视频及对讲进行查房等医疗活动。当医护人员必须进入专用病房对患者进行救治时，应穿戴个人防护用品。

(8) 病房区域内应配备测量患者体内活度的设备或可测量周围剂量当量率的仪器，按照有关要求进行出院管理。

(9) 应减少放射性废物的产生量。患者食物宜选用产生废物少的食材。

### （二）粒籽源植入放射防护要求

1. 工作人员的放射防护要求

(1) 操作人员应在铅当量不低于0.5mmPb的屏风后分装粒籽源，屏风上应有铅玻璃观察窗，铅玻璃铅当量不低于0.5mmPb。

(2) 工作人员操作前要穿戴好防护用品。主要操作人员应穿铅防护衣，戴铅橡胶手套、铅玻璃眼镜、铅橡胶围脖等。防护衣厚度应不小于0.25mmPb当量。对性腺敏感器官，可考虑穿含0.5mmPb铅当量防护的三角裤或三角巾。

(3) 粒籽源分装操作室台面和地面应无渗漏、易于清洗，分装应在铺有吸水纸的托盘内完成。分装过程中使用长度不小于10cm的镊子，轻拿轻放，避免损伤或刺破粒籽源，不应直接用手拿取粒籽源。

(4) 在实施粒籽源手术治疗前，应制订详细可行的实施计划，并准备好所需治疗设备，如定位模板、植入枪等，尽可能缩短操作时间。

(5) 拿取掉落的粒籽源应使用长柄器具（如镊子），尽可能增加粒籽源与操作人员之间的距离。在整个工作期间，应快速完成必要的操作程序，所有无关人员尽可能远离放射源。

(6) 如粒籽源破损引起泄漏而发生污染，应封闭工作场所，将源密封在屏蔽容器中，控制人员走动，以避免放射性污染扩散，并进行场所去污和人员应急处理。

2. 患者的放射防护要求

(1) 治疗师应根据临床检验结果，分析及确定肿瘤体积。根据治疗计划报告，确定所需的粒籽源总活度及靶区所需粒籽源个数。

(2) 治疗医师应正确勾画实际肿瘤靶区。在影像引导下或术中，通过植入针准确无误地将粒籽源植入肿瘤靶区，保护靶区相邻的重要器官。

(3) 粒籽源植入后应尽快使用合适的影像方法，确认植入粒籽源个数。

### （三）放射性核素敷贴治疗放射防护要求

1. 敷贴治疗设施的放射防护要求

(1) 敷贴治疗应设置专用治疗室，该治疗室应与诊断室、登记值班室和候诊室分开设置。治疗室内使用面积应满足治疗要求。

(2) 治疗室内高1.5m以下的墙面应有易去污的保护涂层。地面，尤其在治疗患者或受检者位置，必须铺有可更换的质地较软又容易去污染的铺料。

(3) 治疗室内患者或受检者座位之间应保持1.2m的距离或设置适当材料与厚度的防护屏蔽。

(4) 治疗室内必须制订敷贴治疗操作规程及卫生管理制度，并配有β污染检查仪等检测仪器。

2. 敷贴治疗中的放射防护要求

(1) 实施敷贴治疗前，应详细登记治疗日期、使用敷贴源的编号、辐射类型、活度、照射部位与面积，并发给具有患者姓名、性别、年龄、住址、诊断和照射次数等项目的治疗卡。

（2）每次治疗前，先收回患者的治疗卡，再给予敷贴治疗。治疗完毕，先如数收回敷贴器，再发给治疗卡。由工作人员收回敷贴器，并放回贮源箱内保存。

（3）实施敷贴治疗时不应将敷贴源带出治疗室外。

（4）实施治疗时，应用 3mm 厚的橡皮泥或橡胶板等屏蔽周围的正常组织。对颜面部位的病变，屏蔽其周围正常皮肤；对其他部位的病变，则在病变周围露出正常皮肤 0.5cm。并在周围已屏蔽的皮肤上覆盖一张玻璃纸或者塑料薄膜后，将敷贴器紧密贴在病变部位。

（5）敷贴治疗时，照射时间长的可用胶布固定，请患者或陪同人员协助按压敷贴器，照射时间短的可由治疗人员亲自按压固定敷贴器，有条件者可利用特制装置进行远距离操作。

（6）敷贴器须定期进行衰变校正，以调整照射时间。每次治疗时应有专人使用能报警的计时器控制照射时间。治疗过程中应密切观察治疗反应和病变治疗情况，及时调整照射剂量，防止产生并发症。

（7）敷贴治疗中，医务人员应采取有效的个人防护措施，如戴有机玻璃眼镜或面罩和尽量使用远距离操作工具。

（8）操作敷贴器时，不应将源面朝向人，不应近距离用眼睛直视源面。

（9）敷贴器使用中应避免锐器损坏源窗面。不应将敷贴器浸入水、酒精等溶剂中，使用后应存放于干燥处。

## 本章小结

医疗照射是应用电离辐射实施医学诊断及治疗的医学实践活动，包括应用 X 射线进行的医学影像学检查、应用各种电离辐射进行的肿瘤放射治疗及应用放射性核素进行的医学影像检查及治疗。医疗照射辐射防护的基本原则是辐射实践的正当化、辐射防护的最优化以及严格的个人剂量限制。应根据不同诊断和治疗的特点，从设备、设施到操作各个环节严格执行国家法规和标准，以保障职业人员与被检者个人防护做到防止确定性效应发生，将随机性效应发生概率控制在可以合理做到的最低水平。

扫一扫，测一测

## 思考题

1. 什么是医疗照射的正当性和放射防护的最优化？
2. 对放射防护设施是如何规定的？
3. 放射工作人员及患者的防护用品主要包括哪些？

（李迅茹）

# 实验一　X 射线特性的验证

**【实验目的】** 验证 X 射线的穿透、荧光、感光和电离等基本特性，增强学生对 X 射线特性的认识。

**【实验器材】** 透视 X 射线机、带增感屏的暗盒、验电器、丝绸、玻璃棒、X 射线胶片、铅皮、铅橡胶、木板等。

**【实验步骤】**

1. 荧光作用实验　将透视 X 射线机调至 70kV、3mA。踏下脚闸，可在黑暗中看到荧光屏发出蓝绿色荧光。然后将暗盒打开，将增感屏置于 X 射线束中，同样可以看到增感屏发出明亮的荧光。

2. 穿透作用实验　先后将木板、铅皮、铅橡胶等置于 X 射线管和荧光屏中间的射线区中，由于 X 射线透过这些物质的情况不同，可在透视荧光屏上看到它们密度不同的影像。

3. 电离作用实验　将验电器置于 X 射线管正下方适当位置，用丝绸摩擦过的玻璃棒使验电器带电，验电器铂片张开。选择合适的 kV 和 mA 照射验电器，可以看到，张开的铂片很快合拢。这说明 X 射线使验电器中的空气电离，电离所产生的电荷将铂片上所带电荷中和。

4. 感光作用实验　将 2mm 厚铅板剪成 2cm×2cm 的方块，在铅板中间扎一个小孔，将铅板置于遮线筒正中，在远端放置装有胶片的暗盒进行摄影。

**【实验条件】** 管电压 75kV，管电流 100mA，曝光时间为 2s，胶片距针孔的距离约为针孔至焦点的 2 倍。经冲洗处理，可在感光照片上看到，被铅板遮挡部分几乎没有被曝光；铅板外被 X 射线照射部分呈黑色；铅板中心则因小孔成像而呈现 X 射线管灯丝的实像（焦点像）。

（侯立霞）

# 实验二　X 射线半价层的测量

【实验目的】

1. 掌握半价层的基本概念。

2. 学习半价层的测量方法。

【实验器材】　X 射线机、照射量计、不同厚度标准滤过铝片、铅准直器、水准仪、米尺等。

【实验步骤】

1. 按照实验图 2-1 所示放置测量仪器，利用水准仪调整 X 射线管焦点、准直器圆孔中心及探头中心之位置，使其在一条直线上。利用米尺测量，使焦点到标准滤过片（准直器圆孔中心位置）距离为 50cm，焦点到探测器有效中心位置为 50cm。

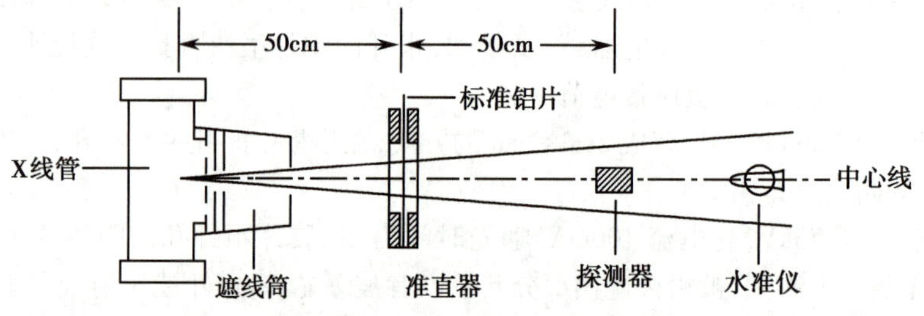


实验图 2-1　半价层测试装置示意图

2. 分别预选照射条件　X 射线机管电压（kV）、管电流（mA）及曝光时间（s）。

3. 在铅准直器内分别放置不同厚度标准铝滤过片，测量对应不同吸收铝片时透射 X 射线照射量率，并将测量结果列于实验表 2-1。

实验表 2-1　不同标准吸收铝片对应透射 X 射线量/（$C \cdot kg^{-1} \cdot s^{-1}$）

| 吸收铝片/mm | 0 | 0.4 | 0.8 | 1.0 | 1.4 | 1.6 | 1.8 | 2.0 | 2.4 | 2.8 | 3.0 | 3.4 | 3.6 | 3.8 | 4.0 |
|---|---|---|---|---|---|---|---|---|---|---|---|---|---|---|---|
| 透射 X 线量 | | | | | | | | | | | | | | | |

4. 以实验表 2-1 中吸收铝片厚度为横坐标，以测量的透射 X 射线量为纵坐标，在半对数坐标纸上绘制标准铝片吸收曲线。

5. 由标准铝片吸收曲线确定透射线量为没有吸收铝片时射线强度一半所对应的铝片厚度，即在该照射条件下的半价层厚度。

6. 变换照射条件，观察半价层与照射条件之间的关系。

（侯立霞）

# 实验三　X 射线机输出量的测量

**【实验目的】** 学习 X 射线机输出量的测量方法。

**【实验器材】** 具有透视功能的医用诊断 X 射线机、照射量仪、米尺。

**【实验步骤】**

1. 将照射量仪电离室置于 X 射线机透视床面板后射线束中心轴距床面板 20mm 处，如实验图 3-1 所示。

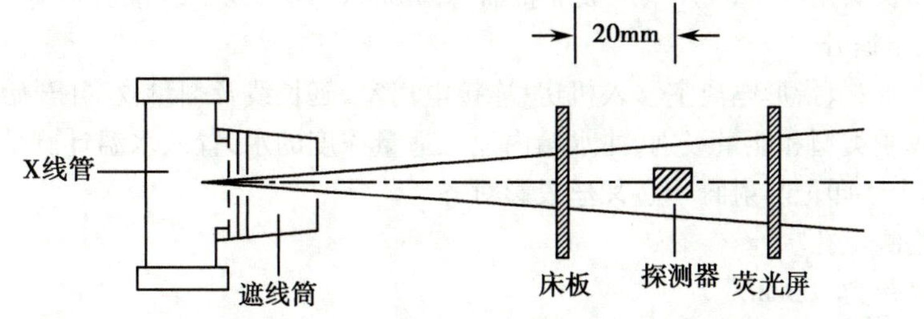


实验图 3-1　X 射线机输出量测量示意图

2. 将照射量仪置于照射量率测量档，并选择适当量程。
3. 选择不同管电压、管电流，分别测量 X 射线机输出照射量率，并将结果列于实验表 3-1 中。

实验表 3-1　不同曝光条件下 X 线机输出量表/($C\cdot kg^{-1}\cdot s^{-1}$)

| 曝光条件/kV/mA | 60/2 | 60/3 | 70/2 | 70/3 | 80/2 | 80/3 |
|---|---|---|---|---|---|---|
| X 线机输出量 | | | | | | |

（侯立霞）

# 实验四　医用电子直线加速器射野输出剂量测量

**【实验目的】**　测量医用电子直线加速器不同档能量 X 射线、电子线的射野输出剂量，标定电子直线加速器绝对剂量准确性。

**【实验器材】**　气压表、水温计、指形电离室、电离室延长线、二维水箱、剂量仪、计算器。

**【实验准备】**

1. 电子直线加速器机头角（*Gantry*）0°、二级准直器（*Collimator*）0°，以二级准直器开（10×10）$cm^2$ 对称方形野；多叶准直器 MLC 完全退开。
2. 气压表、温度计、水箱、指形电离室移入机房；连接电离室、延长线及剂量仪，并开始剂量仪预热。
3. 根据测量的射线质类型和能量级别，往水箱内注入适量深度的水，置入水温计测量端。
4. 水箱调平，底部十字印记与射野十字叉丝投影对齐。
5. 电离室插入水箱测量孔。
6. 升床使液面源皮距为 100cm。
7. 读取气压表、温度计读数。
8. 撤离机房，关闭机房防护门。

**【实验步骤】**

1. 测量 X 射线输出剂量　在剂量仪中输入气压、水温；预热完毕后，令剂量仪读数清零；扳动钥匙，触发加速器输出 100MU 剂量；扳回钥匙，读取剂量仪显示读数。
2. 计算输出剂量　将第 1 步读取的读数代入公式计算，记录读数和换算结果。
3. 校准 X 射线输出剂量　在换算结果与标准剂量偏差大于±3%的情况下，对加速器进行校准。校准后，剂量仪重置读数并清零，再次输出 100MU 剂量、读数、换算，记录校准后结果。
4. 安装电子线托架及限光筒　降低治疗床和水箱高度；将电子线托架安装到加速器机头；将（10×10）$cm^2$ 规格的电子束限光筒安装到托架上，确认连锁提示灯由红色转为绿色方为安装完毕。在限光筒上安装（10×10）$cm^2$ 铅块，并确认铅块卡扣将铅块卡住，避免倾斜或位置错误。
5. 调整水箱及液面高度　观察水面高度的同时，松动排水阀排出水箱内部分水，水面凹液面到达电子线测量所要求的水深后，拧紧排水阀；抬升治疗床和水箱，通过限光筒观察，待光距尺显示源皮距 100cm 即停止升床。
6. 测量电子线输出剂量　撤离机房，关闭机房防护门；剂量仪清零；扳动钥匙，触发加速器输出 100MU；扳回钥匙，记录剂量仪读数。
7. 计算该档能量电子线输出剂量。
8. 校准电子线输出剂量。
9. 记录测量及校准结果。
10. 收起电离室及其延长线，治疗床降到最低，排空水箱并搬离治疗床，撤下电子线限光筒、托架。

（朱　健）

# 实验五　X 射线屏蔽材料铅当量的测量

**【实验目的】**

1. 加深对铅当量概念的理解。

2. 学习铅当量的测量方法。

**【实验器材】** X 射线机、标准铅片或铅梯、激光准直器、X（或 γ）照射量仪、米尺、透射光密度计、待测试料（铅橡皮、诊视床板、铅玻璃、水泥板、砖等）。

**【实验步骤】**

按实验图 5-1 摆放实验器材。

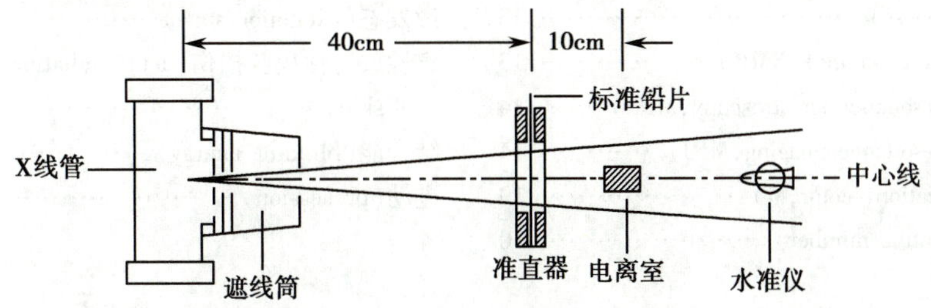


实验图 5-1　铅当量测试装置图

1. 用激光准直器将 X 射线管焦点、铅当量测试仪准直圆孔的中心和电离室的有效中心调整在同一条直线上。

2. 使焦点至铅当量测试仪准直圆孔的中心的距离为 40cm，标准铅片至电离室有效中心的距离为 10cm。

3. 调节照射野的大小，有用线束在标准铅片处的照射直径不大于 4cm。

4. 选定 kV 和 mAs。

5. 测定没有铅片（$d=0$）时测试点处的照射量率。

6. 由薄到厚依次在准直孔内加入铅片，在实验表 5-1 中记录测试点处的照射量率。

实验表 5-1　透过不同厚度铅片的照射量率/（$C \cdot kg^{-1} \cdot min^{-1}$）

| 标准铅厚度 $d$/mm | 0 |
|---|---|
| 透射照射量率 | |

7. 在以铅片厚度为横坐标、X 线透射照射量率为纵坐标的半对数坐标纸上做出铅的吸收曲线。

8. 将各种不同厚度试料插入准直孔内，用上述的几何条件和照射条件，分别测量透射照射量率，记入实验表 5-2 中。

9. 从铅的吸收曲线上找出与各种试料相同的照射量率数值，这些数值对应的铅的厚度即为这些试料的铅当量。

实验表 5-2　各种试料铅当量的测量

| 试料 | 名称 | |
|---|---|---|
| | 厚度/mm | |
| 透射照射量率/（$C \cdot kg^{-1} \cdot min^{-1}$） | | |
| 铅当量/mmPb | | |

（侯立霞）

# 中英文名词对照索引

## T



## Y



## Z

# 参考文献

1. 孙亮,李士骏. 电离辐射剂量学基础. 第3版. 北京:原子能出版社,2014.
2. 王鹏程. 放射物理与辐射防护. 北京:人民卫生出版社,2018.
3. 王鹏程. 放射治疗剂量学. 台湾:合记出版社,2013.
4. 于建明. 中华医学影像技术学:数字X线成像技术卷. 北京:人民卫生出版社,2017.
5. 赵喜平. 磁共振成像. 北京:科学出版社,2004.
6. 洪洋. 医用物理学. 第4版. 北京:高等教育出版社,2018.
7. 王磊,冀敏. 医学物理学. 第9版. 北京:人民卫生出版社,2018.
8. 王建龙,何仕均. 辐射防护基础教程. 北京:清华大学出版社,2012.
9. 国际放射防护委员会. 国际放射防护委员会1990年建议书. 李德平,译. 北京:原子能出版社,1993.
10. 国际放射防护委员会. 国际放射防护委员会2007年建议书. 潘自强,周永增,译. 北京:原子能出版社,2008.
11. Robert Fosbinder. Essentials of Radiologic Science. USA:Wolters Kluwer Health|Lippincott Williams & Wilkins,2012.